# 餐桌上的中药

主　编　王凤玮
副主编　辛　新　邓欣欣
编　委　(按姓氏汉语拼音排序)
邓欣欣　李　梅　秦　浩
王　莉　王凤玮　辛　新

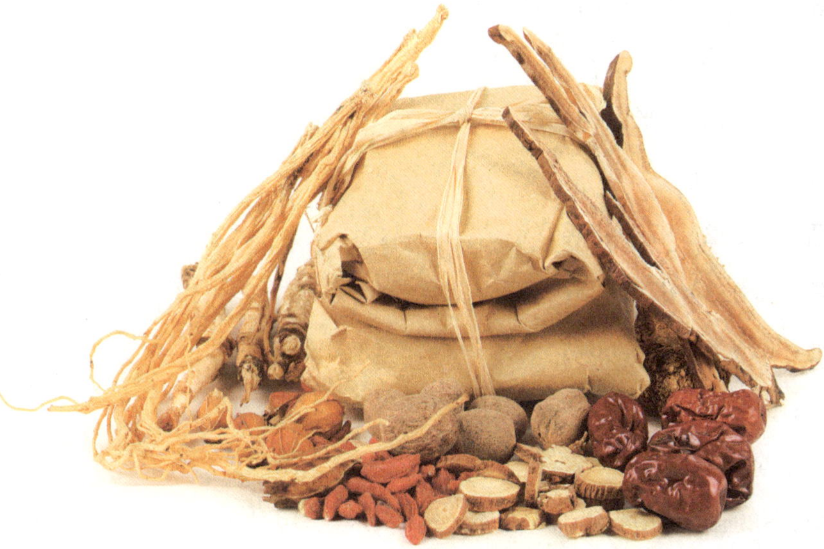

天津出版传媒集团
天津科技翻译出版有限公司

**图书在版编目（CIP）数据**

餐桌上的中药 / 王凤玮主编 . -- 天津 : 天津科技翻译出版有限公司， 2025. 2. -- ISBN 978-7-5433-4522-5

Ⅰ . R247. 1

中国国家版本馆 CIP 数据核字第 20246XS632 号

**餐桌上的中药**

CANZHUO SHANG DE ZHONGYAO

**出　　版：** 天津科技翻译出版有限公司

**出 版 人：** 方　艳

**地　　址：** 天津市和平区西康路 35 号

**邮政编码：** 300051

**电　　话：** （022）87894896

**传　　真：** （022）87893237

**网　　址：** www.tsttpc.com

**印　　厂：** 三河市九洲财鑫印刷有限公司

**发　　行：** 全国新华书店

**版本记录：** 889mm×1194mm　16 开本　20 印张　413 千字

2025 年 2 月第 1 版　2025 年 2 月第 1 次印刷

定价：68.00 元

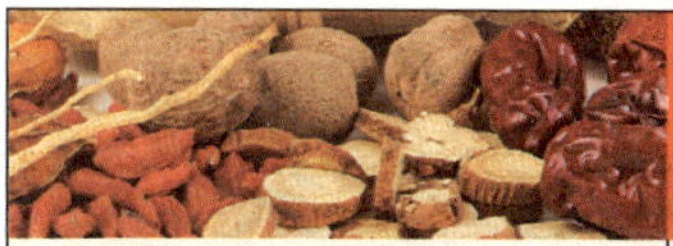

# 目录

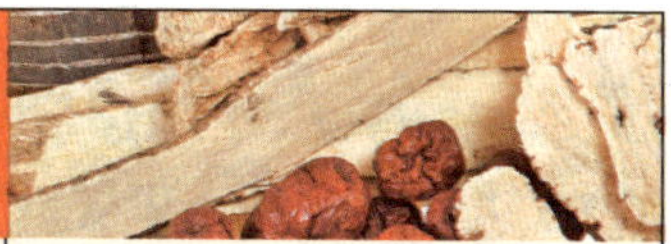

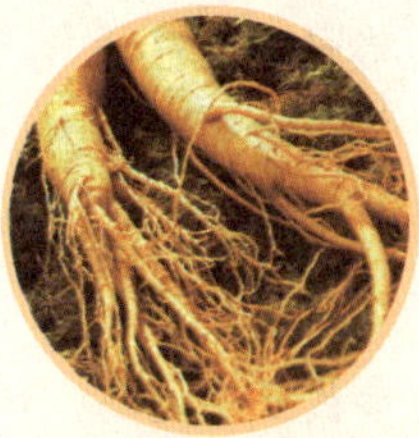

## 第一章 人参



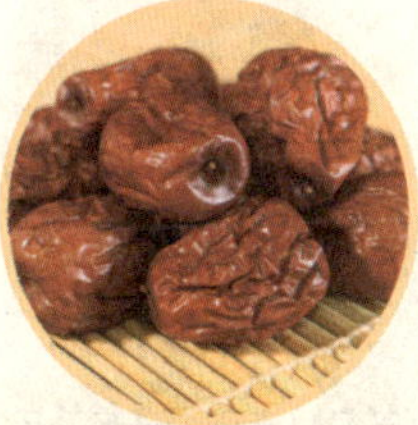

## 第二章 大枣

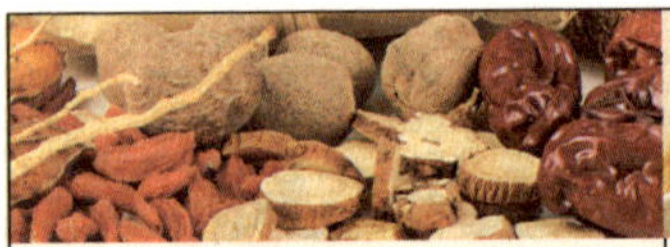

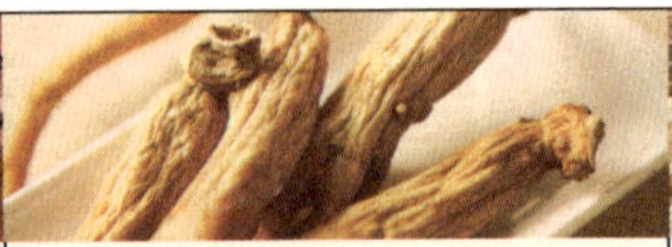

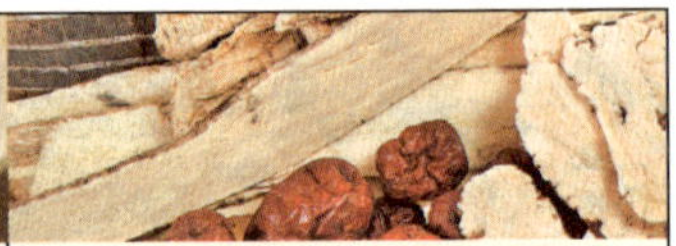

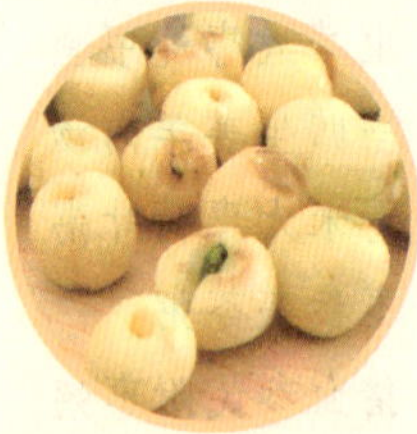

## 第三章　莲子



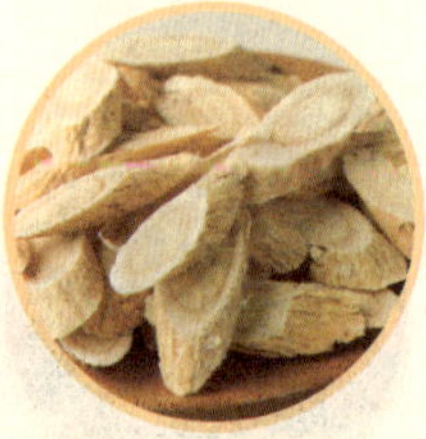

## 第四章　黄芪

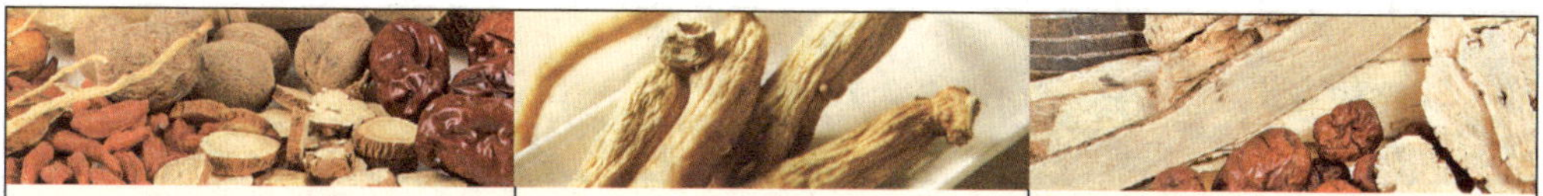

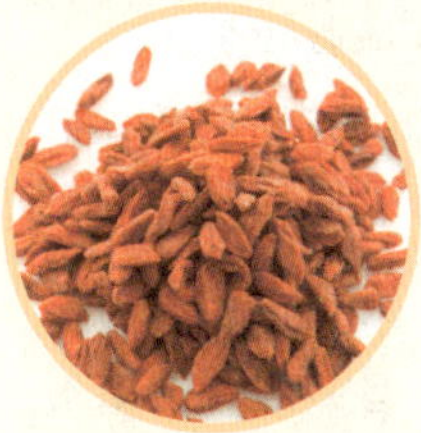

## 第五章 枸杞



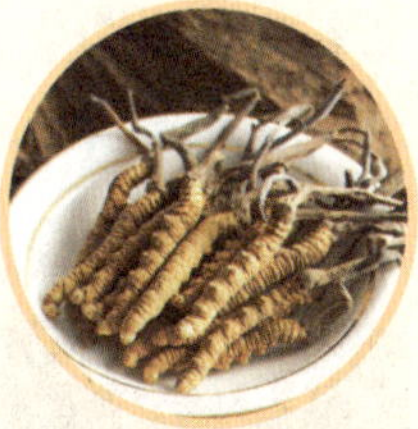

## 第六章 冬虫夏草



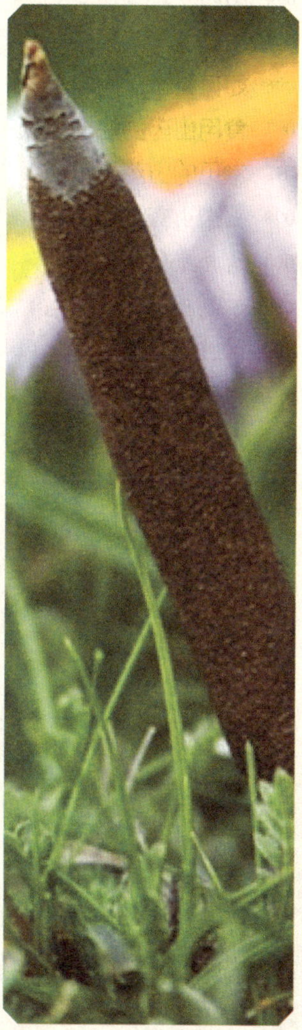

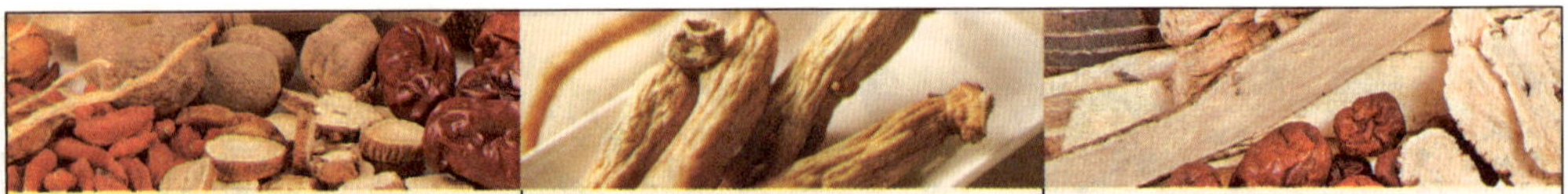

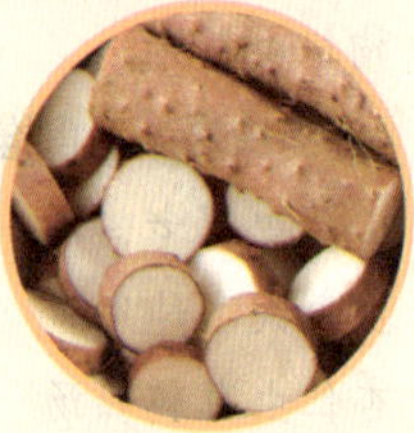

## 第七章 山药



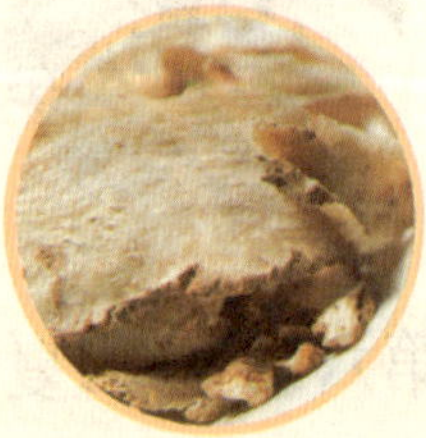

## 第八章 当归

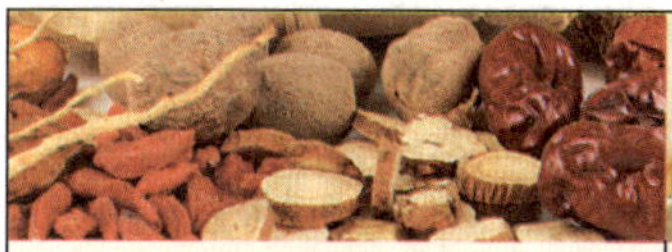

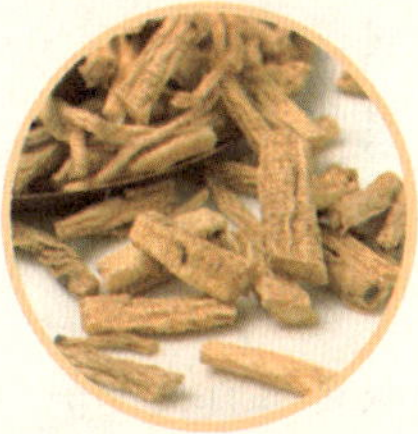

## 第九章 党参



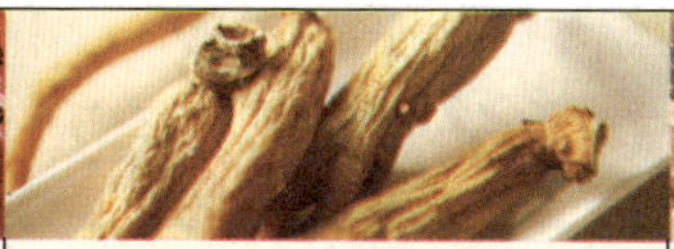



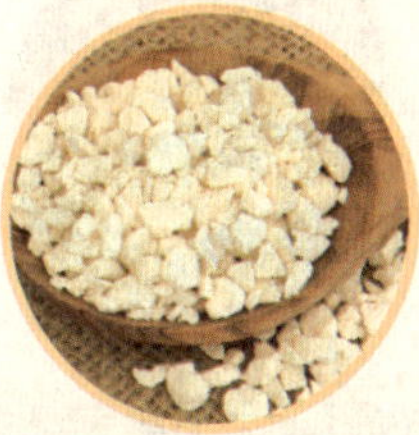

## 第十章 茯苓



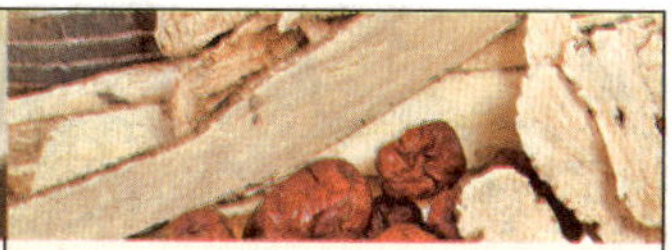



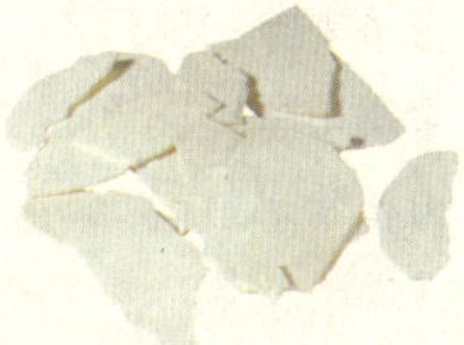

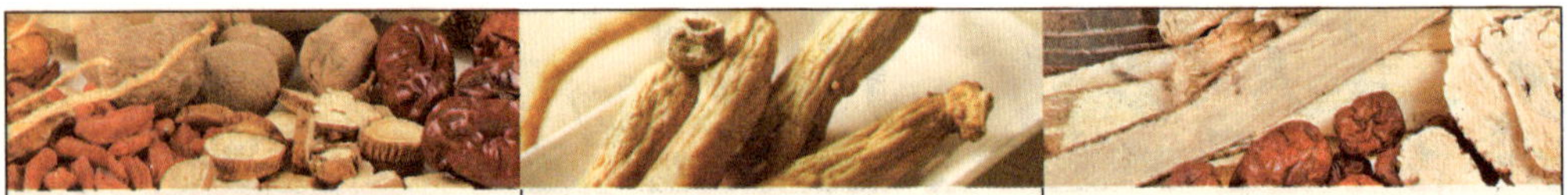

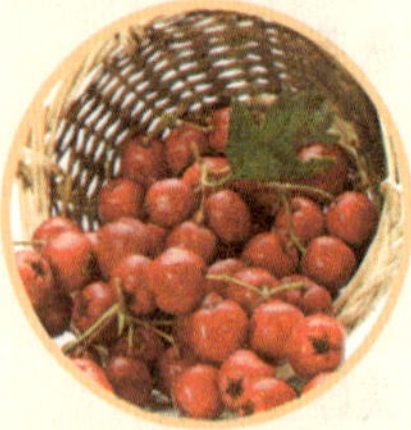

## 第十一章 山楂



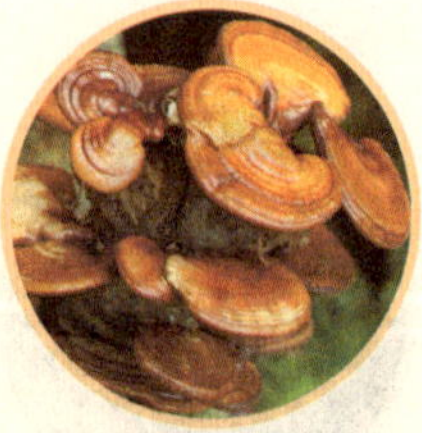

## 第十二章 灵芝

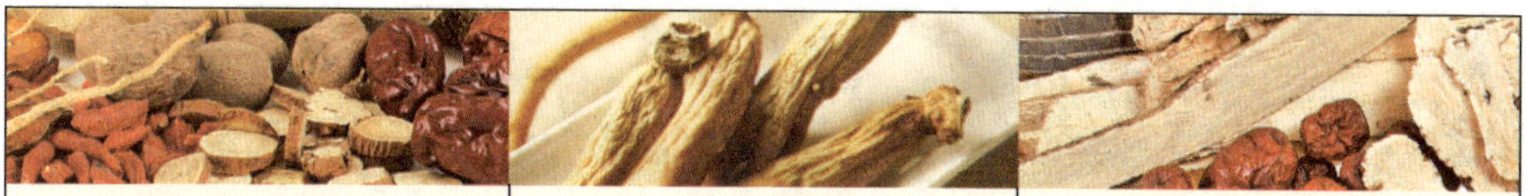

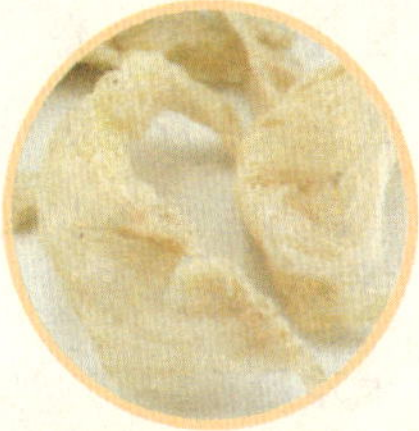

## 第十三章 燕窝



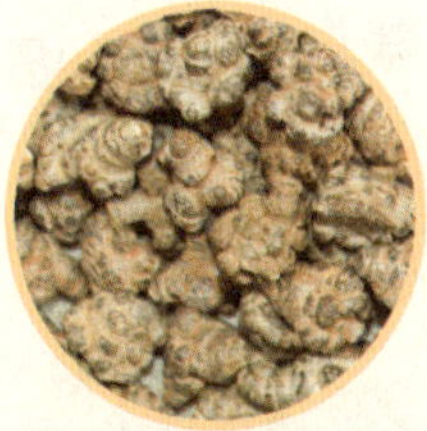

## 第十四章 三七



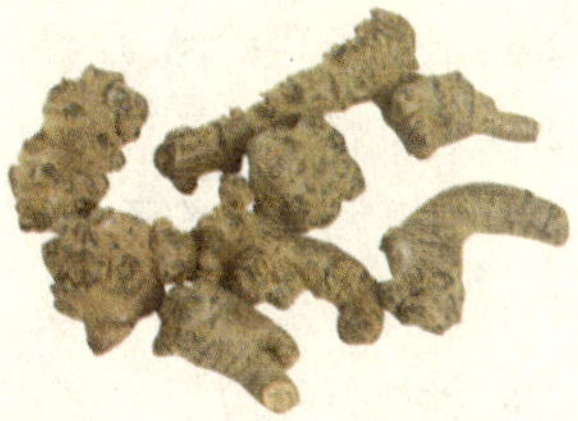

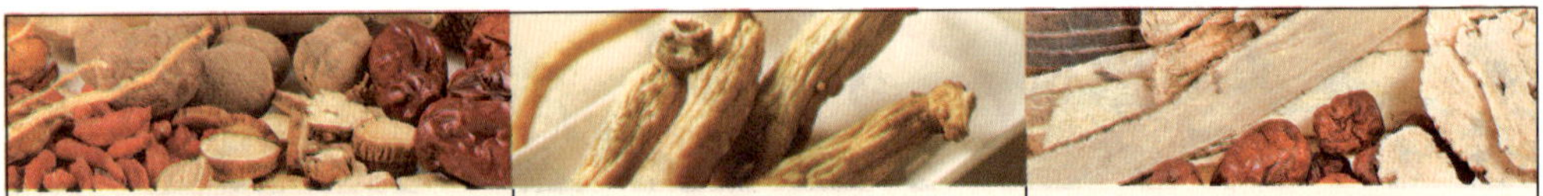

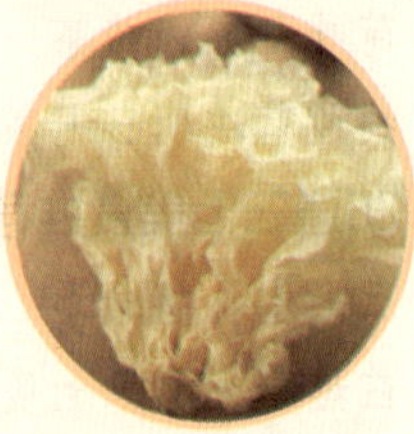

## 第十五章 银耳



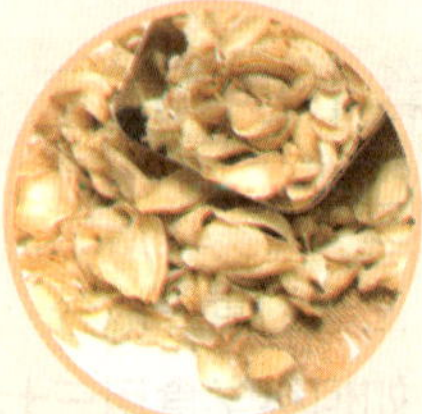

## 第十六章 百合

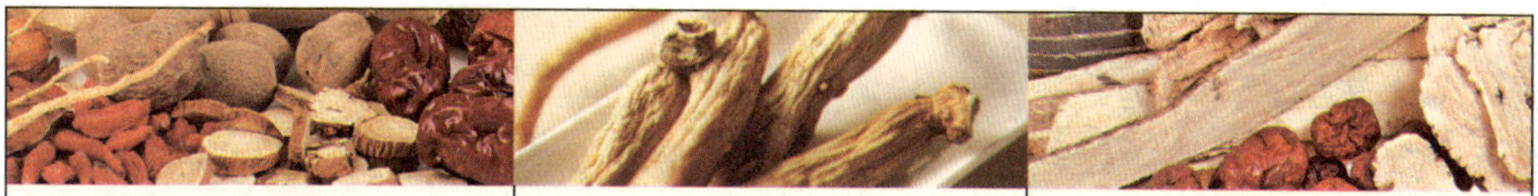

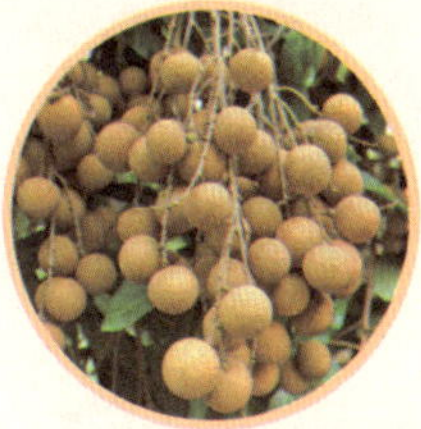



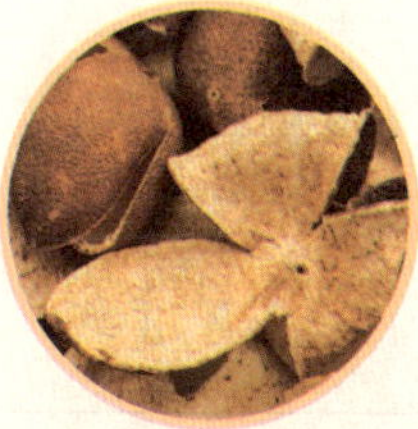

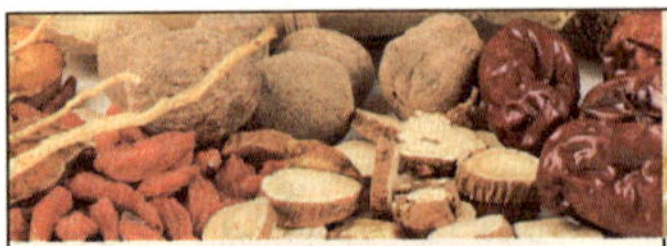
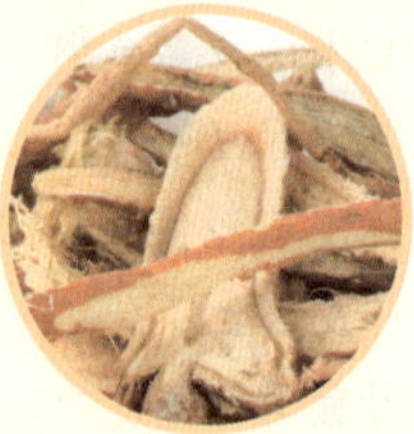

## 第十九章 甘草



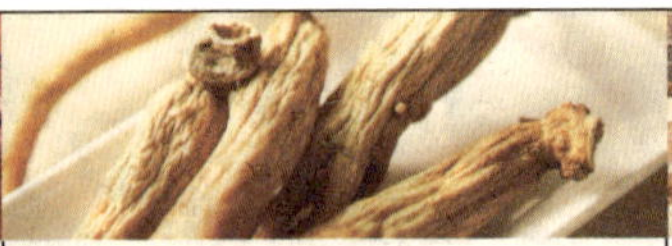



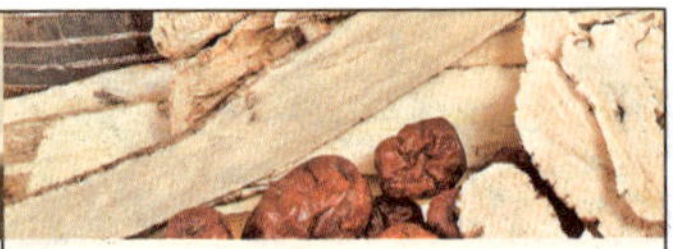
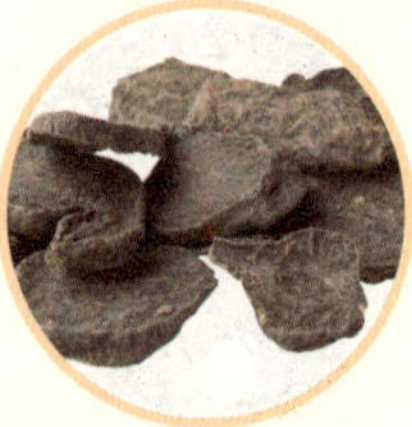

## 第二十章 何首乌



**注：书内所涉及的饮食建议，请在医生的指导下进行。**

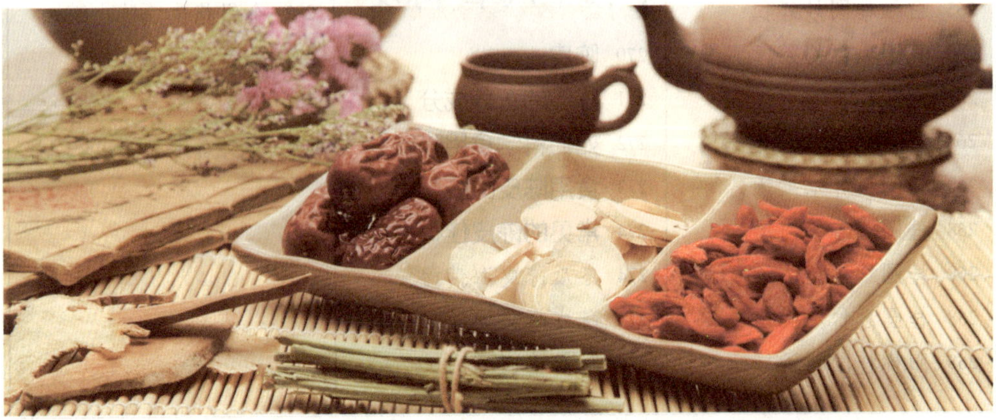

## 第一章

# 人参

人参有“百草之王”的称号，是闻名遐迩的“东北三宝”之一，也是驰名中外、老幼皆知的名贵药材。用好人参可提高人体的免疫功能。人参具有很好的药理作用，可用于多种疾病的治疗。

本章详细介绍了人参的相关知识，不仅介绍了它的形态特征，还介绍了其营养成分与医疗作用、食用原则与食用禁忌。本章将带你全面认识这一药材。

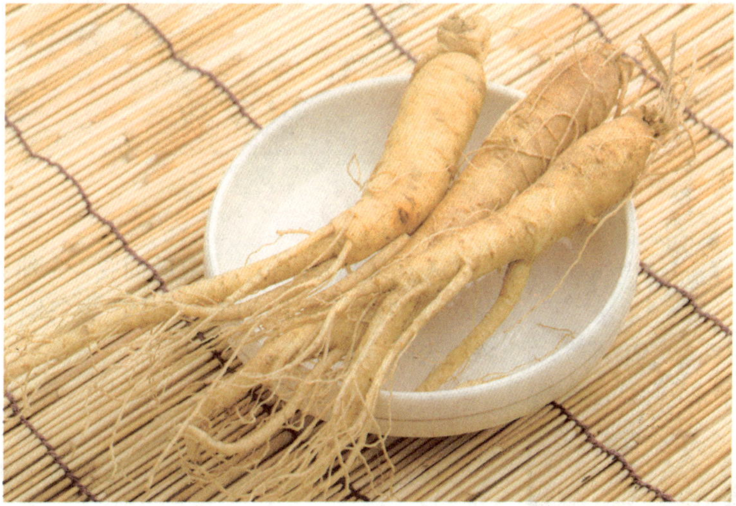

# 人参

【别名】黄参、地精、土精等。

【生长分布】主产于辽宁、吉林、黑龙江。

【药用部位】根及根茎。

【性味归经】性温，味甘、微苦。归肺、脾经。

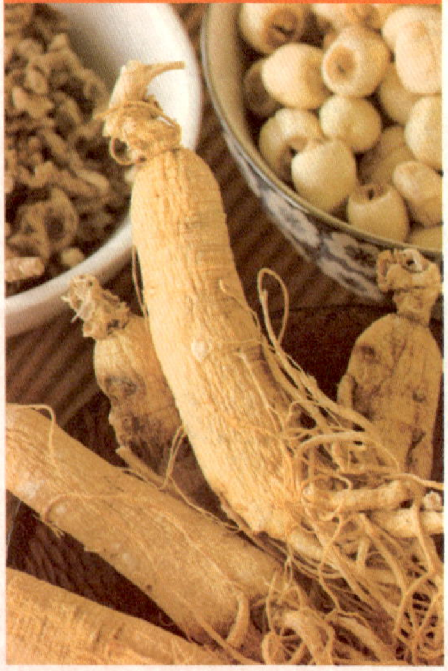

## 形态特征

人参为多年生草本，主根肥大，肉质，圆柱状，常分歧；须根长，有多数小疣状物；茎绿色，光滑无毛；叶具长柄，小叶呈卵形或倒卵形。

## 采收加工

人参多于秋季采挖，洗净，晒干或烘干，或根据需要进行加工。

## 性状鉴别

人参表面为灰黄色，具有不定根和稀疏的凹窝状茎痕，香气特异。

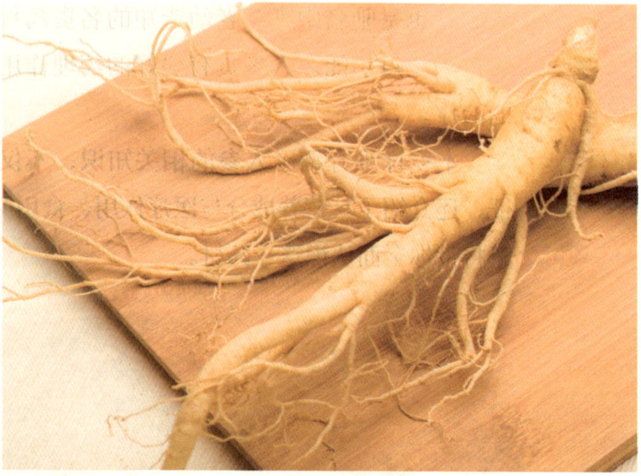

## 功能主治

人参具有大补元气、复脉固脱、生津养血、安神益智的功效。可主治四肢逆冷、少气懒言、神疲体倦、失眠、健忘等。

## 用法用量

宜煎服，3～19克。野山参研末吞服，每次2克，每日2次。

## 使用注意

人参不宜与藜芦同用。

# 人参的营养成分

人参是一种驰名中外的珍贵药材和滋补品，被称为“百草之王”。早在2000多年前，人们就发现人参有“大补元气、宁神益智、益气生津、补虚扶正、延年益寿”的功效。那么，人参的主要成分是什么?

人参皂苷是人参、西洋参、三七等五加科人参属植物的主要活性成分，其中人参皂苷具有增强体质、调节神经、延缓衰老的功效，主要分布在人参根的表皮上，但人参植株不同部位的总皂苷含量也不同，可以说人参全身都是宝。

人参蛋白是人参的主要成分，蛋白质和多肽在人参的生长、发育、生物功能表达等方面起着重要的作用，主要包括类RNA酶蛋白、核糖核酸酶、几丁质样蛋白、木聚糖酶、皂苷β-葡萄糖苷酶。

人参还含有多种糖类，其总糖含量为4%~6%，包括单糖、低聚糖和多糖。聚糖与多肽结合形成糖肽，在药物研发中有重要应用。

人参中含有人体必需的铜、锌、铁、钙、镁、锰、钠、钾等矿物质。近几年来很多学者认为，中草药无机成分与有机成分具有协调作用，这一观点已引起人们的关注。

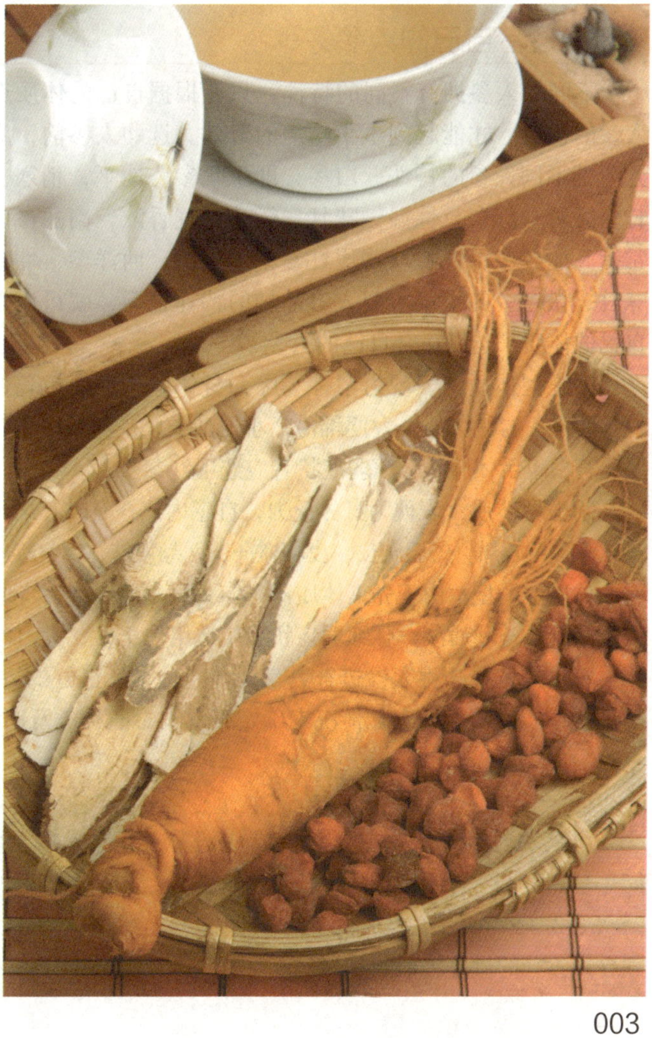

人参中含有丰富的天冬氨基酸、苏氨基酸、丝氨基酸、谷氨酸、甘氨酸、丙氨酸、缬氨酸、亮氨酸、赖氨酸、精氨酸、酪氨酸、组氨酸、脯氨酸、苯丙氨酸、胱氨酸、异亮氨酸等人体必需的氨基酸。

人参中还富含维生素类、生物碱、核苷类、黄酮类、聚乙炔醇类、甾醇类、酶类、木质素类、脂肪酸等有效成分。人参中含有大量的挥发油，具有人参的特有香气。红参中含有微量的人参麦芽醇，具有抗氧化作用。

# 如何科学食用人参

人参的滋补功效很好，但吃法很多：可以直接食用，也可以做成菜肴；可以单方使用，也可以与其他药材配伍使用。然而，很多人都不知道如何正确吃人参，人参吃错了对身体的危害也是很大的，下面我们就来看看怎么吃人参才是对的。

## 人参的合理用量

在直接食用、配伍入药或做成食品、菜肴等服用人参时，一定要按照科学剂量服用。

《中华人民共和国药典》（2005年版）标准规定，人参入药的服用量为3～9克。国内外学者的大量实验研究表明，作为食品或保健食品应用时，最为安全有效的服用量是成人每天服用人参（干品）不超过3克，鲜人参不超过10克，且坚持长期服用效果最佳；但也要根据每个人的具体情况而定，如果服用一段时间后，出现口干舌燥等现象，可暂停2～7天，再继续服用。

## 选择适合自己的人参

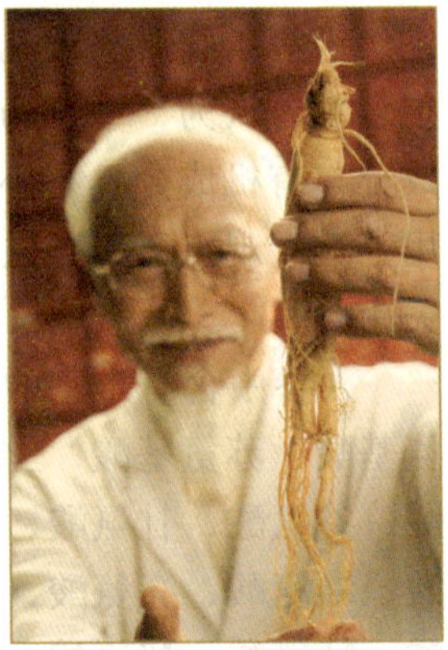

不同的人参拥有不同的特性，只有根据自己的体质选对人参的种类，才能起到事半功倍的奇效。选购人参前，应先弄清楚不同人参的特性。白参，即生晒参，性平，稍寒，味甘、微苦；红参，性温，味甘、微苦，气香浓；高丽参，通常指高丽红参，性状与普通红参基本相同；西洋参，性凉，味甘、微苦。知道了不同人参品种的特性之后，就可以根据自己的体质来选择适合自己的人参了。

阳虚型体质：表现为精神萎靡，身体虚弱，面色苍白，胃寒肢冷，胃纳欠佳，大便稀薄，小便清长，夜尿较多，舌质淡、苔白，舌体胖，脉虚弱症状者应选用红参。

阴虚型体质：表现为身体乏力，自感内热，有时心烦，口干不欲饮，大便干结，小便黄赤，手足心热，午后潮热、夜寝盗汗，两颊发红，舌红症状者可选用西洋参。

体质虚弱型：由于先天体质不足，久病之后表现为身倦体乏，四肢无力，胃纳欠佳，失眠健忘，苔薄质淡，脉细弱症状者应选用白干参、大力参、生晒参、糖参等。

无论是选择哪种人参进补，都要注意适量。最好的方法就是询问中医医师，弄清楚自己的体质，再根据实际情况来确定服食人参的种类及用量。

## 人参须比人参根更有营养

研究发现，人参的主要有效成分是人参苷。人参之所以具有强身、免疫、调节功能等功用，与人参苷不无关系。检测表明，红参与白参的主根中，人参苷的含量分别为2.5%、2.1%，而在红参、白参的参须中，其含量分别高达9.74%、9.25%，也就是说，参须含人参苷的量是主根的3倍多。

# 食用人参的注意事项

人参是非常珍贵的一种中药材，人们在面对大病、难病时常常会食用人参来滋补身体。但是，它的食用禁忌却容易被人忽略。下面，就让我们来了解一下人参的食用禁忌。

## 食后忌饮茶

服人参后不可饮茶，以免影响服用人参的效果。茶有行气的作用，而人参补气，食用人参后饮茶，茶可抵抗其作用，从而影响人参的进补作用。

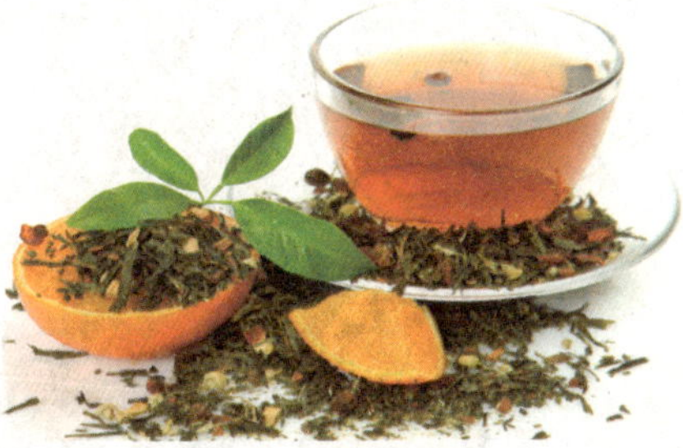

## 忌滥用

人参是一种补气的中药材，如果没有气虚的表现而随意服用，是不适宜的。体质壮实的人，若无虚弱现象，则不必服用人参。如误用或多用，反而会导致闭气，而出现胸闷、腹胀等症状。有些人认为人参是一种补品，吃了对身体总有好处，这是错误的想法。

无论是红参还是生晒参，在食用过程中一定要循序渐进，不可过量服食。

## 夏季忌多食

结合季节变化来食用人参，效果会更好。秋冬季节天气凉爽，进食人参比较好；夏季天气炎热，不宜食用人参。但如果真有需要，也可以选用药性较平和的人参，如西洋参、生晒参、白参等。

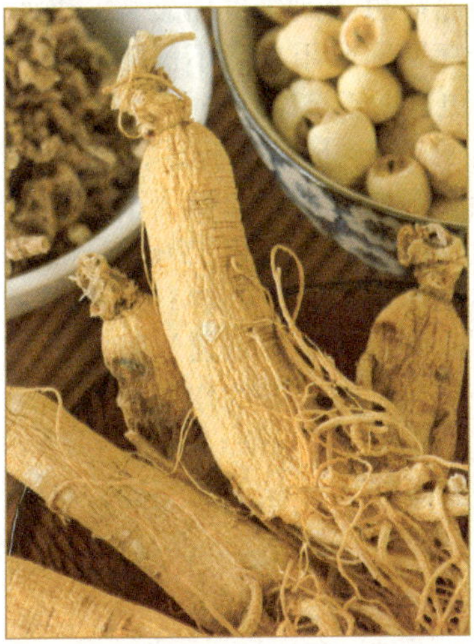

## 忌与葡萄同食

人参忌与葡萄同食，以免营养受损。葡萄中含有鞣酸，极易与人参中的蛋白质结合生成沉淀，影响吸收而降低药效。

## 忌用五金炊具烹饪

无论是煎服还是炖服人参，均忌用五金炊具。五金炊具易与药材发生化学反应，降低药效，因此不要用此类炊具烹饪人参，最好使用砂锅，只有这样才能保证药材的品质。

# 常见的人参佳肴

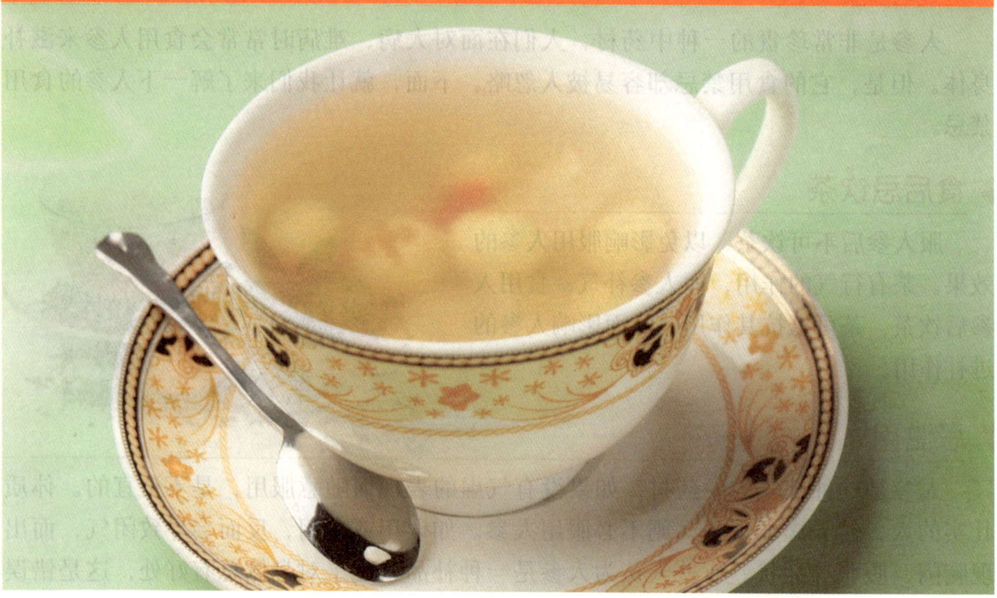

## 参莲汤

**材料** 人参片10克，莲子10克，冰糖25克。

**做法**

1. 将人参片、莲子洗净后放入炖锅中，注入适量清水。
2. 盖上砂锅盖，大火烧开后转小火慢炖半小时。
3. 放入冰糖，用勺拌匀，续煮几分钟，至冰糖完全溶化。
4. 关火，将煮好的汤品盛出，装入碗中即可。

**重点提示**

莲子性寒，偏寒或有过敏体质的人不宜多食，即使是炒过的莲子属温补，也仅适用于肠胃虚寒的人。莲子对于手脚冰冷、体力差的虚寒体质人群来说，吃多了反而容易引起腹泻。患有气喘的人也不宜经常服食，吃多了容易导致气喘发作。

**营养功效**

现在治疗癌症的药物中常含有人参的成分，在放射治疗、化学治疗中，医学界人士渐渐重视人参的作用，他们认为，人参对防治癌症有很好的功效，特别是对那些身体虚弱的癌症患者效果更加显著，患者在治疗期间服用人参不仅能改善症状，更有助于抗癌健身。

莲子适于补五脏不足，通利十二经脉气血，使气血畅而不腐。莲子所含的氧化黄心树宁碱对鼻咽癌有抑制作用；莲子心含有甲基莲心碱，此成分对于降低血管阻力、扩张外周血管有很好的作用，从而能有效降低血压。

本品既能大补元气，又能补肺健脾。

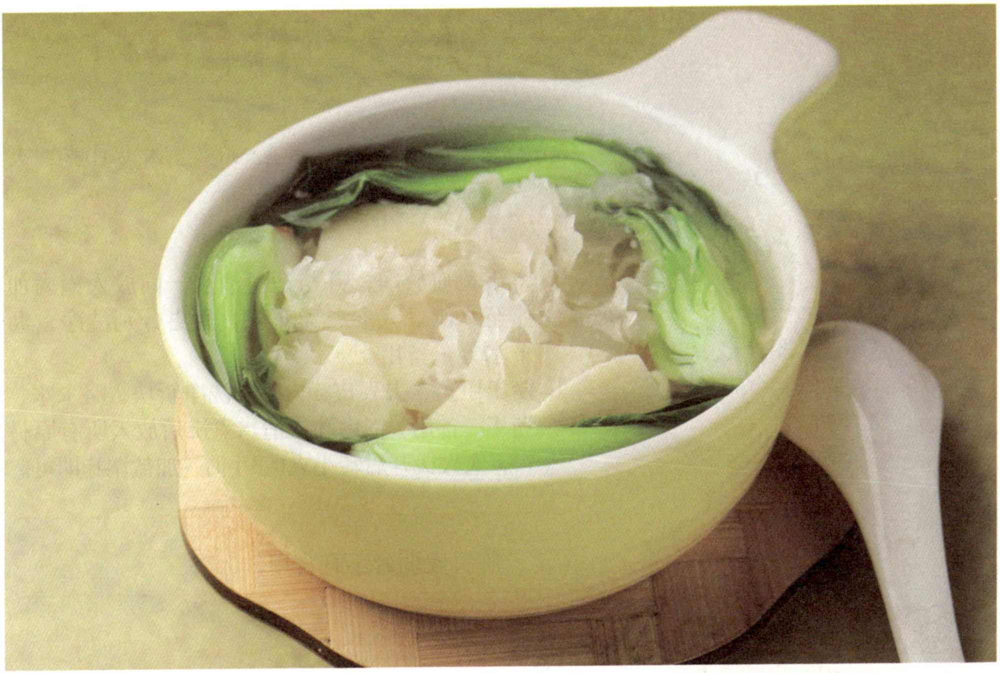

# 人参银耳汤

**材料** 干银耳10克，人参6克，油菜40克，冬笋100克，冰糖25克。

**做法**

1. 将人参泡软，切成细末状，备用。将油菜洗净，沥干水分，切去老叶，备用。冬笋洗净，沥干水分，切成小菱形片，备用。银耳泡发后切成小朵。
2. 锅中注入适量清水，放入切好的冬笋、银耳、人参，大火烧开后转小火熬煮30分钟。
3. 煮至锅中材料软熟后，放入洗净的油菜，用勺搅拌均匀，加热烧开。
4. 加入适量的冰糖，搅拌均匀后续煮至冰糖溶化，撇去浮沫，盛入碗中即成。

**重点提示**

红光满面之人情绪往往兴奋，血压经常偏高，若服用人参则会导致血压上升。

**营养功效**

银耳中的有效成分酸性多糖类物质，能增强人体的免疫力，调动淋巴细胞，加强白细胞的吞噬能力，刺激骨髓造血功能。银耳多糖具有抗肿瘤作用。

人参皂苷和人参多糖是人参调节免疫功能的活性成分，对健康人群和免疫功能低下的人群均有提高免疫功能的作用。临床观察证实，人参对恶性肿瘤有一定的疗效，有明显的升白细胞作用，在放化疗期间服用人参，能够减轻放化疗的副作用，加快损伤组织的修复，预防白细胞减少。

中医临床研究认为，冬笋味甘、性寒，具有“利九窍、通血脉、化痰涎、消食胀”等功效。

本品对于提高人体免疫力有益。

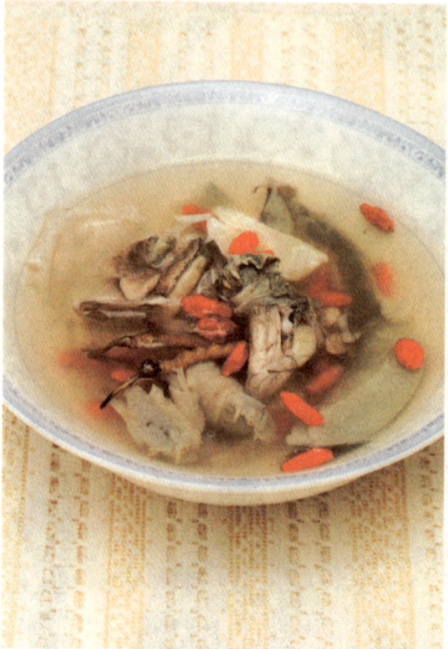

# 人参甲鱼汤

**材料** 无花果20克，甲鱼500克，人参10克，大枣3颗，盐少许。

**做法**

1. 将甲鱼血放净，并与适量清水一同放入锅内加热至水沸。人参、无花果、大枣分别洗净，沥干水分，备用。
2. 捞出甲鱼，去表皮、内脏，洗净斩块，略汆水，沥干，备用；锅内注入清水煮沸后放入所有原材料，大火煲开后转小火煲3小时，加盐调味即可。

**重点提示**

脾胃虚弱者不宜食用。

**营养功效**

甲鱼能有效预防和抑制肝癌、胃癌、急性淋巴性白血病，并可用于防治由放射治疗、化学治疗引起的虚弱、贫血、白细胞减少等症。本品具有较好的净血作用。

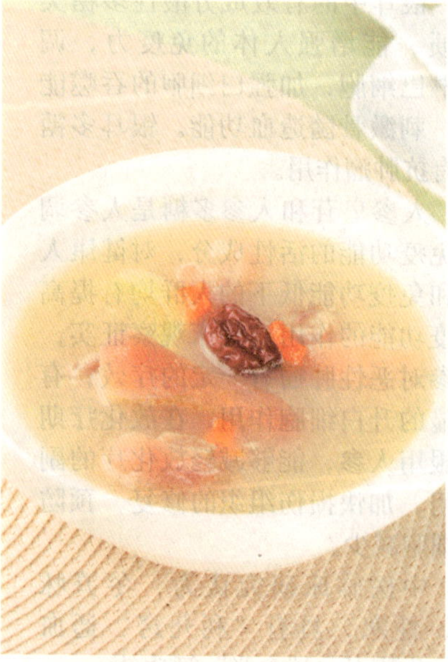

# 人参猪蹄汤

**材料** 猪蹄块300克，姜片30克，大枣20克，枸杞、人参片各10克，盐、鸡精各2克，白酒10毫升。

**做法**

1. 沸水锅中倒入洗净的猪蹄块，淋入白酒，略煮去除腥味，捞出沥干。
2. 砂锅中另注水烧开，倒入猪蹄，放入洗净的大枣、枸杞、人参片、姜片，淋入白酒，煮至熟透，加入盐、鸡精调味即可。

**重点提示**

烹饪时应少放盐，不放味精。

**营养功效**

猪蹄有利于减轻中枢神经过度兴奋的症状，对神经衰弱、失眠等有改善作用。本品对于惊悸状态有缓解作用。

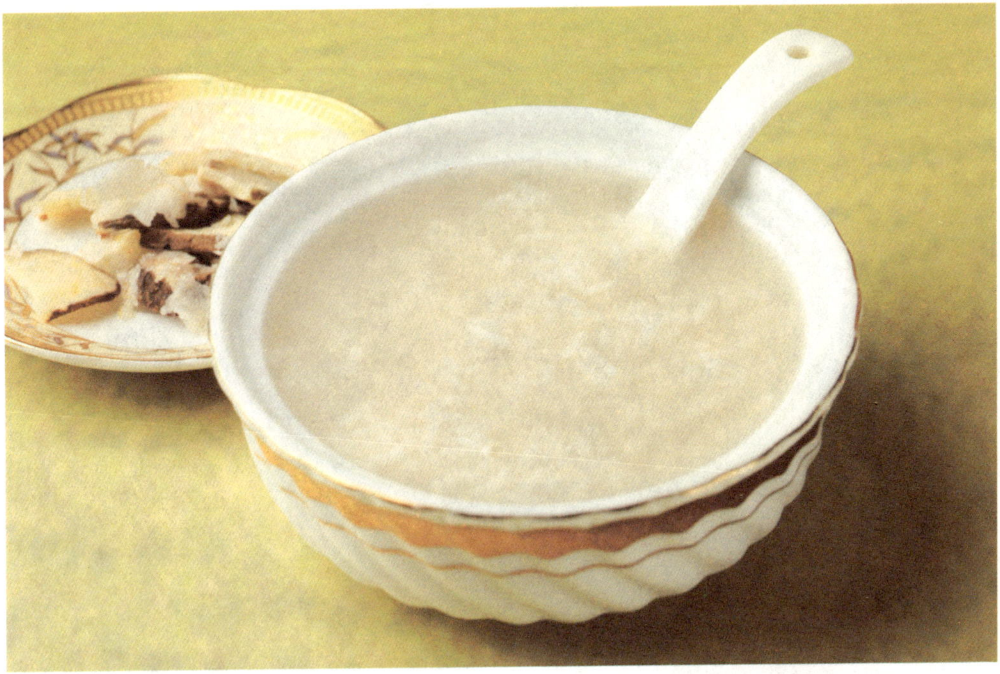

# 人参黄芪粥

**材料** 大米80克，人参片8克，白术15克，黄芪15克，白糖5克。

**做法**

1. 将人参、黄芪、白术去净灰渣，切成片，用清水浸泡40分钟，捞起后沥干水，放入砂锅，加水煎开。
2. 用漏勺将锅中的人参、白术、黄芪捞出不用，锅中留汁待用。
3. 将大米淘洗干净，倒入锅中，搅拌均匀，大火煮沸后转小火慢熬30分钟。
4. 待大米软熟后加适量白糖，调匀，续煮几分钟即可。

**重点提示**

凡气盛、身热、脉滑实有力、大小便不通而实热的人均不适合服用人参，并且患有感冒、发热者一般也不适合服用人参。

**营养功效**

黄芪多糖可刺激脾细胞增殖，提高淋巴因子激活的杀伤细胞和自然杀伤细胞活性，纠正环磷酰胺所致的免疫功能低下，并可改善机体物质代谢，纠正垂体后叶引起的心肌缺血，从根本上降低血压。

人参的抗应激作用与兴奋剂的作用有本质区别，与人参对神经、内分泌等方面的影响均有关系。人参能增强机体对各种有害刺激的抵抗力，可增强肾上腺皮质激素的分泌量，使血浆肾上腺皮质激素浓度明显升高。

大米所含的水溶性食物纤维可将肠内的胆酸汁排出体外，预防动脉硬化等心血管疾病。

本品具有补中益气的功效。

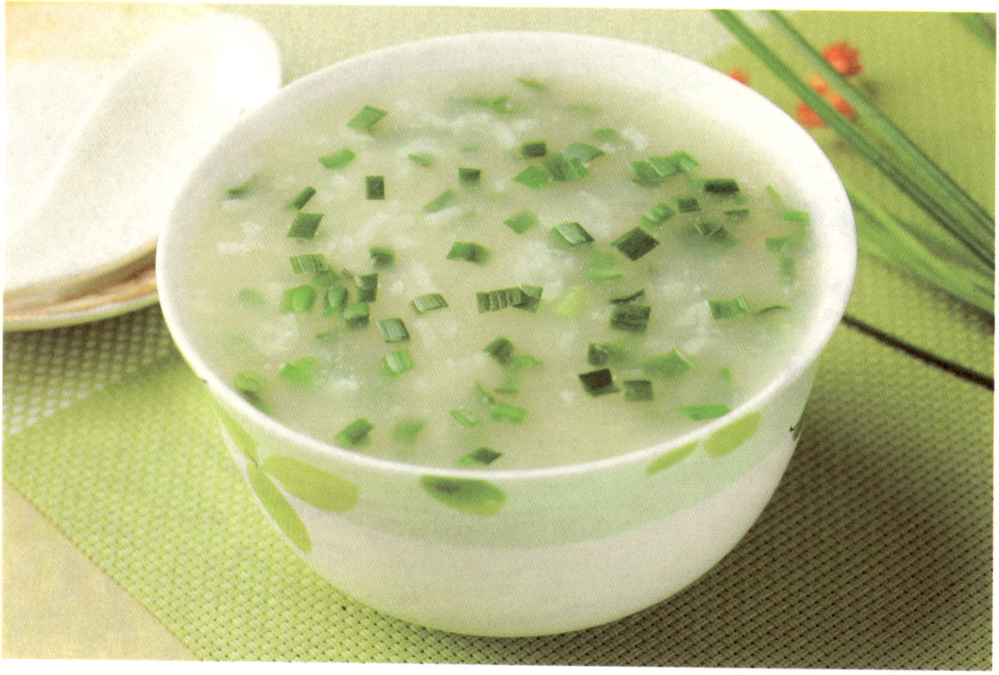

# 人参蜜粥

**材料** 水发大米120克，人参7克，蜂蜜30克，韭菜30克。

**做法**

1. 将韭菜清洗干净，沥干水分，切成末状。将人参洗净，沥干水分，切成细末。
2. 锅中注入适量清水烧开，放入人参、大米，大火煮沸后转小火熬煮30分钟。
3. 煮至大米软熟后，放入韭菜末，搅拌均匀，续煮几分钟。
4. 放入蜂蜜，搅拌均匀，再煮片刻关火，将煮好的粥品盛出即可。

**重点提示**

蜂蜜不宜和葱一起食用，蜂蜜中的有机酸、酶类遇上葱中的含硫氨基酸等会产生有毒物质，刺激胃肠道而导致腹泻。

**营养功效**

蜂蜜有显著的杀菌效果和解毒效果，能够促使体内的废物排出体外，使全身的新陈代谢功能得到改善，使得那些由于不能很好地消耗而在体内积聚下来的多余脂肪作为能量而得到消耗。

人参皂苷和人参多糖对体液免疫和细胞免疫均有刺激作用，可增加人体血清中免疫球蛋白的含量，从而降低一些慢性病的发生概率。

大米可刺激胃液分泌，有助于消化，且能帮助脂肪的吸收，也能使奶粉中的酪蛋白形成疏松柔软的细小凝块，有助于婴幼儿、老年人对其的吸收。

本品非常适宜婴幼儿、老年人食用，有助于消化吸收，提高抵抗力。

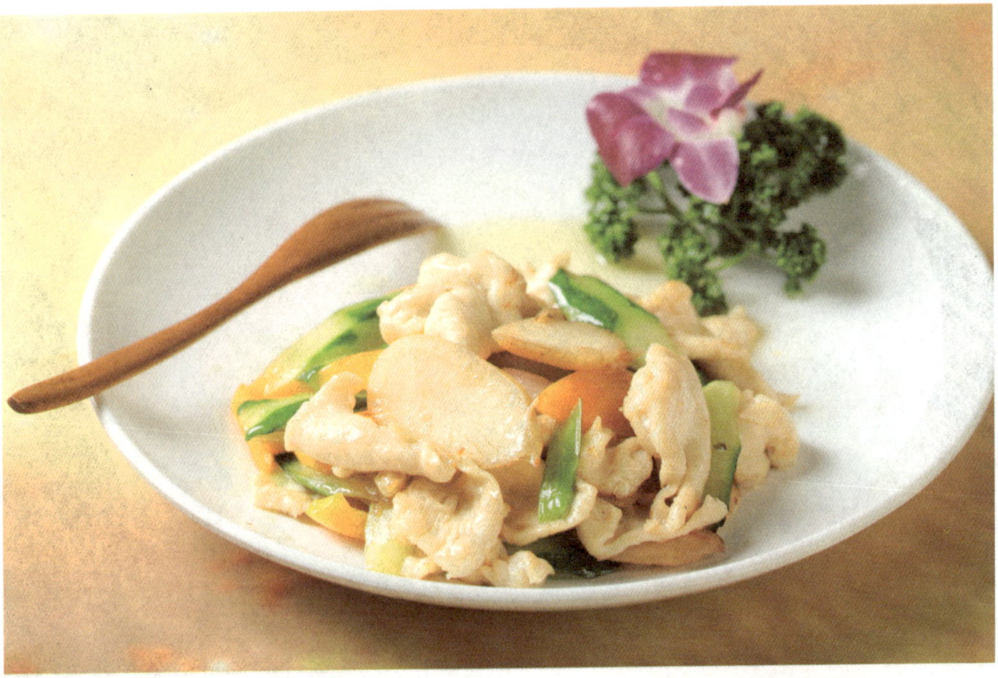

# 油爆人参鸡脯

**材料** 鸡胸脯肉230克，人参50克，黄瓜200克，彩椒40克，葱丝、生姜丝、盐、鸡精、食用油、水淀粉、鸡汤、料酒、香油各适量。

**做法**

1. 将黄瓜洗净，切成薄片。将彩椒洗净，切成小块。将人参洗净，切小片。
2. 将鸡胸脯肉洗净，切块，放入碗中，加少许盐、鸡精、食用油、水淀粉，腌制10分钟，放入油锅中炸至金黄，捞出沥油。
3. 锅底留油，放入人参片，翻炒几下，倒入黄瓜片、彩椒块、鸡胸脯肉，炒匀。
4. 放入葱丝、生姜丝，调入盐、鸡精、鸡汤、水淀粉，炒至入味，淋入香油即可。

**重点提示**

失眠、烦躁属实证者不宜服用人参。

## 营养功效

人参有补五脏、安精神、定魂魄、止惊悸的作用。有规律地服用人参，可防治动脉硬化和高血压，为学生和脑力劳动者解除精神疲劳的良品，对痤疮、黑痣、脚气有治疗作用。

鸡肉中蛋白质含量较高，且易被人体吸收利用，有增强体力、强壮身体的作用。鸡肉中所含的对人体生长发育有重要作用的磷脂类，是中国人膳食结构中脂肪和磷脂的重要来源之一。

黄瓜中的黄瓜酶能有效促进机体的新陈代谢。

本品具有补气壮阳、健脾和胃的功效。

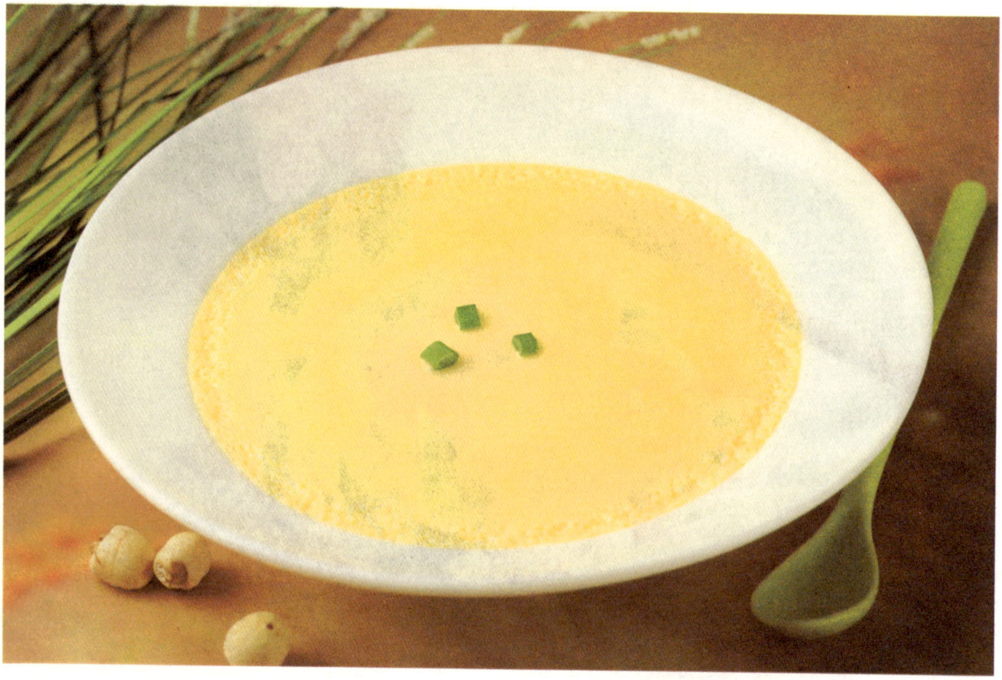

# 参莲蒸蛋

**材料** 人参6克，莲子30克，鸡蛋2个，盐2克，鸡精2克。

**做法**

1. 将人参洗净后沥干水分，切成细末。将莲子泡发后去除莲心。锅中注水，将人参和莲子一起放入，大火炖煮5分钟，至莲子稍软后盛出，装入碗中，待用。
2. 将鸡蛋打入碗中，用打蛋器顺着同一方向搅拌均匀。
3. 将人参莲子汤倒入盛有鸡蛋的碗中，再用打蛋器顺时针将蛋液与汤汁搅拌均匀，加入适量的盐、鸡精，继续搅拌。
4. 将搅拌均匀的人参莲子蛋液放入蒸锅中，大火蒸煮10分钟后关火，将蒸好的菜肴取出即可。

**重点提示**

鸡蛋与鹅肉同食会伤脾胃。

## 营养功效

鸡蛋中含有较丰富的铁，铁具有造血及在血中运输氧和营养物质的作用。人的颜面泛出红润之美，离不开铁。

莲子中的钙和钾含量非常丰富，有促进凝血、使某些酶活化、维持神经传导性、镇静神经、维持肌肉伸缩性的作用，可预防高血压的发生。

人参为补虚之要药，主要有补气、补脾益肺、生津止渴、安神宁志等功效。中医认为，凡一切虚劳内伤及气、血、津液不足之证，皆可使用人参。

本品能养阴生津、润肺止咳，对干咳无痰、咳痰带血有很好的缓解作用。

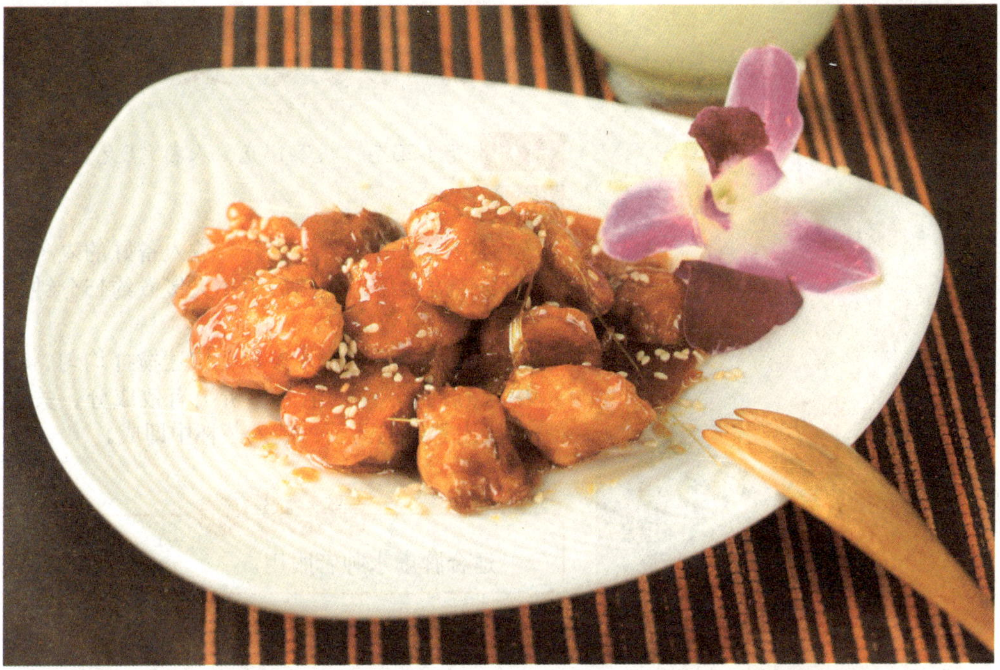

# 拔丝人参

**材料** 人参100克，白芝麻少许，鸡蛋1个，淀粉20克，白糖35克，食用油适量。

**做法**

1. 将人参洗净后切成小圆块，放入沸水锅中焯烫1分钟，捞出，放入碗中。碗中打入一个鸡蛋，放入适量的淀粉，用手抓匀，使每个人参块都均匀地裹上淀粉。
2. 将油锅烧热，放入人参块，炸至两面微黄、外焦里嫩时捞出，控油。
3. 锅底留油，放入白糖熬化，能拔出丝时放入炸好的人参搅拌均匀。
4. 将人参盛入碗中，撒上白芝麻即可。

## 重点提示

有强烈过敏体质的人，若服用本品后出现皮疹，则不可服用。有化脓性炎症时更不可服用。

## 营养功效

人参具有补气生津、养阴清虚热、宁神益智的功效，可用于体虚欲脱、脾虚食少、肺虚喘咳、津伤口渴、内热消渴等症的治疗。

芝麻含有丰富的不饱和脂肪酸，能抑制人体对胆固醇、脂肪的吸收，可预防高血压、动脉硬化等心血管疾病的发生，并具有抗癌、补脑的功效。此外，芝麻可抑制体内自由基活跃，能抗氧化、延缓衰老。

白糖有润肺生津、止咳、和中益肺、舒缓肝气、滋阴、调味、除口臭、解盐卤毒的功效。

本品可益气补津、和中益肺。

食疗讲堂 体质辨识 食养指南 药食珍味

扫码查看

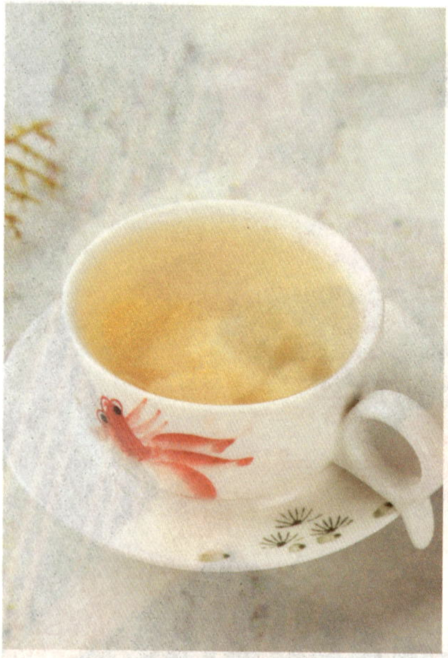

# 人参茯苓麦冬茶

**材料** 麦冬20克，茯苓15克，人参片8克。

**做法**

1. 砂锅中注入适量清水烧开，放入备好的麦冬、茯苓，盖上盖，煮沸后用小火煲煮约15分钟，至其析出有效成分。
2. 揭盖，撒上洗净的人参片，快速搅拌均匀，转中火煮约2分钟，至人参析出有效成分，关火后盛出煮好的药茶，装入茶杯中即成。

**重点提示**

适合脾虚水肿者服用。

**营养功效**

茯苓含茯苓多糖、葡萄糖、蛋白质、氨基酸、脂肪、胆碱、多种酶、钾盐等营养成分，能增强机体免疫功能，有明显的抗肿瘤作用。饮用本品可健脾祛湿。

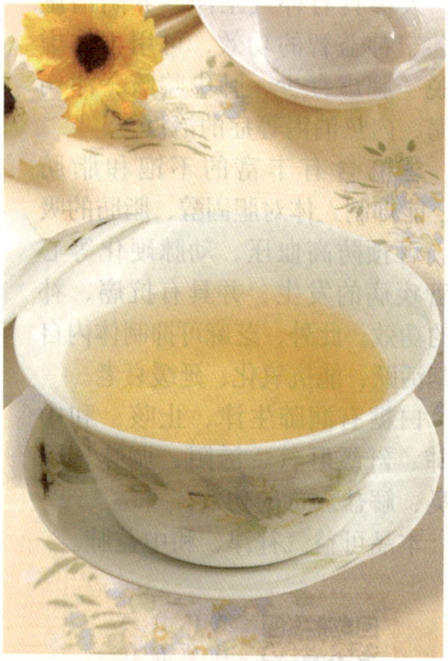

# 人参茶

**材料** 人参3克。

**做法**

1. 将人参切成薄片，放入保温杯中。
2. 加入沸水冲泡，加盖静置半小时，早晨空腹或晚上睡前饮用。

**重点提示**

吃了萝卜、饮了浓茶后不可再饮用此茶。无论是煎服还是炖服，人参忌用五金炊具烹饪。体质壮实的人，若无虚弱现象，则不必进服人参。

**营养功效**

人参治一切男女虚证，既可调节中枢神经系统的功能，又可提高机体的免疫力。此茶可增强免疫力、提神健脑。

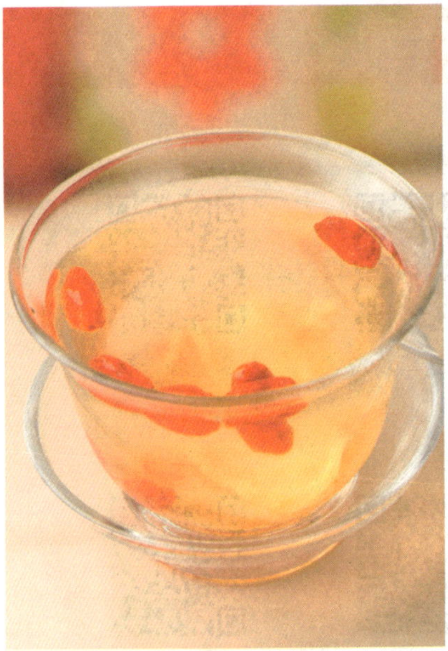

# 枸杞人参茶

**材料** 枸杞8克，人参片10克。

**做法**

1. 将枸杞、人参洗净。
2. 砂锅中注水烧开，放入人参片，以大火煮至沸腾，转小火续煮25分钟。
3. 将枸杞放入杯中，冲入煮好的人参水即可。

**重点提示**

痰湿内盛者不要饮用本品。

**营养功效**

枸杞多糖能显著增加肌糖原、肝糖原的贮存量，提高人体活力，有抗疲劳的作用。枸杞还能提高人体的适应性和防御功能。本品可补血益气。

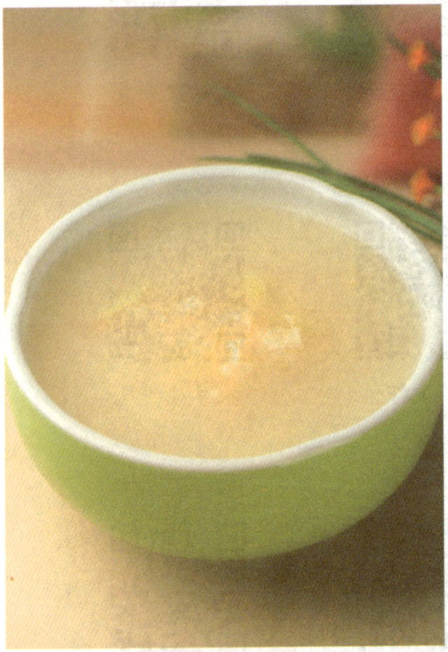

# 参姜小米茶

**材料** 小米90克，人参片10克，姜片30克。

**做法**

1. 将小米洗净。
2. 砂锅中放入小米、人参片、姜片，大火烧开，转小火慢熬30分钟。
3. 煮至小米软熟、汤汁变色即可关火出锅。

**重点提示**

小便清长者少食本品。

**营养功效**

本品可健脾和胃、补益虚损、和中益肾、除热、解毒，主治脾胃虚热、神经衰弱、消渴、泄泻等。

# 20道人参美食推荐

人参玉竹莲子鸡汤

人参滋补汤

人参鹿茸鸡汤

人参茯神枣仁汤

人参山药当归乌鸡汤

人参螺片汤

人参鱼片汤

人参牛肉丸汤

人参鸡腿糯米粥

人参山楂粥

人参扁豆粥

人参黑米羹

人参枸杞粥

人参炒腰花

人参炒虾仁

人参炖牛尾

人参鹌鹑蛋

人参雪梨马蹄饮

人参五味子核桃饮

桂圆人参茶

# 第二章

# 大枣

大枣又称红枣，起源于中国，在中国已有8000多年的种植历史。早期大枣常作为上乘贡品宴请宾朋，现今它是药食两用的佳品。

本章全面介绍了大枣的相关常识，不仅介绍了大枣的成分，还介绍了食用原则与禁忌等内容。下面，我们就来全面认识药食两用的佳品——大枣。

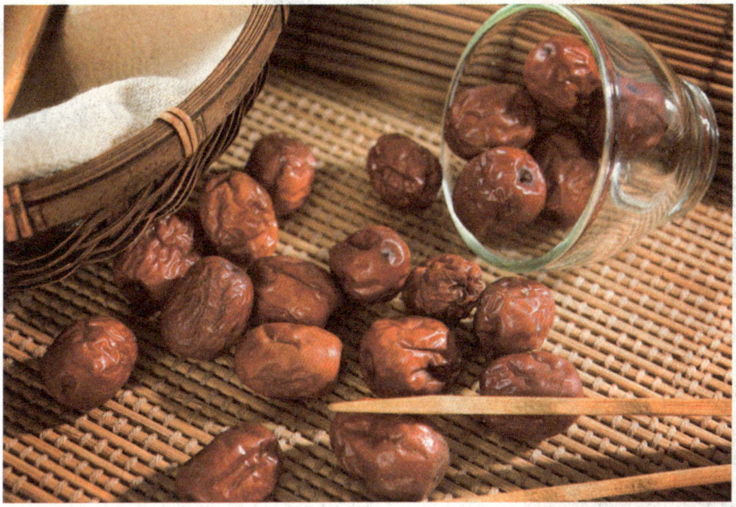

# 大枣

【别名】红枣、干枣、美枣等。

【性味归经】性温，味甘。归脾、胃经。

【药用部位】根、树皮、叶、果实、核。

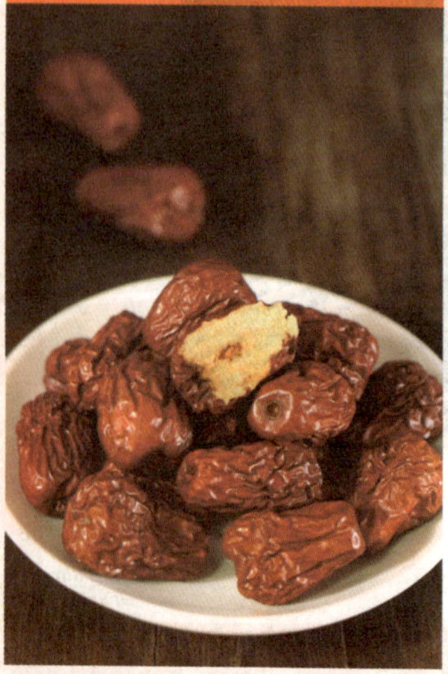

## 形态特征

大枣为落叶灌木或小乔木，叶卵圆形至卵状披针形，边缘具细锯齿；花较小，呈短聚伞花序，黄绿色；核果卵形至长圆形。

## 性状鉴别

大枣呈卵圆形或椭圆形；表面暗红色，带光泽；果核呈纺锤形，坚硬，两端锐尖。

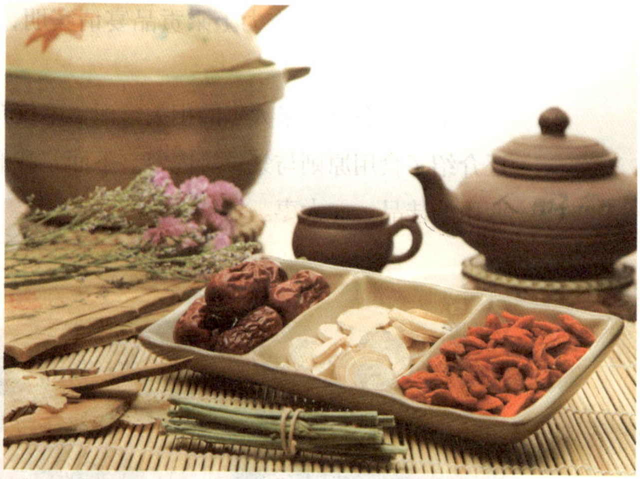

## 功能主治

大枣具有补脾和胃、益气生津、养血安神、疏肝解郁的功效。可用于血虚、面色萎黄、胃虚食少、脾弱便溏、气血津液不足等症的治疗。

## 用法用量

大枣可煎服，15～30克；或捣烂作丸。外用：煎水洗，或烧存性研末调敷。

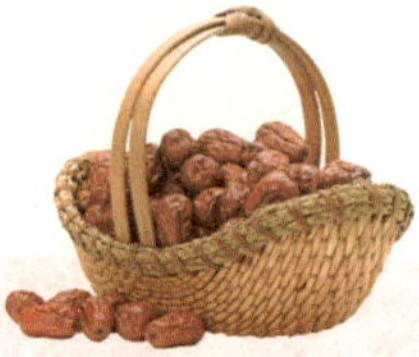

# 大枣的营养成分

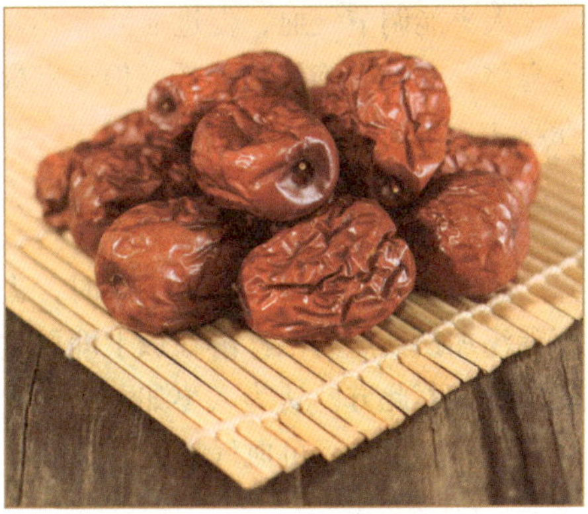

中国草药书籍《神农本草经》中记载，大枣有补气血、益脾胃、润肤养颜、强志延年的功效；现代的药理学发现，大枣含有蛋白质、脂肪、糖类、有机酸、维生素A、维生素C、微量钙、多种氨基酸等丰富的营养成分。

大枣的营养成分丰富而全面，深受人们的喜爱，据研究分析，干大枣每100克含水量为25～30克，含糖量为50.3～86.9克（以还原糖为主），蛋白质含量为2.92～4克，脂肪含量为0.2～0.96克，粗纤维含量为1.6～3.1毫克，钾含量为375毫克，磷含量为55毫克，钙含量为1毫克，铁含量为1.6毫克，胡萝卜素含量为0.4毫克，核黄素含量为0.15毫克，烟酸含量为1.2毫克，无机酸含量为1.4毫克，硫胺素含量为0.66毫克。

鲜大枣中维生素C含量尤其突出，100克鲜大枣中维生素C含量高达500～800毫克，是苹果、桃子的70～80倍，比柑橘高7～10倍。此外，大枣中还含有人体必需的18种氨基酸，其中包括人体8种必需氨基酸，以及儿童体内必需又不能合成的组氨酸。

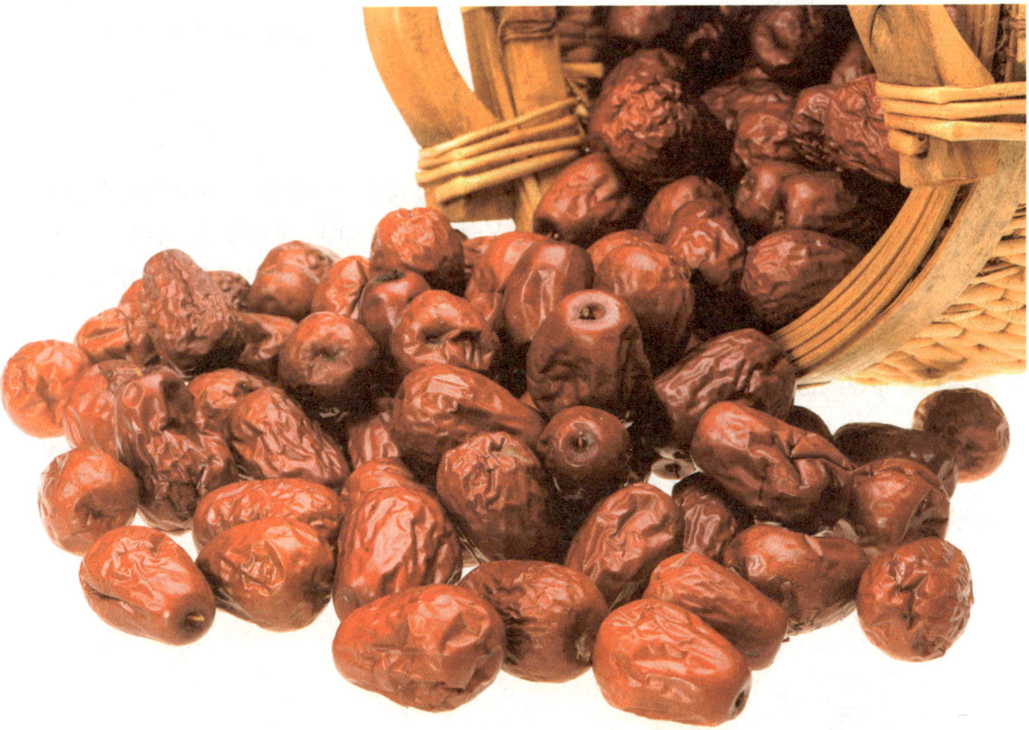

# 如何科学食用大枣

大枣能调节气血，促进血液循环，调节内分泌，安神助眠，无论是美容养颜还是保养身体，都具有绝佳的功效。但要发挥大枣的功效，一是在坚持，坚持每天都吃；二是在吃法，不同吃法有不同奇效。

## 大枣补气养胃吃法

将党参和大枣用水同煎半小时，去掉党参渣后，用糯米蒸饭，将大枣铺于饭上，将枣参汤加白糖煎为浓汁淋在饭上即可食用。可根据个人喜好添加一些水果。药王孙思邈就极力推荐此方，认为大枣如此食用，能够补气养胃。如果体质虚弱、气血不盛、睡眠质量差，服用之后可血气畅通、身轻不倦。

## 大枣健脾胃吃法

将新收获的大枣或晾晒的枣破开，去掉枣皮和枣核，用小火细烤，直至有香味飘出，然后用烤过的枣煮水饮用即可。如果加上党参、白术共用，更能补中益气、健脾胃。

## 大枣养肝护肝妙法

先将花生煮熟，再加大枣与冰糖煮汤，每晚临睡前服用，30天为1个疗程。可降低血清谷丙转氨酶水平，对急、慢性肝炎和肝硬化都有疗效。或者每天用大枣和大米熬成稠粥，对肝炎有良好的疗效。大枣能提高体内单核细胞的吞噬功能，起到保护肝脏、增强体力的作用。

## 大枣补血养颜妙法

将大枣、花生和炸过的猪蹄加清水炖煮食用。每天吃一个猪蹄，并同时吃适量大枣和花生，分4天吃完，可养血安神，能够使人面色红润，消除面部皱纹，保持皮肤弹性，使皮肤光滑柔腻。同时对贫血者，血小板、白细胞减少及身体虚弱者均有疗效，经常食用效果更佳。

## 大枣安神助眠妙法

将大枣核加葱白洗煮后，去除葱白食用。此方来自药王孙思邈的《备急千金要方》，专治心烦失眠。大枣中所含的黄酮类化合物有镇静、催眠和降压的作用，每晚睡前吃枣喝汤，疗效非常显著。

# 食用大枣的注意事项

大枣虽好，可不要贪吃！如果不合理地食用大枣，不但不能补养身体、品尝美味，甚至可能损害健康，得不偿失。

1.生吃时，大枣的表皮坚硬，含有不溶性的粗纤维，极难消化，同时易滞留在肠道中不易排出，因此吃枣时应细细咀嚼。枣皮中含有丰富的营养成分，炖汤时应连皮一起烹调。

2.大枣虽然可经常食用，但一次最好别超过20枚。因为大枣含有丰富的糖类，吃过量会有损消化功能，引发便秘。过多食用大枣会引起胃酸过多和腹胀。

3.腐烂的大枣在微生物的作用下会产生果酸和甲醇，人吃了糜烂的大枣会出现头晕、视力障碍等中毒反应，重者可危及生命，所以要特别注意。

4.服苦味健胃药及祛风健胃药时不应食用大枣。若服用以上药物时食用大枣，则会明显地影响药物的疗效。

5.服用退热药物的同时食用含糖量高的大枣，容易形成不溶性的复合体，减少初期的吸收速度。大枣为含糖量高的食物，因此在此期间不要食用。

6.大枣含有丰富的糖分（尤其是制成零食的大枣），糖尿病患者在进补时最好不要食用大枣，以免引起血糖升高而促使病情恶化。

7.大枣具有补血的效果，一般认为，最适合女性食用，但有些情况下却并非如此，如月经期间有眼肿或脚肿、腹胀现象的女性不适合食用大枣，若食用则水肿的情况会更严重。此外，体质燥热的女性也不适合在月经期食用大枣，否则会造成月经量过多。

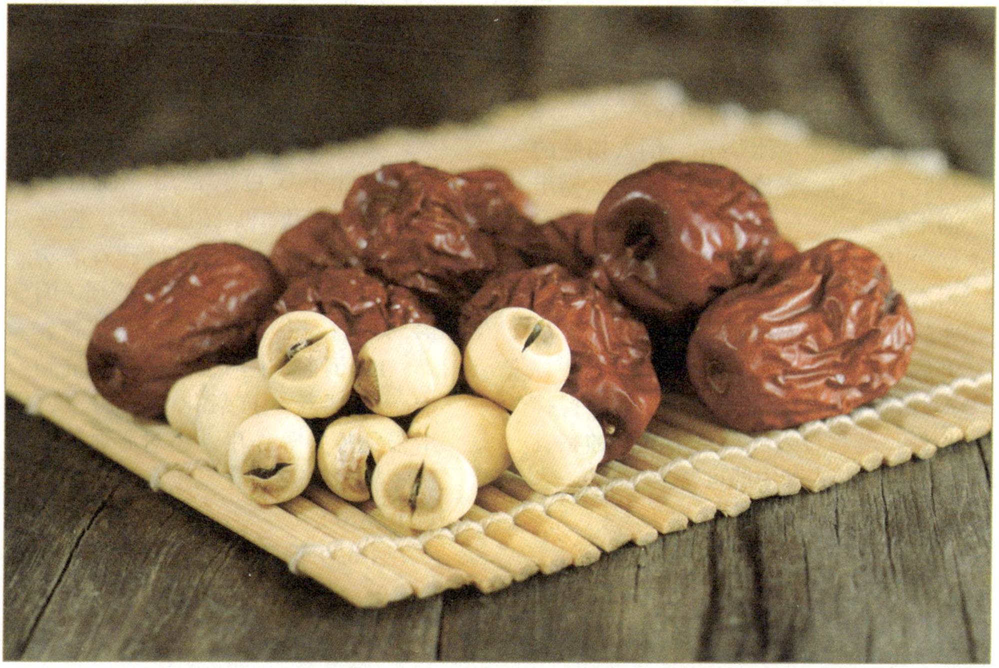

## 常见的大枣佳肴

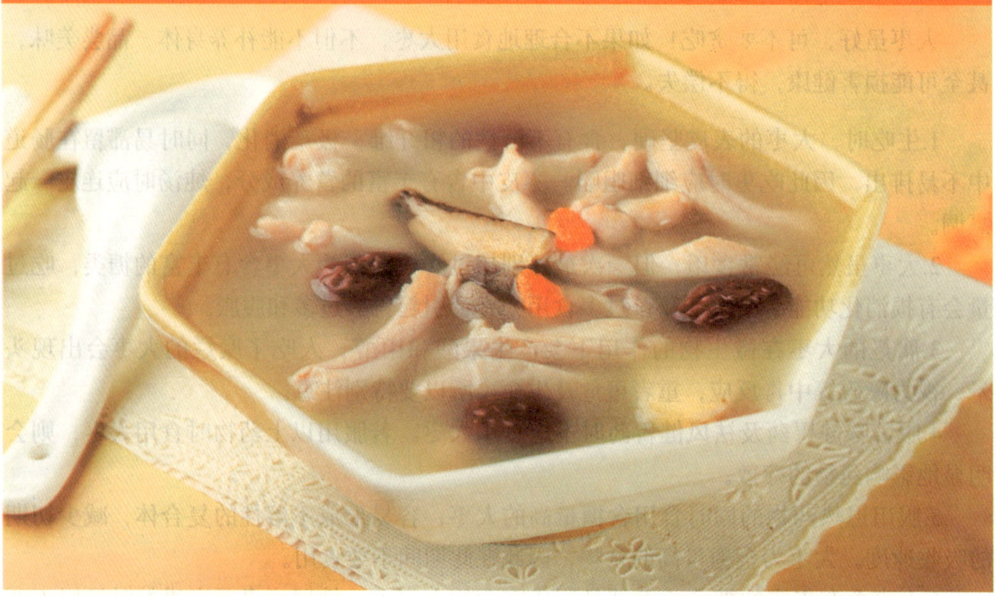

# 白术山药猪肚汤

**材料** 白术10克，山药30克，大枣20克，枸杞子10克，猪肚400克，盐3克，料酒10毫升，胡椒粉适量。

**做法**

1. 将洗净的猪肚切块，再切条。
2. 锅中注入适量清水烧开，倒入切好的猪肚，拌匀，煮沸，汆去血水，捞出沥干。
3. 砂锅中注入适量清水烧开，放入洗净的白术、山药、大枣、枸杞子，倒入汆过水的猪肚，淋入适量料酒，盖上盖，烧开后用小火炖1小时，至食材熟烂。
4. 揭开盖，放入少许盐、胡椒粉，搅拌片刻，至食材入味；将炖煮好的猪肚汤盛出，装入碗中即可。

**重点提示**

本汤尤其适合小便频多者食用。

**营养功效**

白术既可补气健脾，又能燥湿利水，有补气健脾、固表止汗之效，用于脾胃气虚、运化无力、食少便溏、脘腹胀满、肢软神疲、水湿、痰饮、水肿、小便不利、肌表不固而汗多等症。其还有安胎之功效，能治胎动不安。

猪肚不仅可供食用，而且有很好的药用价值。猪肚味甘、性微温，无毒，有补虚损、健脾胃的功效，可缓解脾虚腹泻、虚劳瘦弱、消渴、小儿疳积、尿频、遗尿等症状。

山药作为中药，不但具有抗肿瘤、抗衰老、抗氧化、抗病毒、增强免疫力等作用，还对心血管疾病、糖尿病及消化系统有着良好的调节作用。

本品可健脾补虚、调节血压。

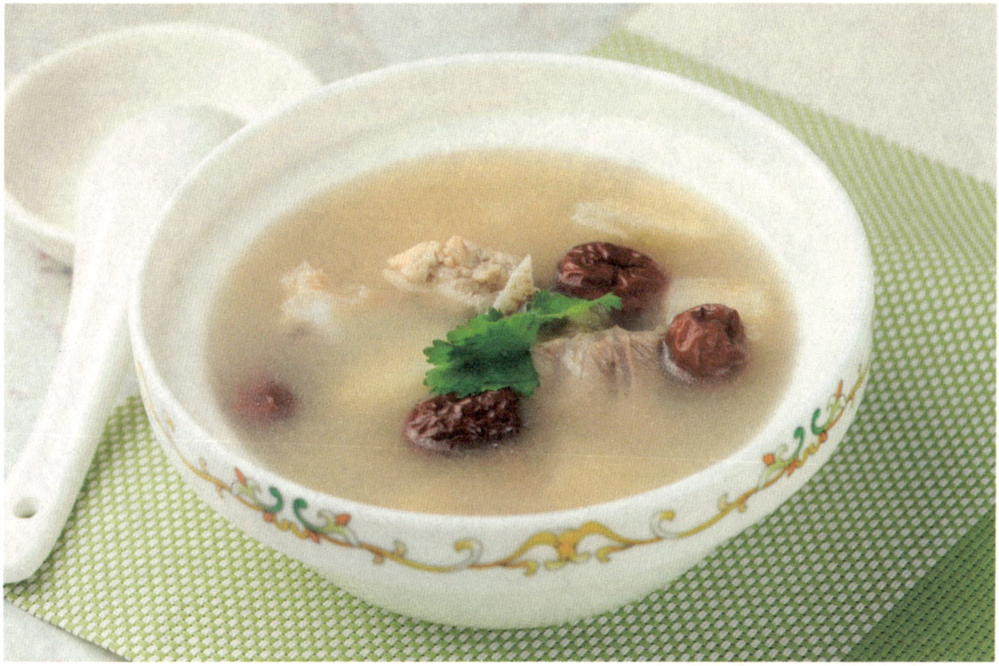

# 葛根大枣猪骨汤

**材料** 葛根150克，大枣20克，白芷10克，猪骨230克，料酒10毫升，盐3克，鸡精2克。

**做法**

1. 将洗净去皮的葛根切厚块，再切成丁。
2. 锅中注入适量清水烧开，倒入洗净的猪骨，拌匀，煮沸，汆去血水，捞出沥干。
3. 砂锅中注入适量清水烧开，倒入汆过水的猪骨，放入切好的葛根、洗净的大枣和白芷；淋入适量料酒，搅拌均匀；盖上盖，用小火炖1小时，至食材熟透。
4. 揭开盖，放入少许盐、鸡精，拌匀；将炖好的汤料盛出，装入汤碗中即可。

**重点提示**

葛根可以切得大一些，这样可避免煮得过于软烂。

## 营养功效

猪骨含有蛋白质、维生素、磷酸钙、骨胶原等营养成分。儿童常喝骨头汤，能及时补充机体所需的骨胶原，增强骨髓造血功能，有助于骨骼的生长发育。

葛根具有解表退热、生津止渴、透疹、升阳止泻的功能，并能改善高血压患者的项强、头晕、头痛、耳鸣等症状。

白芷芳香升散，具有祛风解表、散寒止痛、除湿通窍、消肿排脓的功效，主治风寒感冒、头痛、眉棱骨痛、齿痛、目痒泪出、鼻塞、鼻渊、湿盛久泻、肠风痔漏、赤白带下等。

本品具有健脾养阴、补中益气等功效。

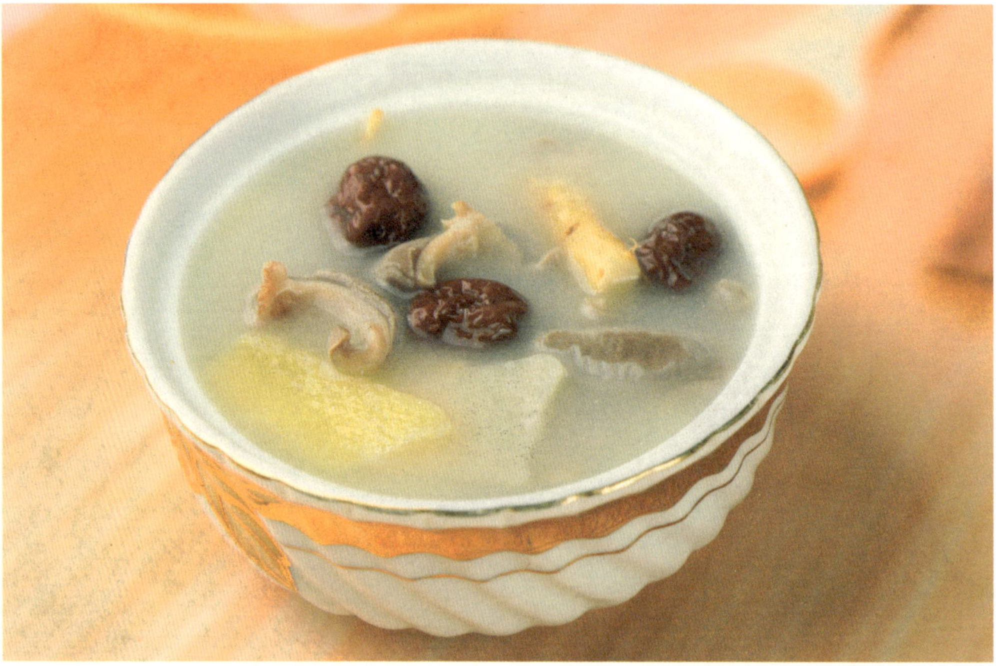

# 党参猪肚汤

**材料** 猪肚块400克，山药30克，姜片20克，党参、大枣各15克，盐2克，料酒12毫升。

**做法**

1. 锅中注入适量清水烧开，倒入洗净的猪肚块，拌匀，加入少许料酒，拌煮几分钟，汆去血渍；捞出煮好的猪肚，沥干待用。
2. 锅中注入适量清水烧开，倒入汆过水的猪肚块，放入姜片、山药、党参、大枣。
3. 淋上少许料酒提味；盖上盖，烧开后用小火煮约60分钟，至食材熟透。
4. 加入少许盐拌匀，转中火续煮片刻至入味；盛出煮好的猪肚汤，装入碗中即成。

**重点提示**

汆煮猪肚时加入少许白醋，能有效地去除其腥味。

**营养功效**

猪肚含有蛋白质、脂肪、维生素A、维生素E、钙、钾、镁、铁等营养成分，有补虚损、健脾胃的功效，非常适合胃寒、消化不良者食用。

党参含多糖类、酚类、甾醇、挥发油、维生素$B_1$、维生素$B_2$等，对神经系统有兴奋作用，能增强机体抵抗力；有调节胃肠运动、抗溃疡、抑制胃酸分泌、降低胃蛋白酶活性等作用；能扩张周围血管而降低血压，又可抑制肾上腺素的升压作用。

生姜不仅能有效治疗食用寒凉食物过多引起的腹胀、腹痛、腹泻、呕吐等症状，同时还能把体内病菌、寒气一同带出。

本品具有提高免疫力、益肺等功效。

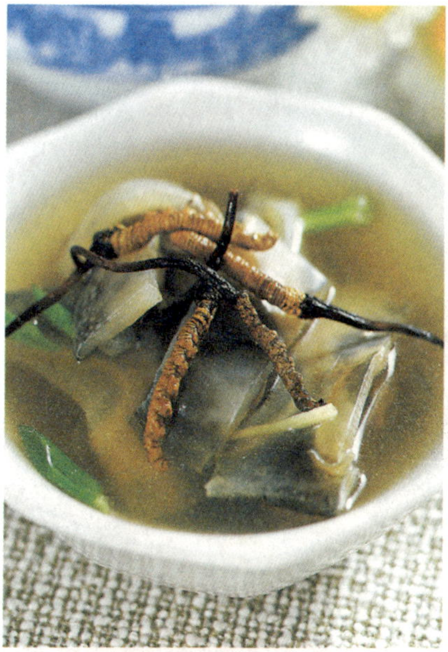

# 虫草大枣炖甲鱼

**材料** 甲鱼1只，冬虫夏草10枚，大枣10颗，料酒、盐、葱、姜片、蒜瓣、鸡精各适量。

**做法**

1. 将宰好的甲鱼切成4块，冬虫夏草洗净，大枣用开水浸泡。
2. 将甲鱼块放入锅内煮沸，捞出，割开四肢，剥去腿油，洗净。
3. 将甲鱼放入砂锅中，放入冬虫夏草、大枣，加料酒、盐、葱、姜片、蒜瓣、鸡精，炖2小时，取出，拣去葱、姜即成。

**营养功效**

冬虫夏草具有补虚损、益精气、止咳化痰的功效。甲鱼壳能调节免疫功能，提高淋巴细胞转化率，增强骨髓造血功能。本品有滋阴凉血、补虚损的作用。

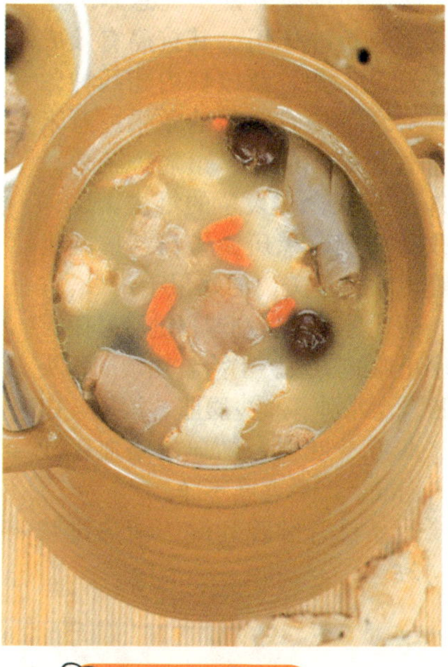

# 当归生姜羊肉汤

**材料** 羊肉400克，当归10克，姜片40克，枸杞、大枣各20克，盐6克，鸡精2克。

**做法**

1. 将羊肉洗净，切块，放入沸水中，汆去血水，捞出，沥干水分，备用；当归、大枣、枸杞分别洗净，放入清水中，浸泡片刻，捞出，沥干水分。
2. 将羊肉、当归、姜片、枸杞、大枣放入锅中，加入适量清水，小火炖2小时。
3. 调入盐、鸡精，稍炖后出锅即可食用。

**重点提示**

肝病患者不能多食本品。

**营养功效**

当归具有补血、活血、调经止痛、润燥滑肠的功效。生姜可使胃肠道充血，有效治疗食用寒凉食物过多引起的腹胀、腹痛等。本品可增强消化能力。

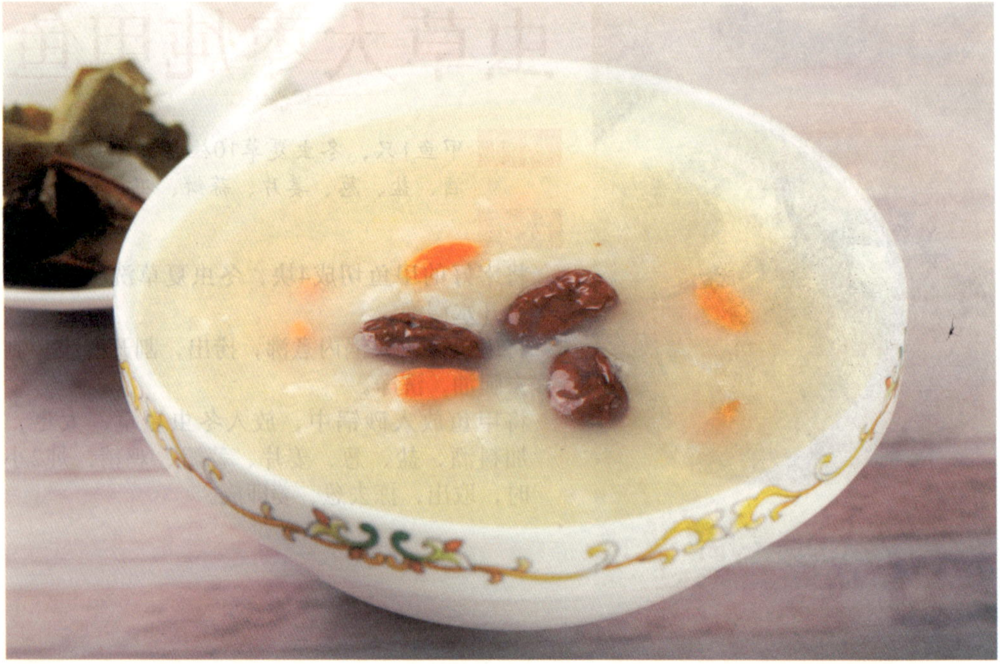

# 薏米大枣荷叶粥

**材料** 水发大米130克，水发薏米80克，大枣20克，枸杞10克，干荷叶8克，冰糖20克。

**做法**

1. 向砂锅中注入适量清水，烧开，放入洗净的干荷叶，搅匀，盖上盖子，煮沸后用小火煮约15分钟，至其析出有效成分。
2. 揭盖，捞出荷叶，去除杂质；倒入洗净的大米、薏米、大枣、枸杞，搅拌，用大火煮沸后转小火续煮约30分钟至熟。
3. 取下盖子，放入适量的冰糖，快速拌匀，转中火再煮几分钟，至冰糖完全溶化。
4. 关火后盛出煮好的荷叶粥，并装入碗中即可食用。

**重点提示**

孕妇不宜食用此粥。

## 营养功效

现代药理研究证实，薏米（薏苡仁）有抗癌作用，其抗癌有效成分为薏苡仁酯、薏苡仁内酯两种，尤其对宫颈癌有明显的效果。薏米还具有利尿、消炎、镇痛等药效。另外，薏米含有大量的维生素$B_1$，可改善粉刺、黑斑、雀斑与皮肤粗糙等现象，是美白的好帮手。

荷叶具有消暑利湿、健脾升阳、散瘀止血的功效。主治暑热烦渴、头痛眩晕、水肿、食少腹胀、泻痢、白带、脱肛、吐血、衄血、咯血、便血、崩漏、产后恶露不净。

本品具有健脾利湿、清热排脓的功效。

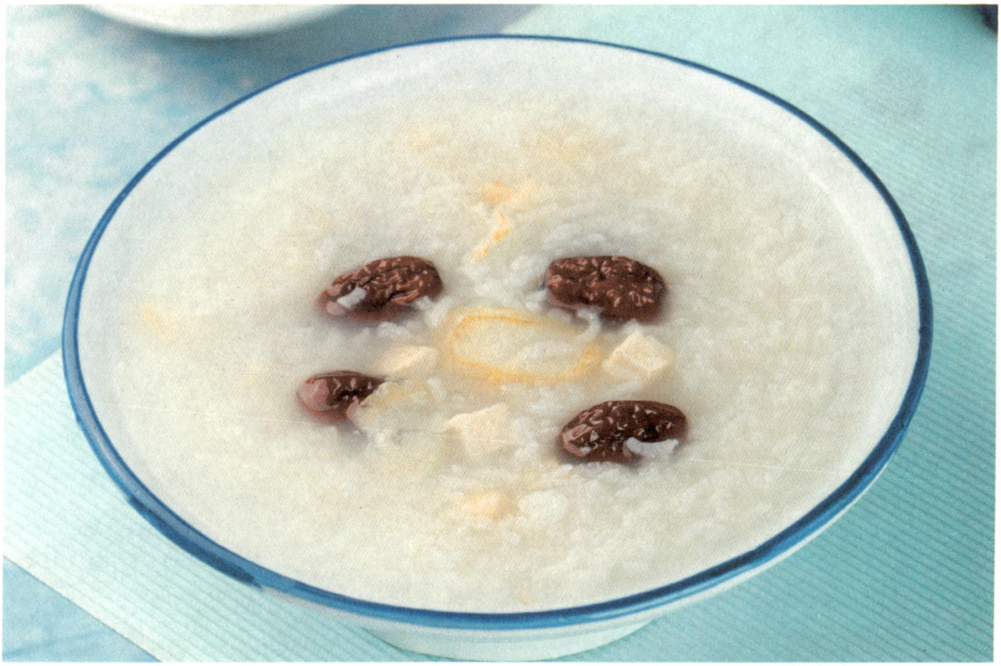

# 枣参茯苓粥

**材料** 水发大米150克，大枣20克，茯苓10克，人参片7克，白糖15克。

**做法**

1. 将大枣、茯苓、人参分别洗净，沥干水分；砂锅中注入适量清水烧开。
2. 倒入大米，轻轻地搅拌片刻，放入洗净的大枣、茯苓、人参片，搅拌均匀，使全部材料散开，盖上盖，烧开后用小火煮约40分钟，至米粒熟透。
3. 揭开盖子，撒入适量的白糖，搅拌均匀，盖上盖子，用中火再煮片刻，至白糖溶化于米粥中。
4. 关火后用锅勺搅拌，盛出煮好的茯苓粥，装入汤碗中，待稍微冷却后即可食用。

**重点提示**

糖尿病患者不宜多食用本品。

**营养功效**

茯苓不但能够促进人体内葡萄糖的代谢，同时它所具有的纤维素多数是可溶性膳食纤维，对于降低血糖有显著的效果。茯苓中含有丰富的微量元素硒，对血糖有很大的影响，它可以延缓葡萄糖的吸收，调节机体内糖类代谢，对于糖尿病患者控制血糖有很好的帮助。

大枣能提高人体免疫力。药理研究发现，大枣能促进白细胞的生成，降低人血胆固醇，提高人血白蛋白，保护肝脏。

人参被人们称为“百草之王”，不仅能强身，还能起到护肤美容的作用。

本品能抗癌健脾、补气养颜。

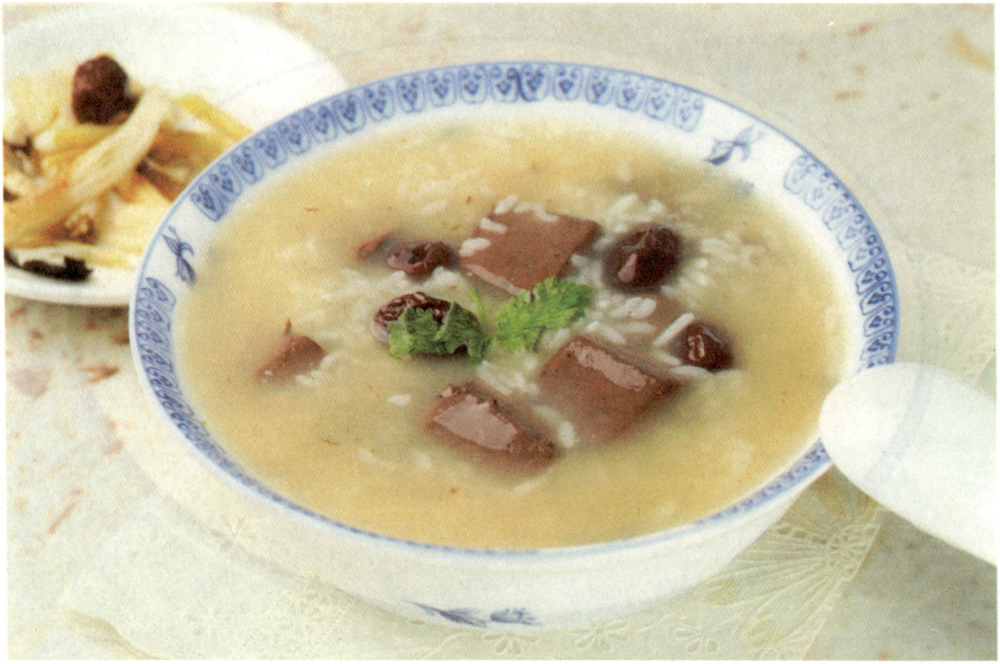

# 猪血参芪附枣粥

**材料** 猪血400克，水发大米180克，大枣20克，党参、黄芪各10克，附子5克，盐3克，胡椒粉少许。

**做法**

1. 将猪血切成条，再切小块，备用。
2. 向砂锅中注入适量清水，烧开，放入党参、黄芪、附子、大枣，煮沸后用小火煮约15分钟，至药材析出有效成分；揭盖，捞出党参、黄芪、附子，倒入大米，搅拌均匀。
3. 盖上盖，烧开后用小火煲煮约30分钟，至米粒熟软；放入猪血块，搅拌均匀，用小火续煮约15分钟，至食材熟透。
4. 取下盖，放入盐，撒上胡椒粉，转中火续煮至米粥入味；盛出，装入碗中即成。

**重点提示**

猪血忌与黄豆同食，会使人气滞。

**营养功效**

猪血具有利肠通便的作用，可清除肠腔的沉渣浊垢，对尘埃、金属微粒等有害物质具有净化作用，可避免人体内积累毒素，是人体污物的“清道夫”。

黄芪有益气固表、敛汗固脱、利水消肿的功效，用于治疗气虚乏力、中气下陷、久泻脱肛、便血崩漏、表虚自汗、久溃不敛等病症。

大枣可消除疲劳、扩张血管、降低心肌耗氧量而改善缺血心肌的代谢。

本品能排毒益气、增强心脏功能。

食疗讲堂 体质辨识 食养指南 药食珍味

扫码查看

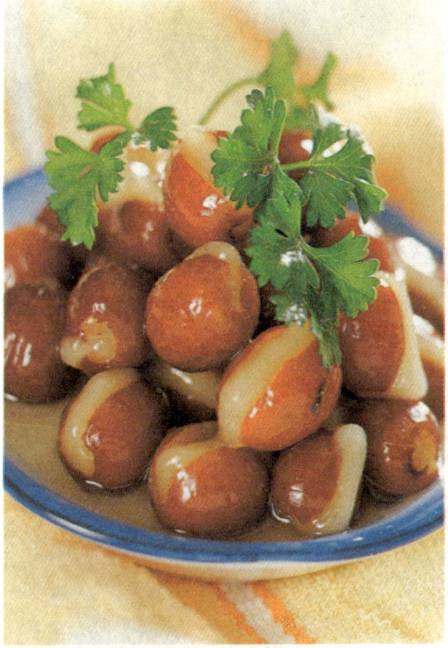

# 糯米大枣

**材料** 大枣50克，糯米粉150克，白糖80克。

**做法**

1. 将大枣放入清水中浸泡片刻，捞出，去核，洗净并沥干水分。
2. 在糯米粉中加入适量的清水，慢慢地揉搓成团，放入已去核的大枣中，并装入盘中，待用。
3. 将白糖加入适量的水拌匀，倒入装有大枣的盘中，再将整盘放入蒸笼内，隔水蒸5分钟至熟，取出盘子，待稍微冷却后即可食用。

**重点提示**

胃肠消化功能弱者不宜食用本品。

**营养功效**

糯米具有补中益气、健脾养胃、止虚汗的功效，对食欲不佳、腹胀、腹泻有一定的缓解作用。大枣有补中益气、养血安神的功效。本品能健脾护肝、强身健体。

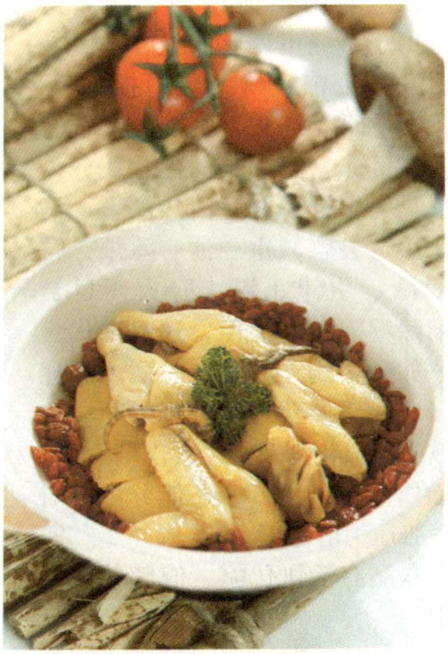

# 水蒸鸡

**材料** 三黄鸡1只，海马2条，大枣20克，枸杞50克，食用油20毫升，盐、砂糖、味精、鸡精各适量。

**做法**

1. 将鸡洗净，用干净毛巾吸干水分；将海马、大枣、枸杞分别洗净，沥干水分，备用。
2. 先用调好的盐擦匀鸡身内外，再用生油擦匀鸡身，鸡腹内放入其他食材及调味料。
3. 将鸡放入蒸炉，用猛火蒸25分钟至熟，取出斩件装盘，淋上原味的鸡汁即可。

**营养功效**

海马具有强身健体、补肾壮阳、舒筋活络、消炎止痛、镇静安神等功效。鸡肉能温中补脾、益气养血、补肾益精。本品可抗感染、补血。

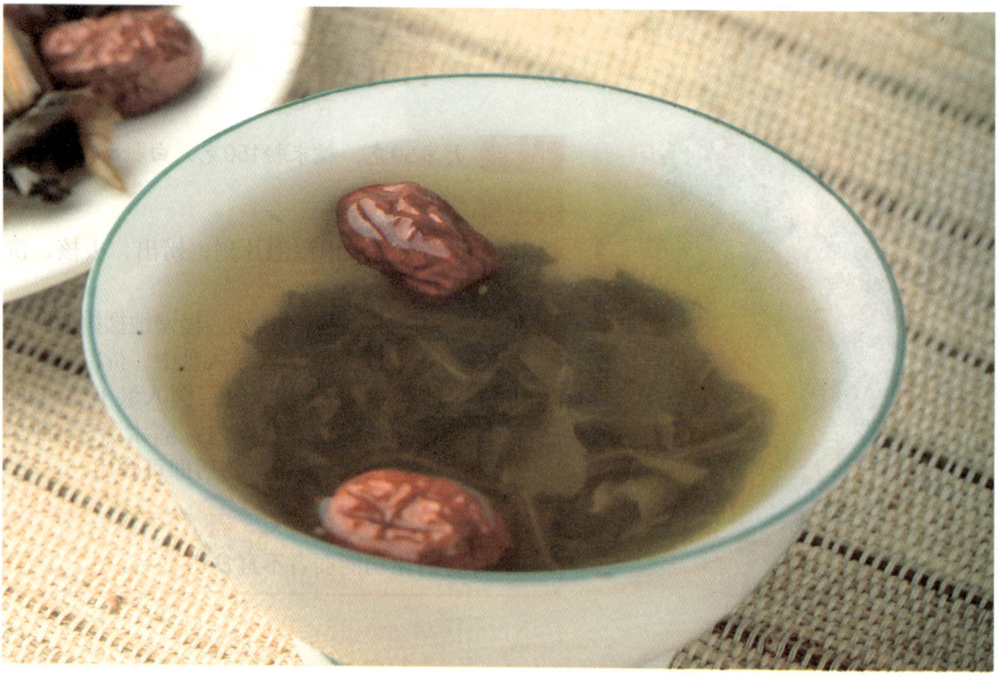

# 泽兰大枣茶

**材料** 泽兰10克，大枣20克，绿茶叶5克。

**做法**

1. 将适量洗净的绿茶叶倒入茶杯中，备用。
2. 砂锅中注入适量的清水，用大火烧开，放入洗好的泽兰、大枣。
3. 盖上盖，用小火煮5分钟，至全部材料析出有效成分。
4. 揭开盖，将里面的药渣捞干净；然后将药汁倒入备好的茶杯中，冲泡绿茶，待稍微冷却后即可饮用。

## 重点提示

本品适合血瘀型的流产后患者饮用，对于流产患者，应当在做完清宫术后同时饮用本品，效果更佳。服药前后1小时内，最好不饮用此茶。

## 营养功效

泽兰主治活血祛瘀、利尿退肿。用于月经不调、闭经、痛经、产后瘀血腹痛、水肿、跌打损伤。

大量研究证实，茶叶确实含有与人体健康密切相关的生化成分，不仅具有提神清心、清热解暑、消食化痰、去腻减重、清心除烦、解毒醒酒、生津止渴、降火明目、止痢除湿等药理作用，还对现代疾病，如辐射病、心脑血管病、癌症等，有一定的药理功效。绿茶中含强效的抗氧化剂及维生素C，不但可清除体内的自由基，还能分泌出对抗紧张压力的激素。

本品有活血化瘀、健脾益胃的作用。

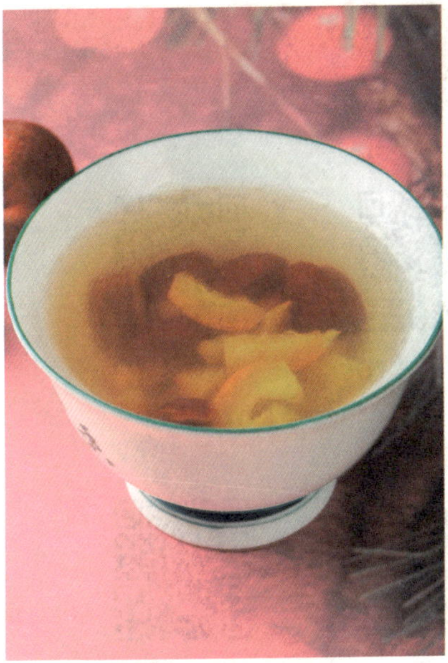

# 山楂大枣茶

**材料** 新鲜山楂90克，大枣30克。

**做法**

1. 将大枣洗净，去核，取果肉；将山楂洗净，去核，切块。
2. 将砂锅中注入适量的清水，用大火烧开，倒入山楂、大枣，大火煮约2分钟，至材料析出有效成分。
3. 用勺子搅拌片刻，改小火续煮15分钟。
4. 把煮好的茶水滤入杯中即可。

**重点提示**

糖尿病患者不宜多饮用本品。

**营养功效**

山楂具有扩张血管、强心、增加冠状动脉血流量、降低血压和胆固醇的作用。本品有减重的效果。

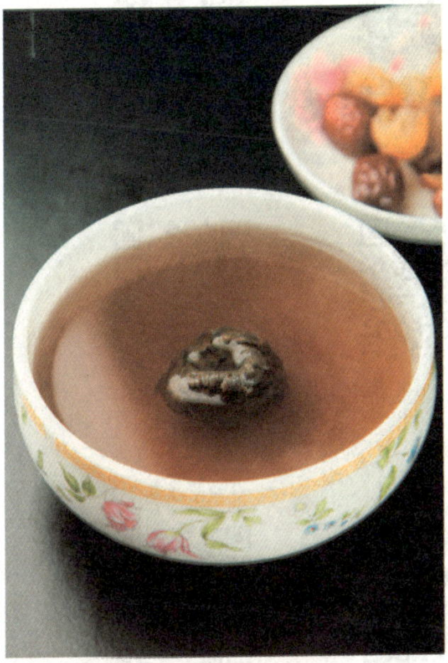

# 乌梅大枣茶

**材料** 乌梅35克，冰糖40克，大枣50克，桂圆肉少许。

**做法**

1. 将洗净的大枣切开，去核，把果肉切成小块，备用。
2. 砂锅中注入适量清水烧热，倒入备好的大枣、乌梅、桂圆肉。
3. 盖上盖，烧开后用小火煮30分钟至其析出有效成分，倒入冰糖，拌匀，煮至溶化。
4. 关火后盛出煮好的大枣茶，滤入碗中即可。

**营养功效**

乌梅具有健脾开胃、收敛生津、涩肠等功效。大枣具有补中益气、养血安神、缓解疲劳、养颜美容等功效。本品具有健脾开胃、改善缺铁性贫血的功效。

# 20道大枣美食推荐

木耳大枣汤

石斛银耳大枣猪肝汤

大枣茯苓瘦肉汤

蜜汁大枣

大枣山药排骨汤

香菇大枣鸡汤

大枣黑豆粥

大枣鸡心养颜粥

大枣鹌鹑蛋糯米粥

雪梨山药大枣粥

大枣山药板栗黑米粥

大枣黄花菜蒸鸡

牛奶大枣炖乌鸡

大枣冬菇蒸鸡

山药大枣煲排骨

白参大枣茶

大枣桂圆茶饮

薏米大枣饮

大枣桂圆黄芪茶

党参大枣乌鸡汤

## 第三章

# 莲子

莲子既是药材又是食材，常见于药材处方和药膳之中，也因为含有丰富的营养成分，被广泛地用在各种料理、甜点之中，成为大家最喜爱的健康食材之一。

本章全面介绍了莲子的相关知识，不仅包括莲子的形态特征，也包括其成分与营养功效、食用原则与食用禁忌等相关内容。

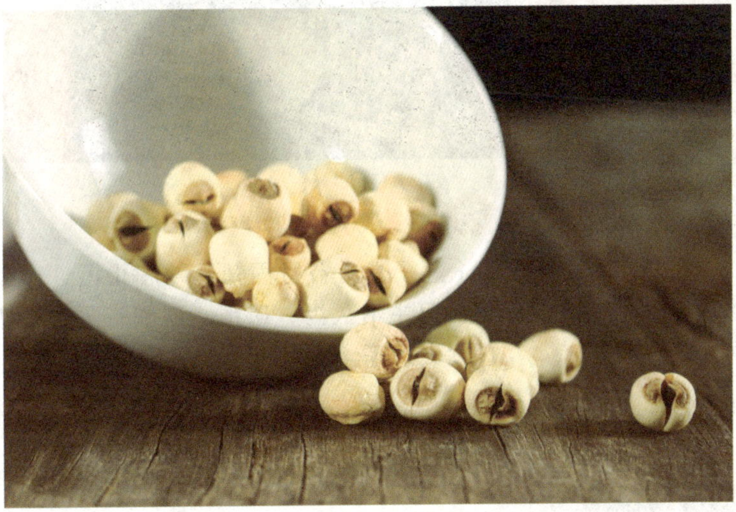

# 莲子

【别名】藕实、莲肉等。

【生长分布】主产于湖南、福建、江苏、浙江等地。

【药用部位】干燥成熟种子。

【性味归经】性平，味甘、涩。归脾、肾、心经。

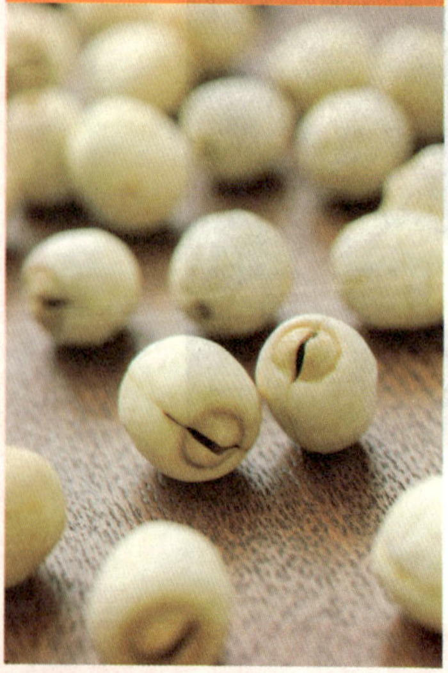

## 形态特征

莲为多年生水生草本；根茎横生，长而肥厚，节略缢缩；叶盾形，粉绿色；叶柄有刺毛；花单生于花梗顶端，粉红色或白色。

## 采收加工

秋季果实成熟时，割下莲房，取出果实，除去果皮，干燥。

## 性状鉴别

莲子呈椭圆形或类球形，有绿色莲子心，顶端中央呈乳头状突起。

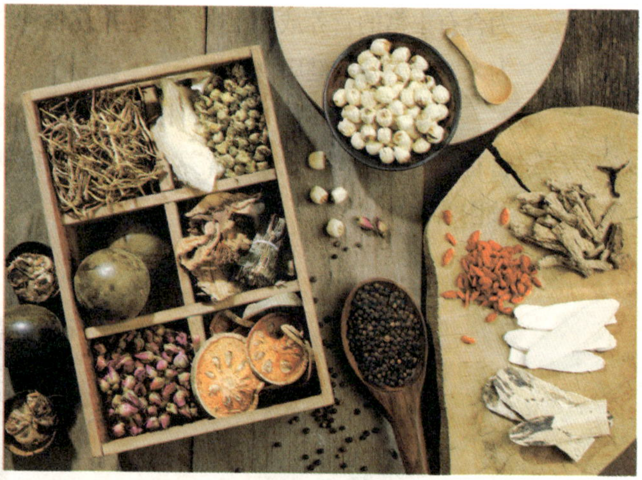

## 功能主治

莲子具有益肾固精、补脾止泻、养心安神的作用。可主治久泻、遗精、崩漏带下、心悸、心慌、虚烦失眠等。

## 用法用量

莲子宜煎服，10～15克，用时去心打碎。

## 使用注意

大便秘结者忌食莲子。

# 莲子的营养成分

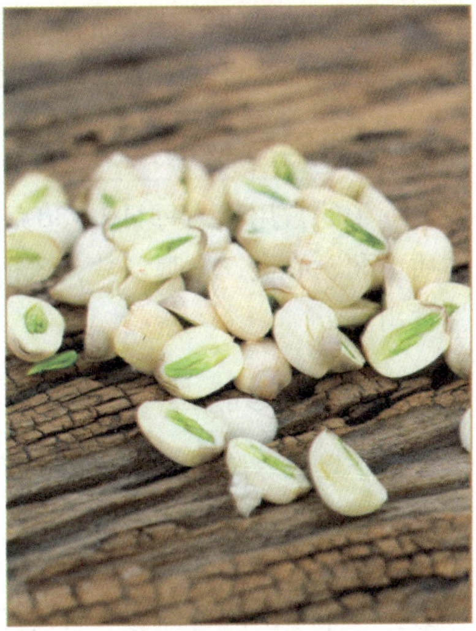

莲子有养心安神、健脑益智、消除疲劳等方面的药用价值，历代医药典籍多有记载，如在《神农本草经》《本草拾遗》《本草纲目》《本草备要》中都有据可查。现代药理研究也证实，莲子有镇静、强心、抗衰老等多种作用。莲子营养十分丰富，除含有大量淀粉外，还含有β-谷甾醇、生物碱，以及丰富的钙、磷、铁等矿物质和维生素。每100克莲子含钙89毫克，含磷285毫克，含钾量虽然不足2.1毫克，但在所有动植物食品中却位居榜首。

莲子在药膳食疗中，一般是不弃莲子心的。莲子心是莲子中央的青绿色胚芽，含有莲心碱、异莲心碱、甲基莲心碱、荷叶碱、前荷叶碱、牛角花素、甲基紫堇杷灵、去甲基乌药碱、木樨草苷、金丝桃苷、芸香苷等黄酮类。其中前荷叶碱、牛角花素、甲基紫堇杷灵为苦性，因而莲子心是苦的，有清热、固精、安神、强心的功效。莲子心2克用开水浸泡饮之，可治疗高热引起的烦躁不安、神志不清、梦遗滑精等症，也用于治疗高血压、头昏脑涨、心悸失眠等。

| 莲子的营养成分含量（每100克） | |
|---|---|
| 氨基酸 | 13.18～18.47毫克 |
| 维生素C | 4.74～5.44毫克 |
| 维生素$B_1$ | 0.12～0.126毫克 |
| 维生素$B_2$ | 0.041～0.077毫克 |
| 维生素$B_6$ | 0.016～0.087毫克 |
| 钙 | 89毫克 |
| 磷 | 285毫克 |

# 如何科学食用莲子

莲子是常见的滋补之品，一般家庭都制作过冰糖莲子汤、银耳莲子羹，或用它制作过八宝粥。那么日常生活中，我们食用莲子时应该注意什么呢？

## 莲子的用量及适用人群

莲子的常用量为每日9~30克，可煎汤或入丸、散。一般人群均可食用。尤其适宜体质虚弱、心慌、失眠多梦、遗精者，脾气虚、慢性腹泻者，脾肾亏虚、白带过多的女性食用。

## 秋季适宜多吃莲子

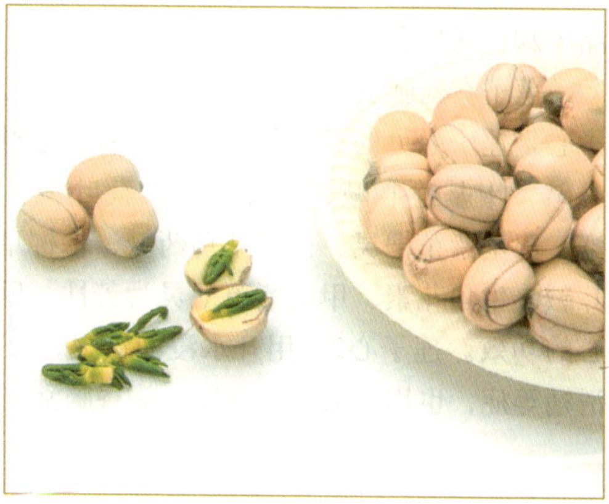

秋季以滋养脾胃为主，为了保护自己的健康，避免出现一些肠胃疾病，我们不妨在此时多吃一些莲子。秋季多吃莲子好处多。莲子主治脾胃虚弱、食欲减退、腹泻，开水冲泡莲子心当茶饮用，具有清心、安神、降压的功效。

睡眠是人们恢复体力、保证健康、增强机体免疫力的一个重要手段。秋季气候凉爽，人们睡眠的条件大为改善，但如果不加以注意，睡眠质量将会大受影响。高血压或者睡眠质量不佳的人，可取莲子心、生甘草各3克，开水冲泡当茶饮用，每日数次，可清心、安神、降压。

## 助眠最好吃莲子

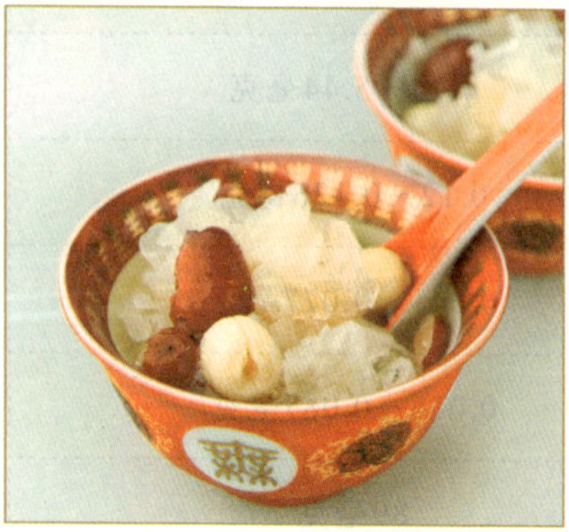

从药用的角度来看，莲子具有镇静安神、补中益气、养心益肾、健脾养胃、润脏清腑、聪耳明目、涩肠止泻的功效。可用于体质虚弱或病后、产后之脾胃虚弱、大便溏泄、心悸怔忡、心烦易怒、失眠多梦、气短乏力、食欲缺乏，以及女性血虚腰酸、白带增多，男性肾气虚之遗精、性功能减退诸症。晚餐饮一碗莲子汤，或将莲子与猪心炖汤服，或使用莲子、糯米煮粥服用，可宁心安神、促进睡眠。

# 食用莲子的注意事项

虽然莲子已成为常见的食材，但并非人人都适合经常食用，那么哪些人不宜食用莲子呢？

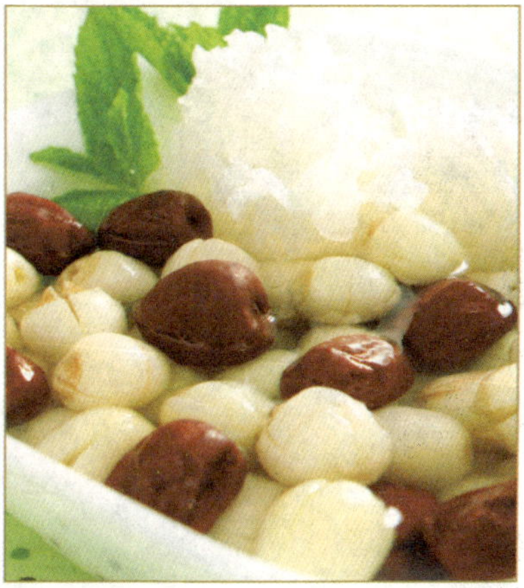

莲子生吃味道清香，但不可多吃，以免引起腹泻。莲子涩肠止泻，大便燥结者勿用，特别是年老体弱者，因阴虚内热、肠枯血燥引起的大便燥结，不应使用收涩伤阴之品。莲子心苦寒，不宜空腹服用，畏寒怕冷者不宜喝莲子心茶。

莲子性寒，偏寒或有过敏体质的人不宜多食，即使是炒过的莲子属温补，也仅适用于肠胃虚寒的人。莲子对于手脚冰冷、体力差的虚寒体质者来说，食用过量反而容易腹泻；患有气喘的人也不宜经常食用，食用过量喉咙易痒、易咳生痰，容易引起气喘的发作。

莲子是一种具有很高营养价值的好食材，与其他食材搭配食用，营养效果更佳。那么莲子与哪些食物一起搭配，食疗效果更加突出呢？它又不适宜与哪些食物一起食用呢？

## 适宜搭配食用的食材

莲子+山药⇒健脾补肾
莲子+红薯⇒通便，美容
莲子+猪肚⇒补气血
莲子+鸭肉⇒补肾健脾，滋补养阴
莲子+银耳⇒滋补健身
莲子+南瓜⇒降脂降压，通便
莲子+百合⇒清心安神
莲子+大枣⇒促进血液循环，增进食欲
莲子+枸杞⇒乌发，明目
莲子+木瓜⇒健脾益胃，生津止渴
莲子+金银花⇒防治腹泻、痢疾
莲子+桂圆⇒补中益气，养心安神

## 不适宜搭配食用的食材

莲子+蟹⇒易产生不良反应
莲子+龟⇒易产生不良反应
莲子+牛奶⇒加重便秘
莲子+柿子或柿饼⇒加重便秘

## 常见的莲子佳肴

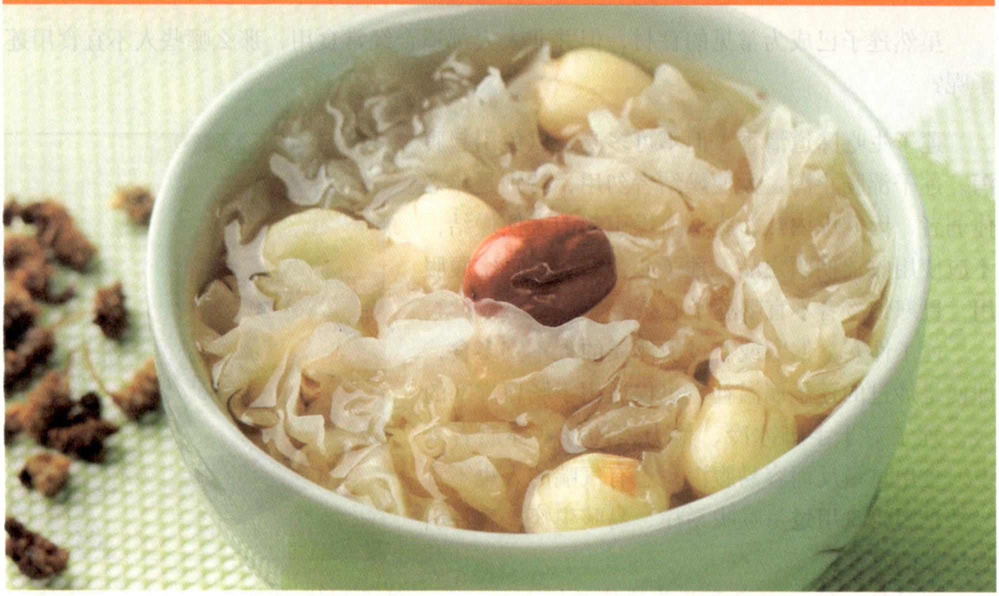

# 桑椹莲子银耳汤

**材料** 桑椹干5克，水发莲子70克，水发银耳120克，冰糖30克。

**做法**

1. 将洗好泡发好的银耳，切去根部，再切成小块，备用。
2. 砂锅中注入适量清水，大火烧开，倒入备用的桑椹干。盖上盖子，用小火煮15分钟，至其析出营养物质。
3. 揭开盖，捞出桑椹。倒入洗净的莲子，放入切好的银耳。盖上盖子，用小火再煮20分钟，至食材熟透。
4. 揭盖，倒入冰糖，搅拌均匀。用小火煮至冰糖溶化。关火后将煮好的汤料盛出，装入碗中即可。

**重点提示**

桑椹适宜用食盐或淘米水进行清洗。

**营养功效**

现代研究认为，桑葚具有调整机体免疫功能、促进造血细胞生长、降血脂、护肝等多种作用。桑葚中含有大量人体所需要的营养物质，还含有乌发素，能使头发变得乌黑而亮泽。

银耳中含有蛋白质、脂肪、多种氨基酸、矿物质及肝糖，具有润肠、益胃的功效，可用于辅治胃炎、大便秘结等病症。银耳是一味滋补良药，特点是滋润而不腻滞，具有补脾开胃、益气清肠、安眠健胃、润燥的功效，是一种良好的补品。

莲子心中含有莲心碱、氧位甲基莲心碱等物质，有显著的强心作用，能扩张外周血管，降低血压。

本品有很好的降血压、降血脂、润肠益胃的功效。

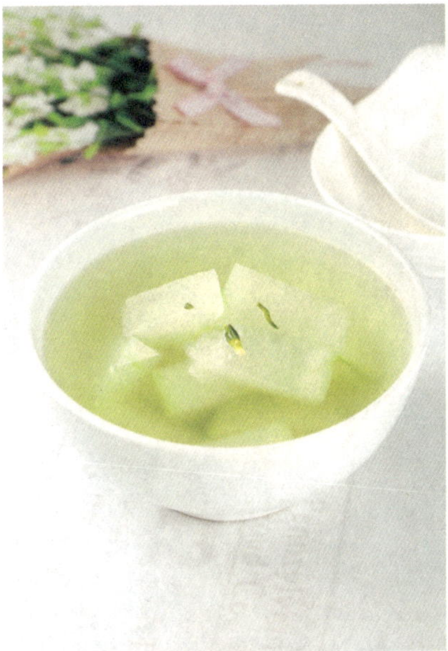

# 莲子心冬瓜汤

**材料** 冬瓜300克，莲子心6克，盐2克，食用油少许。

**做法**

1. 将洗净的冬瓜去皮，切成小块，备用。
2. 砂锅中注水烧开，倒入冬瓜，放入莲子心，烧开后用小火煮20分钟，至食材熟透。
3. 放入适量盐，拌匀调味，加入少许食用油，拌匀，续煮片刻，将煮好的汤料盛出，装入碗中即可。

**重点提示**

冬瓜块不要切得太大，否则不易入味。

**营养功效**

冬瓜含有胡萝卜素、维生素$B_1$、维生素$B_2$、维生素C、烟酸等成分，可加速人体的新陈代谢，从而起到降血压的作用。本品适宜高血压者食用。

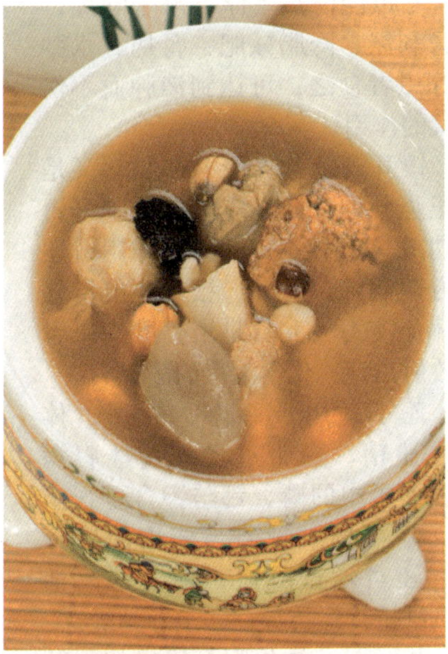

# 肉苁蓉莲子羊骨汤

**材料** 羊骨500克，肉苁蓉5克，莲子35克，芡实40克，姜片少许，盐2克，鸡精2克，料酒20毫升。

**做法**

1. 将羊骨洗净，切块，放入水锅中汆烫1分钟，捞出沥干水分，待用。将肉苁蓉洗净，切块。将莲子洗净，泡发后去心。
2. 将羊骨、肉苁蓉、莲子、芡实、姜片放入洗净的炖盅。
3. 锅中注入适量水，烧沸后放入炖盅，加入料酒，小火炖2小时，调入盐、鸡精即可食用。

**营养功效**

羊骨含有丰富的营养成分，其中骨类黏蛋白能补血生髓、养血强筋。配伍滋阴补肾的肉苁蓉、健脾养肾的莲子，具有滋阴补血、益肾强阳的功效。

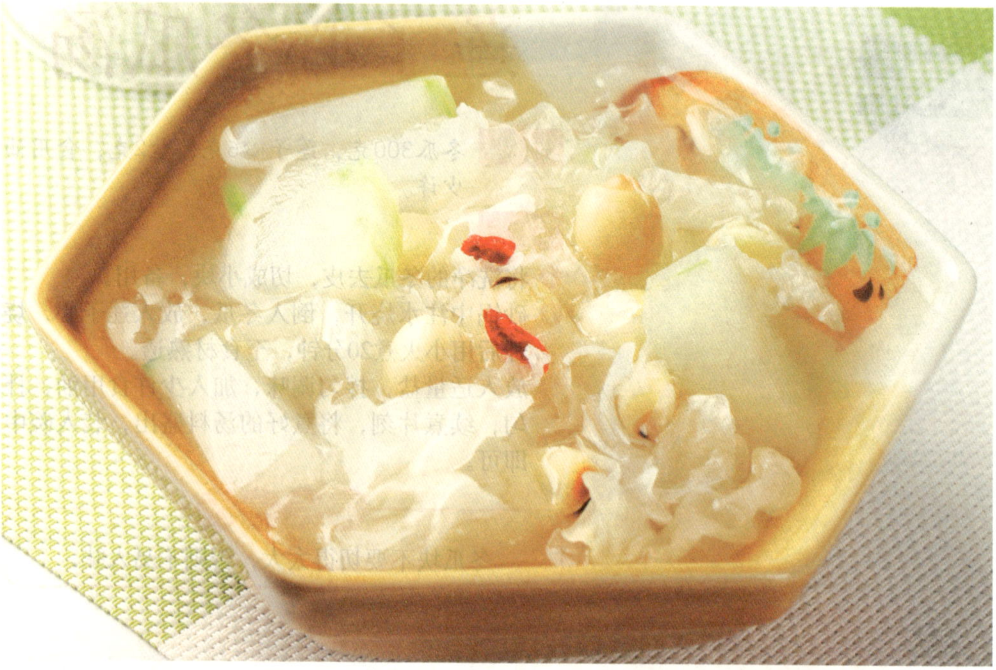

# 冬瓜银耳莲子汤

**材料** 冬瓜300克，水发银耳100克，水发莲子90克，冰糖30克。

**做法**

1. 将洗净的冬瓜去皮，切块，再切成厚片。将洗好的银耳切小块，备用。
2. 砂锅中注入适量清水烧开。倒入洗净的莲子，加入银耳。盖上盖，小火煮20分钟，至食材熟软。
3. 揭盖，倒入冬瓜，拌匀。再盖上盖，小火煮15分钟，至冬瓜熟软。
4. 揭盖，放入冰糖，搅拌均匀。盖上盖，煮5分钟，至冰糖溶化。关火后揭盖，将煮好的汤料盛出即可。

## 营养功效

冬瓜能清热生津、解暑除烦、护肾利尿、降脂减肥，肾病、水肿病等患者食之，可达到消肿而不伤正气的作用。

银耳既是营养滋补佳品，又是扶正强壮的补药。它既有补脾开胃的功效，又有益气清肠的作用，还可滋阴润肺。另外，银耳还能增强人体免疫力，尤其是增强肿瘤患者对放射治疗、化学治疗的耐受力。

莲子适用于心悸、失眠、体虚、遗精、白带过多、慢性腹泻等。莲子中的磷、钙与钾含量很丰富，除可构成骨骼与牙齿的成分外，还可增进凝血，使某些酶活化，维持神经传导性，镇静神经。

此汤对心悸失眠有很好的缓解作用。

## 重点提示

变质的银耳不可食用，易导致中毒。

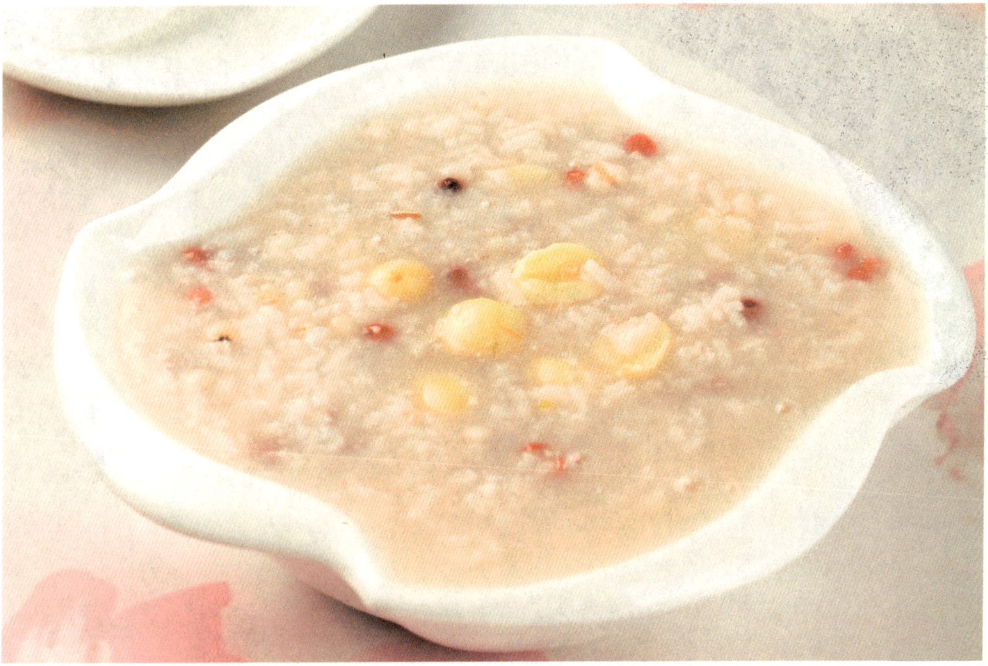

# 薏米莲子豆粥

**材料** 水发大米100克，水发薏米90克，水发莲子70克，水发赤小豆70克，冰糖适量。

**做法**

1. 砂锅注入适量清水，大火烧开。将大米、薏米、莲子、赤小豆洗净，捞出沥干水分，待用。
2. 沸水锅中倒入准备好的大米、薏米、莲子、赤小豆，搅拌均匀。
3. 盖上盖，烧开，小火炖30分钟至食材软烂。
4. 揭盖，放入适量的冰糖，用锅勺搅动片刻，续煮至锅中冰糖溶化，关火，把煮好的粥盛出即可。

**重点提示**

赤小豆不宜和猪肉同食，否则易致腹泻。

**营养功效**

薏米的种仁中含有葡甘聚糖、薏苡多糖等多糖、聚糖成分，具有分解胆固醇等血脂成分的效果，起到扩张血管、降低血脂和降压的作用，适宜老年人食用。

赤小豆中含有植物甾醇，是一种降血脂的物质，它不仅可促进胆固醇异化，还可在肝脏内阻止胆固醇的生物合成，进而使血液中的血清胆固醇含量降低。

莲子中的钙和钾含量非常丰富，有促进凝血、使某些酶活化、维持神经传导性、镇静神经、维持肌肉伸缩性的作用，可预防高血压的发生。

本品具有健脾养胃、利水除湿的功效。

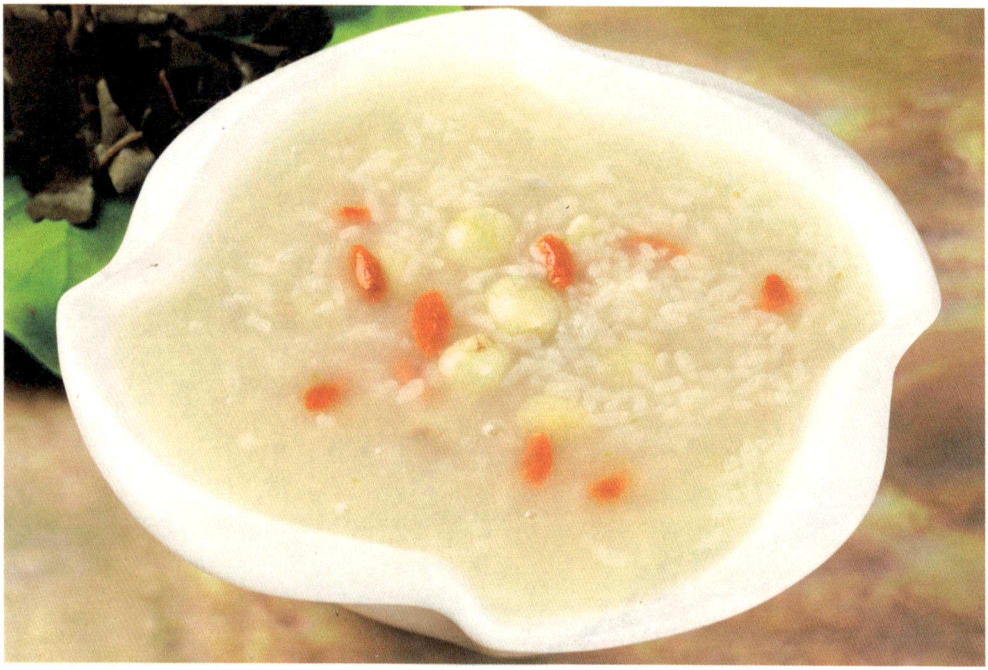

# 荷叶莲子枸杞粥

**材料** 水发大米150克，水发莲子90克，冰糖40克，枸杞12克，干荷叶10克。

**做法**

1. 砂锅中注入适量清水，大火烧开，放入洗净的干荷叶，搅拌均匀。盖上盖，大火烧开后转小火煮约10分钟，至锅中的食材散出浓郁的清香味。
2. 揭盖，捞出荷叶，倒入洗净泡发好的大米、莲子。放入洗好的枸杞，用锅勺轻轻拌匀。盖好盖，煮沸后用小火煮约30分钟，至米粒熟软。
3. 揭盖，放入适量的冰糖，拌匀。
4. 用大火续煮一会儿，至冰糖溶化。关火后盛出煮好的粥，装入汤碗即成。

**重点提示**

莲子不宜和蟹同食，否则易产生不良反应。

## 营养功效

荷叶清香升散，具有消暑利湿、健脾升阳、散瘀止血的功效。主治暑热烦渴、头痛眩晕、水肿、食少腹胀、泻痢、白带等症状。

枸杞中的枸杞多糖可抑制人体消化道对碳水化合物的分解，减少人体对葡萄糖的吸收，降低餐后血糖，而且不会造成低血糖等不良反应，糖尿病患者可以适当服用。

莲子可止遗涩精，青年人多梦、频繁遗精可以多食莲子，因莲子中含有的莲子碱对于性欲有很好的平抑作用。年轻力壮者宜多食用。

中医认为冰糖具有润肺、止咳、清痰的作用，是泡制药酒、炖煮补品的常用辅料。

本品适宜在炎热的夏季食用，可健脾开胃、消暑减重。

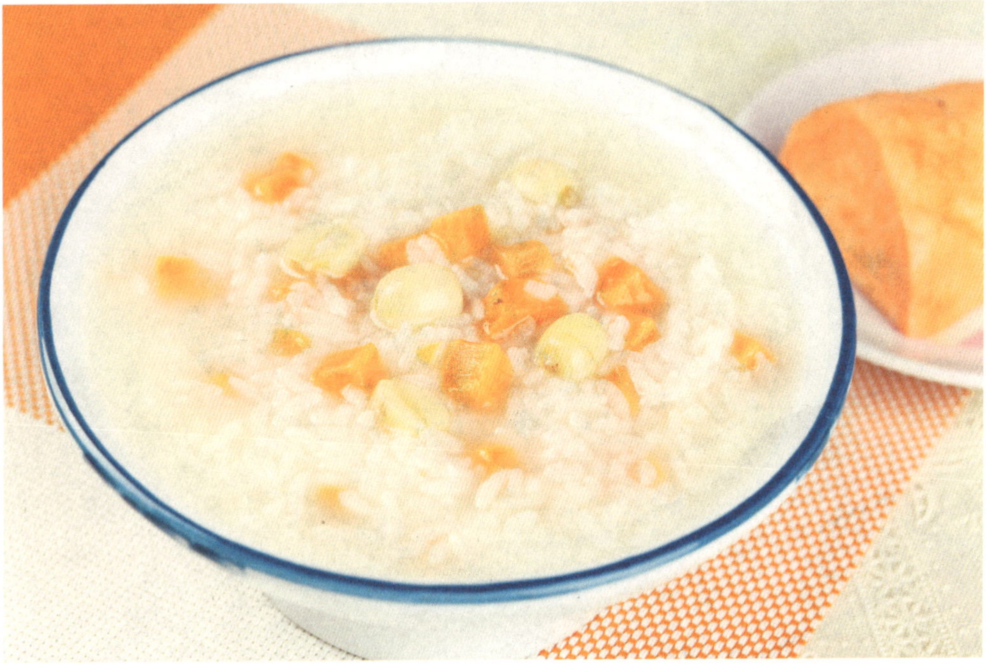

# 红薯莲子粥

**材料** 红薯80克，水发莲子70克，水发大米160克。

**做法**

1. 将莲子放入清水中，浸泡1小时，将泡发好的莲子去除莲心。将洗好去皮的红薯切片，再切条，改切成丁。
2. 砂锅中注入适量清水，用大火烧开，放入去心的莲子，倒入泡好的大米，用锅勺轻轻搅匀。盖上盖，烧开后用小火煮约30分钟，至食材熟软。
3. 揭盖，放入红薯丁，搅拌均匀。盖上盖，小火煮15分钟，至食材熟烂。
4. 揭盖，将锅中食材搅拌均匀。将煮好的粥盛出，装入碗中即成。

**重点提示**

大米不宜和蜂蜜同食，易引起胃痛。

**营养功效**

红薯富含蛋白质、淀粉、果胶、纤维素、氨基酸、维生素及多种矿物质，有“长寿食品”之誉。红薯还含有大量的膳食纤维，它可增加饱腹感，降低肠胃对碳水化合物的吸收，降低血液中的葡萄糖含量，达到降血糖的作用。

莲子含有丰富的钙、钾、磷，还含有多种维生素和微量元素，对于牙齿和骨骼的生长有很大的帮助，可维持牙齿和骨骼健康，且能解除烦躁情绪。

大米含有丰富的碳水化合物、脂肪、蛋白质、纤维素、B族维生素等营养成分，可健脾和胃、补中益气、除烦渴、止泻痢。

本品味美香醇，还能降低胆固醇，十分适宜血脂高的老年人食用。

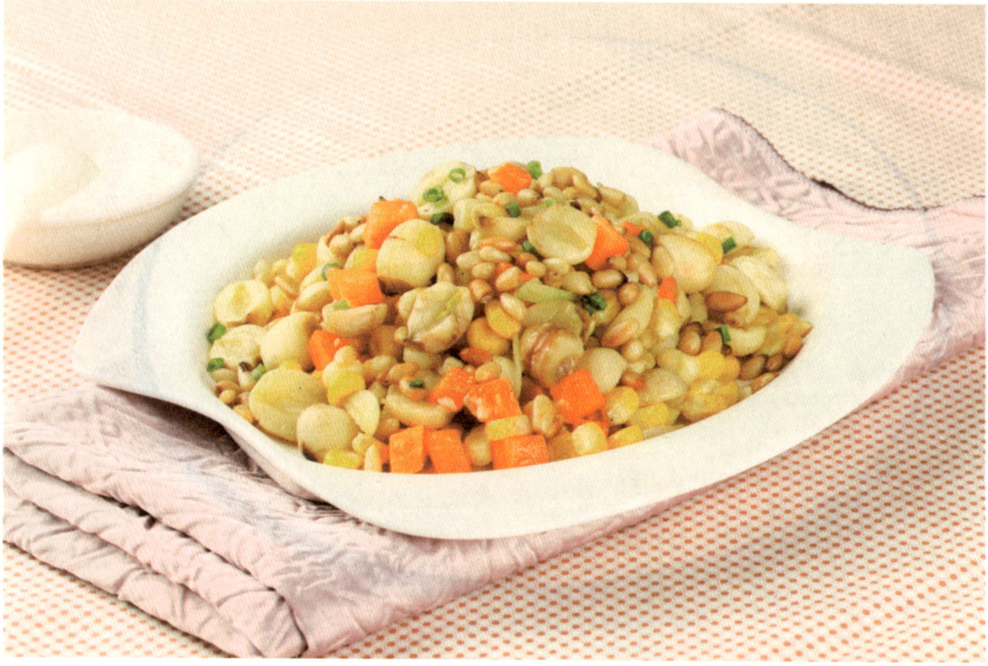

# 莲子松仁玉米

**材料** 鲜莲子150克，鲜玉米粒160克，松子70克，胡萝卜50克，姜片、蒜末、葱段、葱花、盐、鸡精、水淀粉、食用油各适量。

**做法**

1. 将莲子洗净去心。锅中注水烧开，加盐，放入胡萝卜、玉米粒、莲子，大火煮沸，捞出备用。
2. 将松子放入油锅中，滑油几分钟，至熟，捞出，沥干油，待用。
3. 用油起锅，放入姜片、蒜末、葱段，爆香。倒入玉米粒、胡萝卜、莲子，炒匀。
4. 放入适量盐、鸡精，炒匀调味。放入适量水淀粉，勾芡。将锅中材料盛出装盘。撒上松子，再撒上少许葱花即可。

**重点提示**

肾亏遗精者不宜食用松子。

## 营养功效

松子中含有大量的矿物质，如铁、钙、磷，还含丰富的不饱和脂肪酸，可软化血管、保护血管，有效降低血脂，预防心血管疾病，也能给人体提供充足的营养，消除疲劳，强筋健骨。

玉米中含有谷胱甘肽，它进入人体后可与多种致癌物质结合，使其失去致癌性。其所含微量元素镁也具有抑制癌细胞生长的作用。

莲子所包含的氧化黄心树宁碱对鼻咽癌有抑制作用。

胡萝卜中的木质素能提高机体免疫力。

本品具有开胃消食、强身健体的功效。

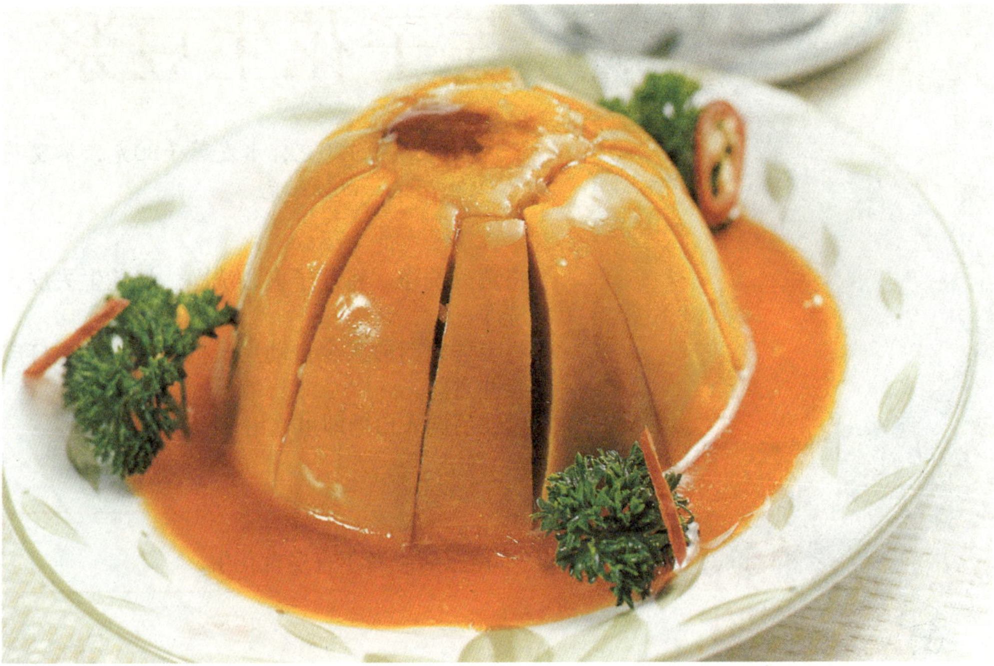

# 八宝南瓜

**材料** 老南瓜300克，糯米100克，蜜饯50克，葡萄干5克，细豆沙5克，莲子15克，白糖50克。

**做法**

1. 将老南瓜洗净去皮，切成6厘米长的梯形状；将糯米洗净，沥干水分，待用。
2. 锅中注入适量清水，大火烧开，将洗净的糯米放入锅中，搅拌均匀，焯煮几分钟，至糯米断生，捞出，沥干水分，待用。
3. 将蜜饯、葡萄干、莲子、细豆沙、白糖同焯好的糯米拌匀，装入摆在碗里定形的南瓜里，上蒸笼，大火蒸10分钟，蒸至南瓜熟，取出。
4. 用白糖打汁，均匀地浇在成形的八宝南瓜上即可。

**重点提示**

糯米要焯至断生，但不能过熟。

## 营养功效

南瓜中所含的微量元素锌，是人体生长发育的重要物质，可促进造血。南瓜还含有多种矿物质，如钙、钾、磷、镁，都有预防骨质疏松和高血压的作用。

糯米中锌的含量较高，它可以促进葡萄糖的吸收分解。同时，锌也有提高免疫力的作用，对糖尿病患者来说是不可缺少的营养素。

葡萄色美、气香、味可口，适量吃葡萄，能预防血栓形成、降低人体血清胆固醇水平，对预防心脑血管疾病有一定作用。

本品具有开胃消食、提高免疫力的功效。

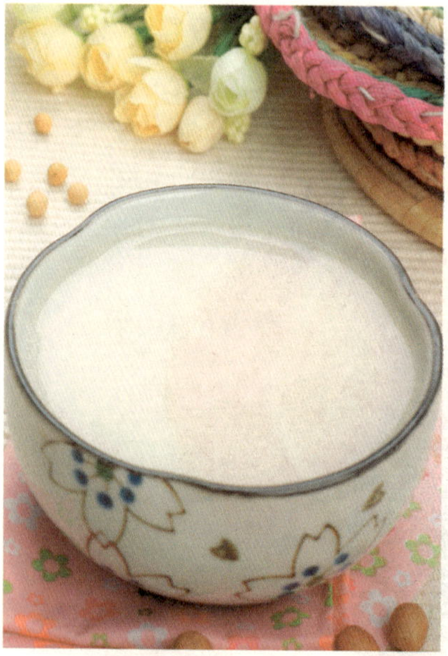

# 莲子花生豆浆

**材料** 水发黄豆120克，水发莲子80克，水发花生75克，白糖20克。

**做法**

1. 将黄豆洗净。将莲子去心洗净。将花生去皮，洗净。
2. 将上述材料放入全自动豆浆机中，添水搅打成浆并煮熟。
3. 过滤后调入白糖即可饮用。

**重点提示**

糖尿病患者不宜多食花生。

**营养功效**

花生富含人体所需要的氨基酸，能够有效促进脑细胞发育，增强记忆力。本品可健脑益智，增强记忆力。

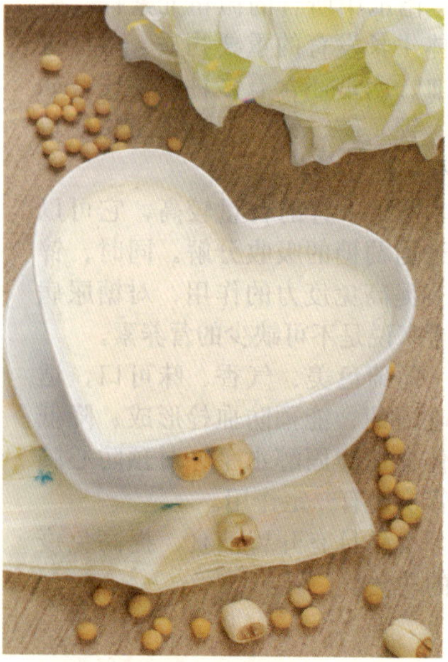

# 甘润莲香豆浆

**材料** 水发黄豆60克，莲子25克，冰糖20克。

**做法**

1. 将黄豆洗净，沥干水分。将莲子加水泡软，去心洗净。
2. 将洗净的黄豆、莲子放入豆浆机中，加适量清水，搅打成浆。
3. 将打好的豆浆过滤，趁热放入冰糖调匀即可食用。

**重点提示**

低碘者和对黄豆过敏者禁食。

**营养功效**

黄豆含有蛋白质和豆固醇，能明显降低血脂和胆固醇。本品可辅助治疗糖尿病。

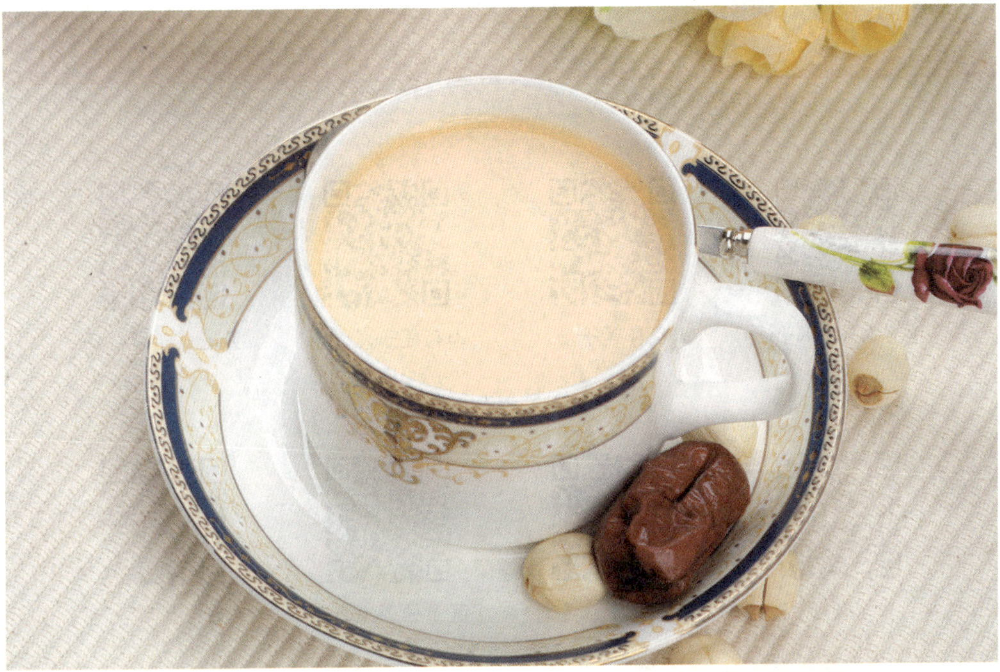

# 莲枣赤小豆浆

**材料** 水发赤小豆50克，莲子、大枣各15克，白糖适量。

**做法**

1. 将赤小豆洗净。将莲子泡软，洗净去心。将大枣加温水泡发，洗净，去核切小块。
2. 将上述材料放入豆浆机中，加水搅打成浆，煮沸。
3. 过滤，放入适量白糖调匀即可。

**重点提示**

可放入桂圆，补血效果更好。

## 营养功效

莲子含有丰富的钙、钾、磷，还含有多种维生素和微量元素，对于牙齿和骨骼的生长有很大的帮助，可维持牙齿和骨骼健康，并能解除烦躁情绪。

赤小豆中的植物甾醇，不仅可促进胆固醇异化，还可在肝脏内阻止胆固醇的生物合成，进而使血液中血清胆固醇含量降低。

大枣含有较多的蛋白质、氨基酸、糖类、有机酸，以及多种维生素和微量元素，它能养血安神、滋补脾胃、养颜补血。

本品具有滋养脾胃、安神养血的功效。

# 20道莲子美食推荐

| | | | |
|---|---|---|---|
| 莲子白果冬瓜子汤 | 益母莲子汤 | 山药莲子龙骨汤 | 灵芝莲子清鸡汤 |
| 白果莲子粥 | 芡实莲子银耳羹 | 莲子桂圆大枣粥 | 薏米赤小豆莲子粥 |
| 莲子养心安神粥 | 糖醋莲子藕 | 莲子大枣芡实煲香芋 | 莲子山药泥 |
| 茶树菇莲子炖乳鸽 | 莲子茯神炖猪心 | 牛奶莲子饮 | 人参莲子糖水 |
| 银耳大枣莲子糖水 | 莲子白果糖水 | 雪梨莲子润肺豆浆 | 鲜莲子蛋茶 |

第四章

# 黄芪

黄芪具有益气固表、敛汗固脱、利水消肿、降压降糖、抗肿瘤等多种功效。黄芪不仅是一味名药，而且是人们经常食用的纯天然补品。

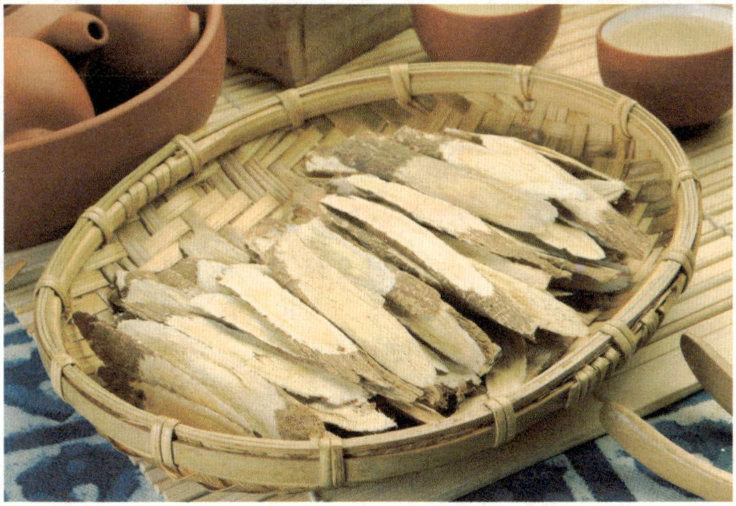

# 黄芪

【别名】绵黄芪、绵芪等。

【生长分布】主产于内蒙古、山西等地。

【药用部位】根。

【性味归经】性微温，味甘。归脾、肺经。

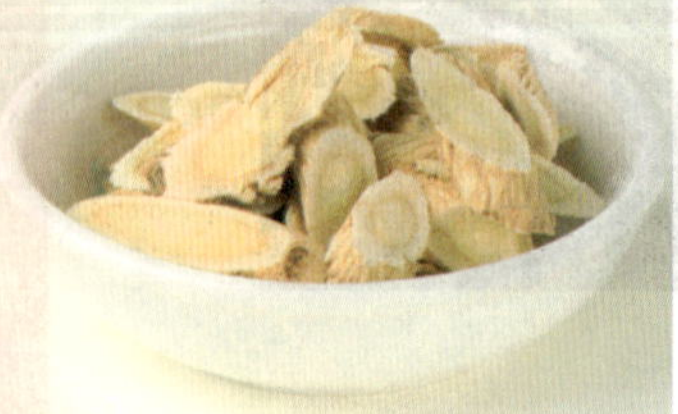

## 形态特征

黄芪为多年生草本；主根灰白色，肥厚，常分枝；茎直立，有细棱，被白色茸毛；小叶椭圆形或长圆状卵形；总状花序腋生。

## 采收加工

黄芪常于春、秋两季采挖，除去须根及根头，晒干。

## 性状鉴别

黄芪表面呈淡棕黄色或淡棕褐色；断面纤维性强；嚼之微有豆腥味。

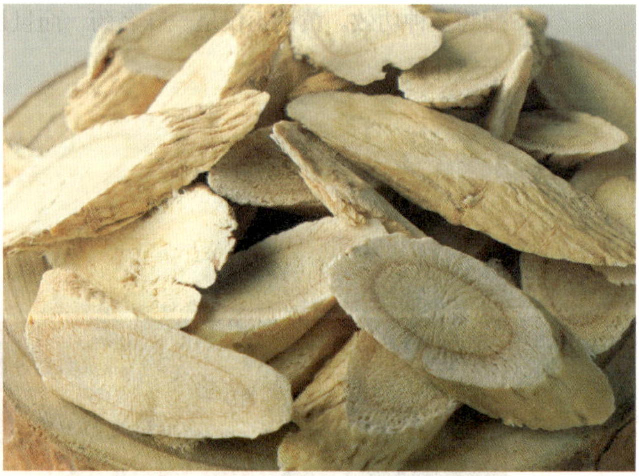

## 功能主治

黄芪具有补气固表、利尿、托毒排脓、敛疮生肌的功效。可主治脾胃气虚、气短、反复感冒、水肿、小便不利等。

## 用法用量

黄芪宜煎服，9~30克；蜜炙可增强其补中益气的作用。

## 使用注意

黄芪表实邪盛、气滞湿阻、食积停滞、痈疽初起或溃后热毒尚盛等实证者及阴虚阳亢者忌用。

# 黄芪的营养成分

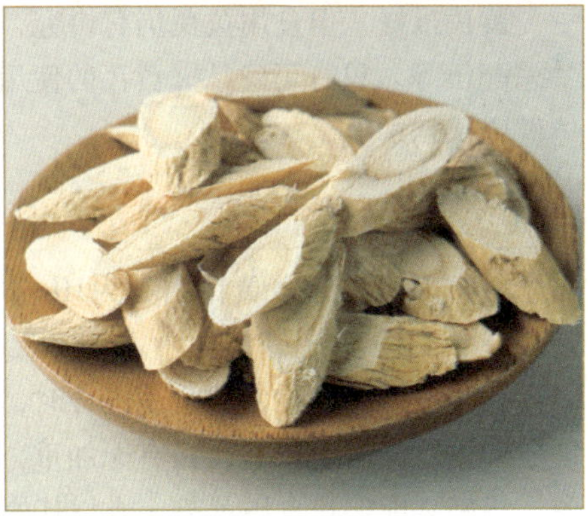

黄芪含黄芪皂苷、黄酮类、多糖类、氨基酸类、生物碱类、有机酸类等多种营养成分，具有增强免疫力、促进机体代谢、抗肿瘤、防治肾病、保护肝脏、降低血压、防治糖尿病等功效。本部分将介绍黄芪的营养成分与功效，以供参考。

黄芪中含有大量的皂苷类和三萜类化合物，它们大多属于四环三萜类，其中含有大量的黄芪皂苷。黄芪甲苷是黄芪皂苷中最具代表性的单体，具有镇静、止痛、降压、消炎、增强免疫力的作用。

黄芪所含黄酮主要是黄酮类、二氢黄酮、异黄酮类。黄酮类化合物是许多中草药的有效成分，具有许多生物活性。医学研究表明，黄酮类化合物有调节免疫、扩张血管、抗感染、预防衰老的作用，其作用机制与其抗自由基或抗氧化有关。

黄芪多糖是黄芪的主要活性成分之一。黄芪多糖具有多方面的生物活性与功能，在增强免疫力、降血糖、抗衰老方面有较强的功效。

黄芪可分离出19种氨基酸种类，其中有许多种是人体必需的氨基酸。研究表明，从膜荚黄芪中可分离出胆碱、甜菜碱等成分。黄芪中的有机酸成分主要包括阿魏酸、异阿魏酸、咖啡酸、香草酸、绿原酸、棕榈酸等。黄芪中含有约23种微量元素，其中铁、锰、锌、硒含量较高。黄芪中还含有叶酸、胡萝卜苷、维生素$B_2$、苦味素、烟酸、亚油酸、亚麻酸、淀粉、维生素P等成分。

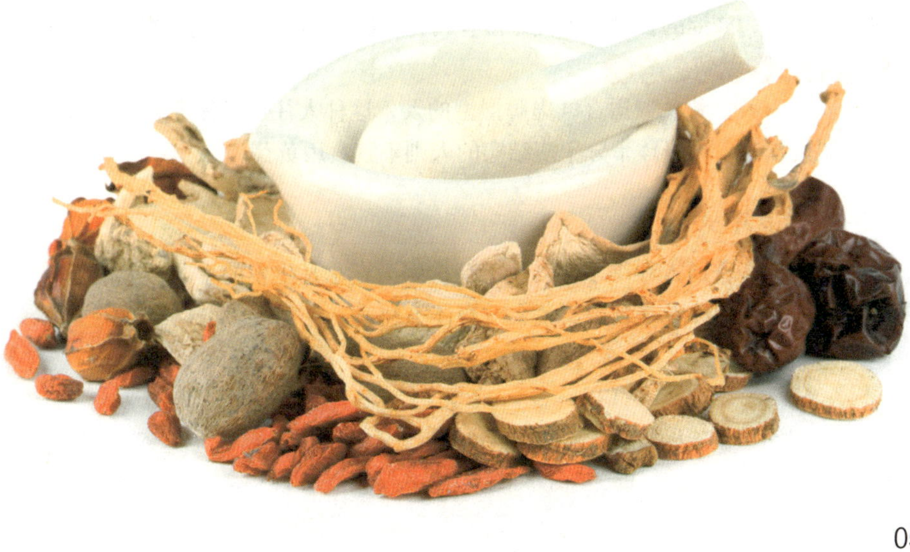

# 如何科学食用黄芪

黄芪虽好，但食用黄芪仍有讲究，如黄芪的使用量、食用黄芪的人群禁忌、黄芪的禁忌配伍等。只有正确掌握黄芪的使用量及禁忌相关常识，才能更好地食用黄芪，为身体健康保驾护航。

## 黄芪的使用量

通常来说，一般黄芪用量为10～30克，有时可至30～60克，但用量不宜过大，否则会导致胸闷。

黄芪虽好，但在使用黄芪进补时，用量必须逐渐增加，边服用边观察有没有上火的现象发生，或身上原有疾病有无加重，或是否出现胸痛、胸闷的现象，一旦出现以上现象，最好立即停止食用黄芪，或与其他食材药材配伍同食。

## 哪些人不宜食用黄芪

### 孕妇

黄芪会增高染色体畸变率，还会增高细胞微核率，因此孕妇不宜大量食用，否则对胎儿不利。此外，妊娠晚期若食用黄芪不当会致过期妊娠，从而导致胎儿过大，造成难产。

### 阴虚、湿热、热毒亢盛者

黄芪具有补气升阳的作用，易于助火，伤阴动血。阴虚患者服用黄芪后会助热，湿热、热毒炽盛的患者食用黄芪一般会出现副作用，容易滞邪，使病情加重。因此阴虚、湿热、热毒亢盛者最好不要食用黄芪，表实邪盛、阳证疮疡、疮疡初起或溃后热毒尚盛、食积腹胀、气火上冲者均应忌食黄芪。

### 感冒患者

从身体状况来说，感冒患者在感冒期间，无论是风寒感冒还是风热感冒，都应忌吃一切滋补、油腻、酸涩的食物，黄芪是滋补食物，因此感冒患者不宜食用。

### 身体十分干瘦结实的人

从体质上来说，黄芪最适合气虚脾湿型的人，这种人往往身体虚胖、肌肉松软，尤其是腹部肌肉松软。而身体十分干瘦结实的人则不宜食用黄芪。

## 春季不宜食用黄芪

从季节来说，普通人春季不宜食用黄芪，因为春季是生发的季节，人体需要宣发，而黄芪是固表的，因此春季食用黄芪会对身体不利。

# 食用黄芪的注意事项

## 哪些药物不宜与黄芪同食

**白鲜皮**

白鲜皮性寒，味苦，具有祛风燥湿、清热解毒的功效。而黄芪性微温，味甘。两者性味相反，同食会对身体不利。

**藜芦**

藜芦有毒性，黄芪不宜与藜芦搭配服用，否则会导致气虚、中毒等症。

**五灵脂**

五灵脂性温，味甘，具有疏通血脉、散瘀止痛的功效。黄芪与五灵脂搭配服用，会减弱黄芪与五灵脂的药效。

**龟甲**

龟甲性微寒，味咸、甘，有滋阴潜阳、补肾健骨的功效。龟甲与黄芪搭配服用，会减弱黄芪的药效，因此不宜同时服用。

**玄参**

玄参性微寒，味甘、苦、咸，具有清热凉血、泻火解毒、滋阴的功效。玄参与黄芪性味相反，两者同用，会对身体产生不利。

**杏仁**

黄芪与杏仁药性不同，杏仁下气开痹，黄芪补气升阳，两者不宜搭配同食。

**防风**

防风性微温，味辛、甘，有祛风、胜湿止痛、止痉的功效。黄芪与防风搭配服用，会减弱黄芪的功效。

**免疫抑制剂**

研究结果证实，服用黄芪时，最好不要服用免疫抑制剂、抗肿瘤药等药物，因为这些药物与黄芪同用，会减弱药物的药效。

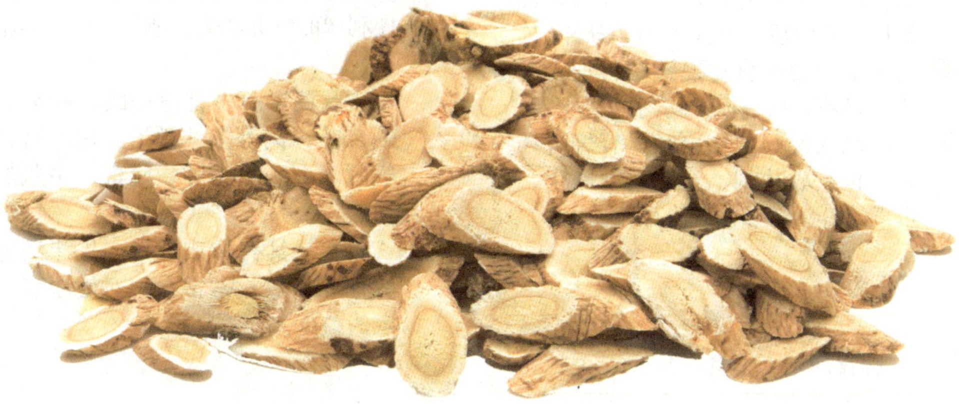

## 常见的黄芪佳肴

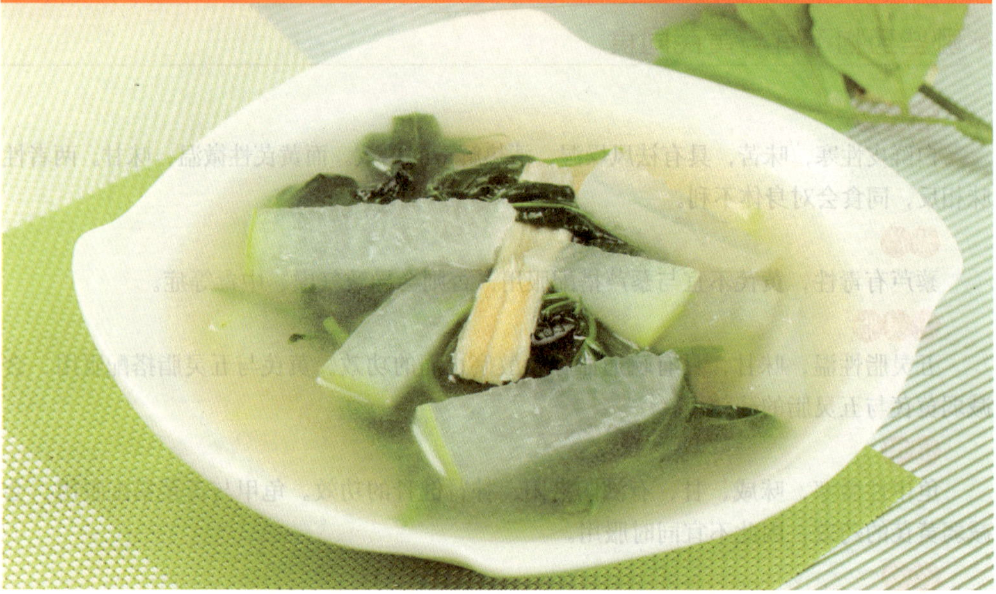

# 黄芪红薯叶冬瓜汤

**材料** 黄芪15克，冬瓜200克，红薯叶40克，盐2克，鸡精2克。

**做法**

1. 将冬瓜用清水洗净，去皮、去子，先切大块，再用刀切成厚度相同的片，然后装入盘中，待用；将红薯叶、黄芪洗净，沥干水分，备用。
2. 将砂锅洗净，置于火上，注入适量清水，用大火烧开，放入洗好的黄芪、冬瓜，煮沸后用小火煮约20分钟。
3. 煮至锅中全部食材熟透，再加入适量盐、鸡精调味，搅拌均匀。
4. 最后倒入洗好的红薯叶，轻轻搅拌均匀，再续煮片刻，至红薯叶断生，盛出煮的好汤，装入碗中即可。

**重点提示**

脾胃虚寒者慎食本品。

**营养功效**

冬瓜含有丰富的维生素$B_1$、维生素$B_6$、蛋白质、脂肪、钙、铁、镁、磷、钾等营养成分，具有润肺生津、化痰止渴、利尿消肿、清热祛暑、解毒等营养功效。

红薯叶含有丰富的黏液蛋白质、膳食纤维、钙、磷、铁、胡萝卜素、叶绿素、维生素A、维生素C、维生素$B_1$等，有增强免疫力、提高机体抗病能力、促进新陈代谢、降血糖、通便利尿的营养功效，适量食用对健康有益。

黄芪含有多种氨基酸、叶酸、硒、锌、铜等多种微量元素，有益气固表、利水消肿、脱毒、生肌的功效。

本品具有清热解毒、生津润肺的营养功效，常常食用对健康有一定的益处。

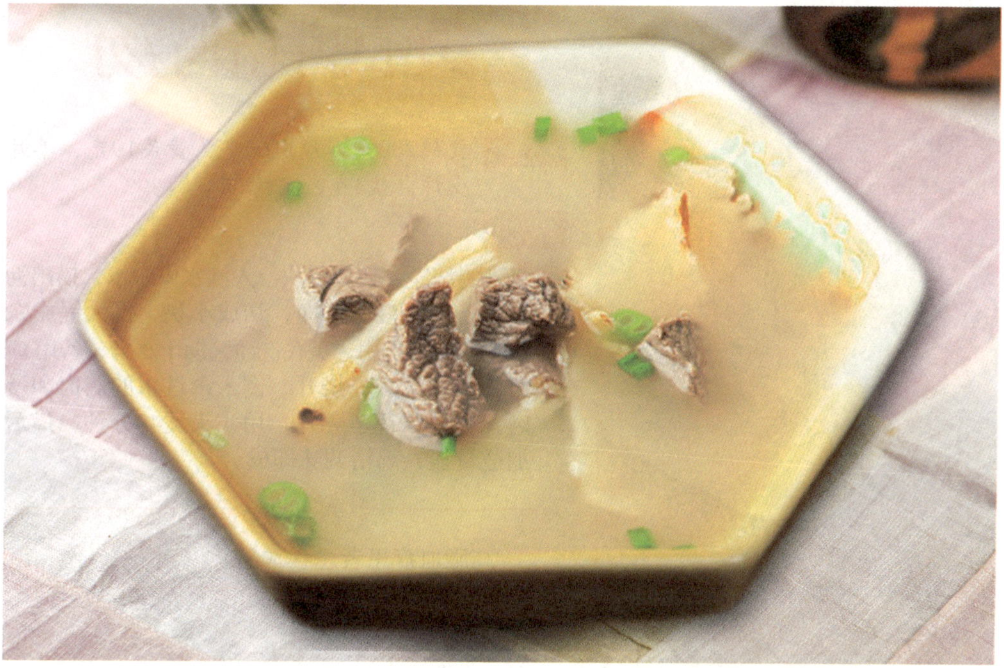

# 当归黄芪牛肉汤

**材料** 牛肉240克，当归、黄芪各7克，盐、鸡精各2克，料酒10毫升，姜片、葱花各少许。

**做法**

1. 将牛肉洗净，切成丁。
2. 向锅中注入适量清水，烧开，倒入牛肉丁，搅拌均匀，淋上少许料酒，煮约30秒，汆去血水后捞出食材，沥干水分，待用。
3. 向砂锅中注入适量清水烧开，倒入汆过水的牛肉丁，撒上姜片，放入洗净的当归、黄芪，再淋入少许料酒提味，煮沸后用小火煮约60分钟，至材料熟透。
4. 加盐、鸡精调味，用中火续煮片刻，至汤汁入味。最后装汤碗中，撒葱花即成。

**重点提示**

感染性疾病患者最好不要食用本品。

## 营养功效

牛肉含有蛋白质、脂肪、维生素$B_1$、维生素$B_2$、胆甾醇，以及磷、钙、铁等营养成分，对预防筋骨不健、腰膝酸软等病症有益处。此外，牛肉的钾、镁、锌含量较高，可促进血液循环、稳定血压。

当归含蔗糖、多种氨基酸、维生素A、维生素E、挥发油、精氨酸及多种矿物质，有补血和血、调经止痛、润燥滑肠、增强免疫力的功效。

黄芪富含多糖、氨基酸、叶酸，以及硒、锌、铜等多种微量元素，有降低血压、保护心脏、双向调节血糖、抗自由基损伤的功效，尤其适合老年人经常食用。

黄芪与牛肉、当归配伍同食，有降低血压、益气补虚的营养功效。

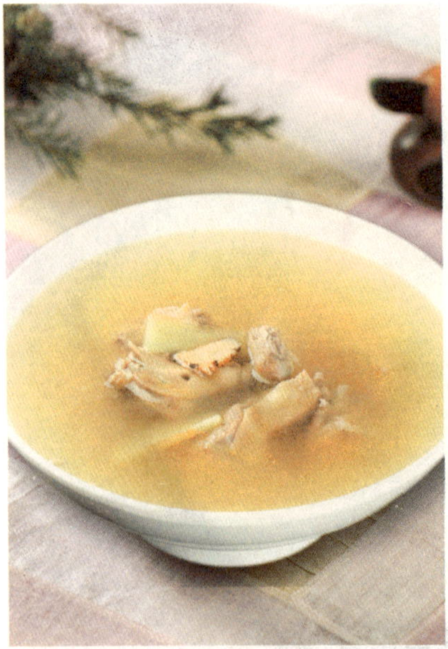

# 黄芪乳鸽汤

**材料** 乳鸽200克，瘦肉60克，黄芪10克，姜片少许，盐3克，鸡精2克。

**做法**

1. 将乳鸽洗净，切成小块，入沸水中汆水，捞出沥干，备用；瘦肉洗净，切成小块，倒入锅中汆水，捞出，备用；黄芪洗净，沥干水分，备用。
2. 向砂锅中注水，烧开，倒入汆过水的鸽肉和瘦肉，以及黄芪、姜片，用小火煲40分钟，最后加适量盐、鸡精调味即成。

**重点提示**

高脂血症患者忌食本品。

**营养功效**

鸽肉含蛋白质、维生素A、维生素E、微量元素、脂肪等，具有补肾、养血、益气、美容的作用，与瘦肉、黄芪一同煲汤，具有益气补血、健脾、补肾的营养功效。

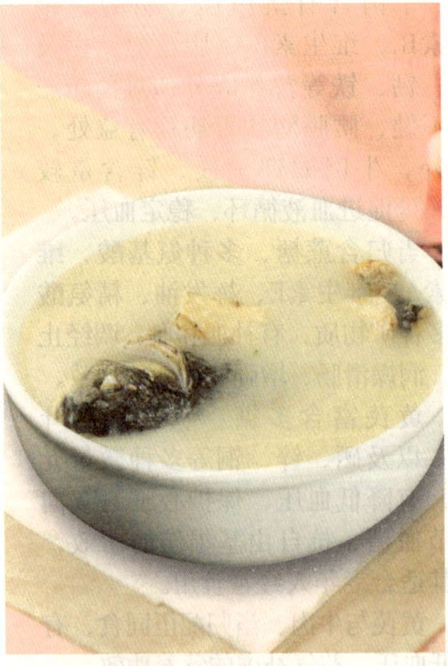

# 黄芪山药鲫鱼汤

**材料** 鲫鱼300克，黄芪、山药、姜片各少许，盐3克，鸡精2克，胡椒粉3克，料酒7毫升，食用油少许。

**做法**

1. 将鲫鱼收拾干净，沥干水分，切块，备用；将黄芪、山药分别洗净。
2. 待油锅烧热后，放入姜片爆香，放入鲫鱼块，中火煎至两面断生，盛出，装盘待用。
3. 向砂煲中注入适量清水，煮沸，倒入鲫鱼，放入黄芪、山药，再淋入料酒，煮沸后用小火煮约20分钟，加盐、鸡精，再撒少许胡椒粉，拌匀，装碗即成。

**营养功效**

鲫鱼可降低胆固醇、促进智力发育；山药有健脾益胃、滋肾益精的功效；黄芪可降压降糖。本品有降压降糖、美容养颜等功效，尤其适合胃气虚弱者食用。

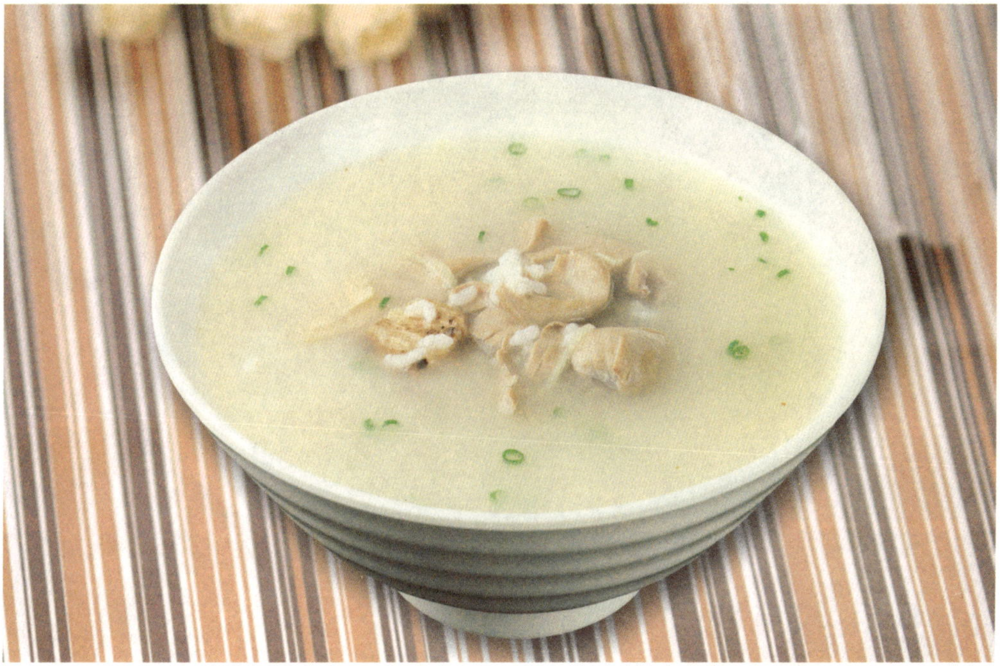

# 猪腰黄芪粥

**材料** 猪腰200克，水发大米100克，黄芪7克，盐、鸡精各3克，料酒3毫升，姜丝、葱花各少许。

**做法**

1. 将大米淘洗干净；将黄芪洗净；将猪腰洗净，对半切开，将内侧的筋膜切除，再切片，装入碗中，放入少许盐、鸡精、料酒，搅拌均匀，腌渍入味。
2. 将砂锅洗净，置于火上，注入适量清水烧开，倒入大米、黄芪，烧开后转小火煮30分钟，煮至材料熟软。
3. 再放入姜丝、腰花，用小火煮约2分钟至腰花熟透。
4. 放入适量备好的盐、鸡精调味，最后撒上葱花即可。

**重点提示**

高胆固醇症患者忌食本品。

## 营养功效

猪腰含有蛋白质、脂肪、碳水化合物、钙、磷、铁、维生素等。中医认为，猪腰有补肾益精、和肾理气、利水的功效，主治肾虚腰痛、遗精盗汗、产后虚羸、身面水肿等症。

黄芪是常用中药之一，富含多种氨基酸、胆碱、甜菜碱、苦味素、黏液质、硒、锌、铜等成分，主治气血虚弱、自汗、肾炎水肿、慢性溃疡等症。

猪腰与黄芪煲粥同食，具有保护肝肾、健脾益胃、增强免疫力的功效，本品尤其适合男性食用。

食疗讲堂 体质辨识 食养指南 药食珍味

扫码查看

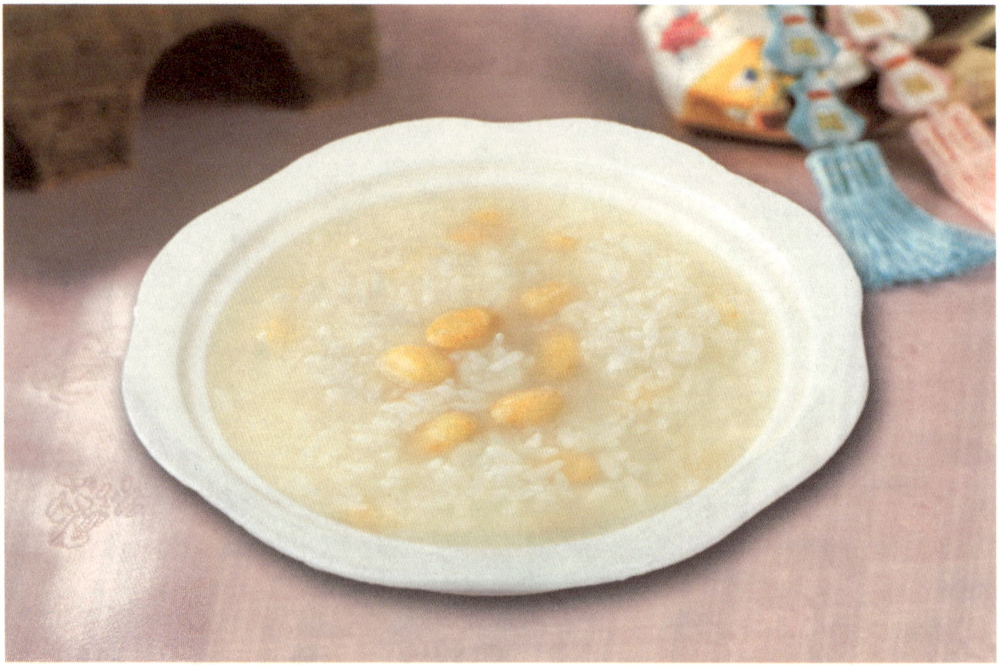

# 黄芪扁豆党参粥

**材料** 水发大米150克，水发扁豆100克，黄芪、姜片各20克，党参15克，盐少许。

**做法**

1. 将扁豆、黄芪、姜片、党参分别洗净。
2. 向砂锅中注入适量清水烧开，倒入备好的姜片和洗净的黄芪与党参，盖上盖，用中火煮约3分钟，至药材析出有效成分。
3. 揭开盖，捞出锅中的材料及杂质，放入备好的扁豆、大米，快速搅拌均匀，至材料散开。
4. 用大火烧开后，用小火煲煮30分钟左右，至米粒熟透。
5. 最后加入少许盐调味，再用小火续煮一会儿，至米粥入味，盛出煮好的粥装在碗中即可。

## 营养功效

扁豆含有蛋白质、脂肪、维生素$B_1$、维生素$B_2$、维生素C、糖类，以及钙、磷、铁、钾、食物纤维等营养素，有健脾益气、化湿消暑的功效。

党参含有丰富的多糖类、维生素$B_1$、维生素$B_2$，以及多种氨基酸和微量元素，有增强抵抗力、降低血压、补中益气、养血的功效，常食用对健康有益。

黄芪含有葡萄糖醛酸、黄芪多糖、多种氨基酸、苦味素、甜菜碱、胆碱、叶酸、硒、硅、锌等，有保护心脏、调节血压、抗溃疡、降低胆固醇的功效。

扁豆、黄芪、党参适合搭配同食，本品具有健脾止泻、补中益气的功效，适量食用对身体有益。

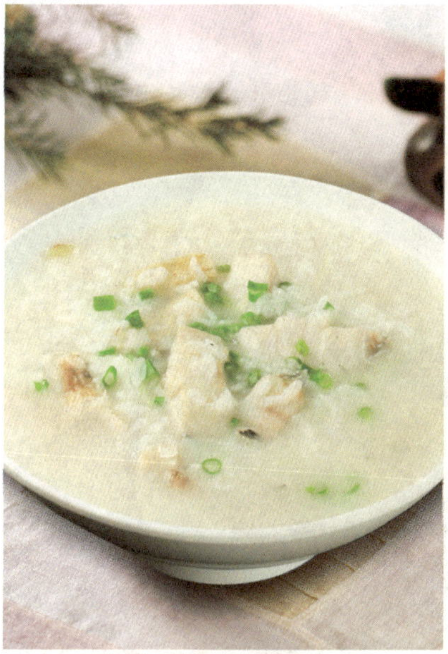

# 黄芪带鱼粥

**材料** 水发大米200克，带鱼块100克，黄芪10克，盐、鸡精、胡椒粉各适量，姜丝、葱花各少许。

**做法**

1. 将黄芪洗净；将大米淘洗干净。
2. 将大米放入有开水的砂锅中，再放入黄芪，煮沸后转小火煮30分钟至散发出药香味。
3. 撒入姜丝，再倒入带鱼块，搅拌均匀，煮约5分钟至带鱼断生，取下盖子，加入盐、鸡精、胡椒粉调味，盛出煮好的粥，撒上葱花即可。

**营养功效**

带鱼有预防冠状动脉心脏病、降低胆固醇、抗癌等作用；黄芪有补中益气、养血的功效。本品有防止动脉硬化、促进消化的功效。

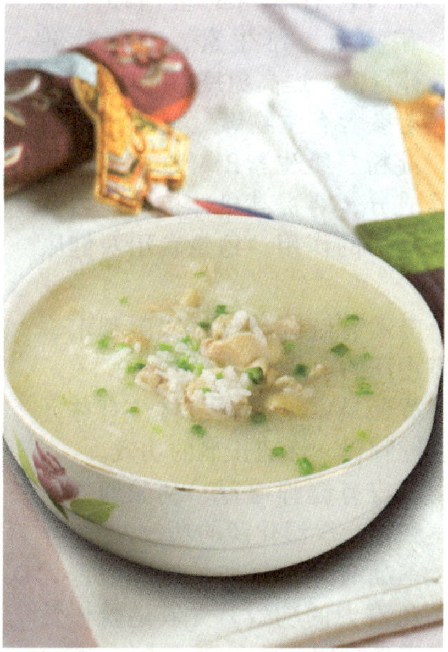

# 鸡肉黄芪粥

**材料** 鸡肉280克，黄芪10克，水发大米100克，姜片、葱花各少许，盐、香油、料酒各少许。

**做法**

1. 将黄芪洗净，切小片；将鸡肉洗净、斩块，装入盘中，加适量盐、料酒腌渍10分钟。
2. 向砂锅中注入清水，烧开，放入黄芪，倒入洗净的大米，小火煮30分钟至熟软，放入少许姜片，小火煮10分钟至鸡肉熟透，加盐、香油拌匀，装入碗中，撒上葱花即可。

**重点提示**

感冒发热患者忌食本品。

**营养功效**

鸡肉有增强免疫力、强壮身体的功效；黄芪有利尿消肿、益气补虚、保护心脏的功效。本品可益气补血、养心、增强免疫力。

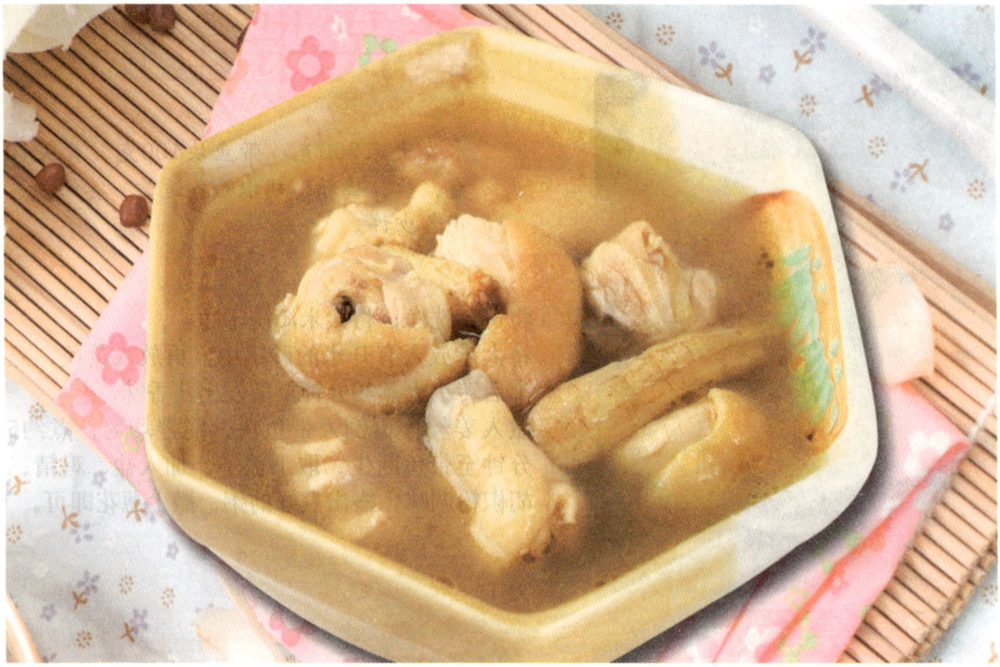

# 参芪三七炖鸡

**材料** 鸡肉500克，党参、黄芪各15克，白术10克，三七8克，陈皮5克，盐、料酒各适量，姜片、葱条各少许。

**做法**

1. 将党参、黄芪、白术、三七、陈皮分别洗净；将鸡肉洗净，斩成小块，放入开水锅中，煮沸后去除血渍，捞出沥干水分。
2. 向砂锅中注入适量清水烧开，倒入备好的姜片、葱条和洗净的党参、黄芪、白术、三七与陈皮，汆过水的鸡肉块、料酒。
3. 煮沸后用小火煲煮约60分钟，至食材熟透。最后加入少许盐调味，拣去葱条，转小火略煮至汤汁入味，再盛入汤碗中即成。

**重点提示**

感冒发热患者忌食本品。

## 营养功效

鸡肉含有丰富的蛋白质、脂肪、矿物质、维生素，有强身健体、补肾精、提高免疫力的功效。

党参含有生物碱、皂苷、蛋白质、淀粉、维生素$B_1$、维生素$B_2$等营养成分，有提高机体抗病能力及补益气血的作用，适量食用对健康有益。

白术有健脾益气、燥湿利水、固表止汗的功效。

黄芪是常见的中药材，有益元气、健脾胃、活血止血的功效。

陈皮有健脾益胃、利尿通便、理气和中、燥湿化痰的功效。

本品有补益气血、健脾益胃、提高免疫力的功效，尤其适合慢性胃炎患者食用。

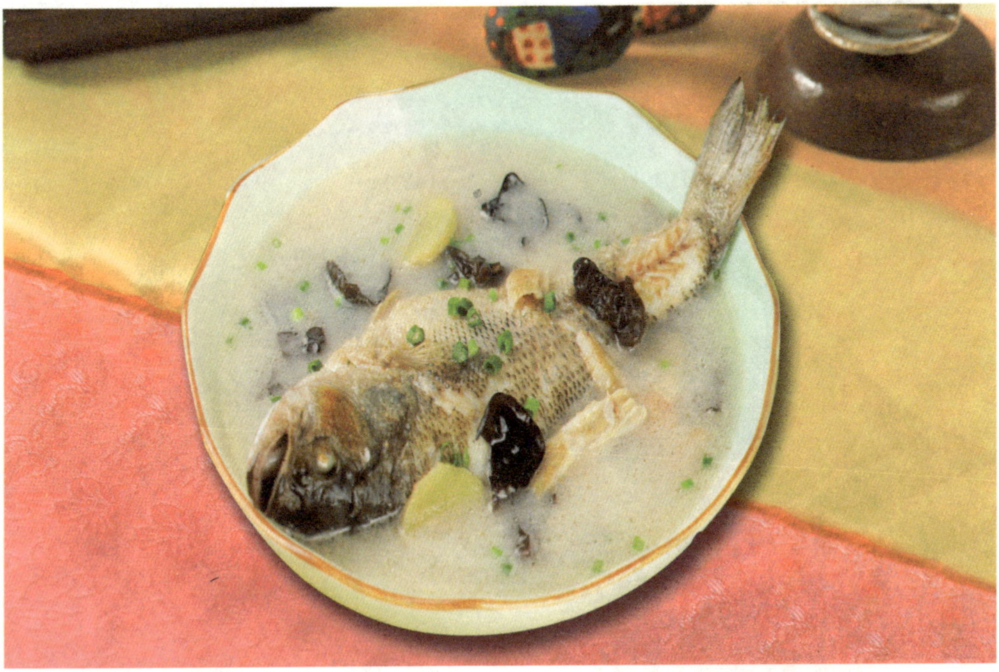

# 黄芪鲈鱼

**材料** 鲈鱼1条，水发木耳45克，黄芪15克，姜片25克，葱花少许，盐3克。

**做法**

1. 将木耳洗净，切小块；将鲈鱼宰杀、去内脏，洗净。
2. 向砂锅注入适量清水，放入黄芪，加盖，烧开后小火炖15分钟。
3. 用油起锅，放入适量备好的姜片，放入处理干净的鲈鱼，煎至金黄色，略有香味，淋入适量料酒，加入适量清水，倒入砂锅中的药汁，放入木耳。
4. 加盖，用小火煮15分钟至熟，揭盖，放盐调味，盛出装入碗中，放入葱花即可。

**重点提示**

皮肤病疮肿患者忌食本品。

**营养功效**

鲈鱼含有丰富的蛋白质、矿物质、维生素、碳水化合物、烟酸，有健脾益肾、补气安胎、健身补血的功效。此外，鲈鱼血中还有较多的铜，铜能维持神经系统的正常功能，并参与数种物质代谢的关键酶的功能发挥，经常食用可补充营养。

木耳含有丰富的蛋白质、钙、磷、甘露聚糖、葡萄糖、木糖、卵磷脂、麦角甾醇和维生素C，有补气养血、润肺止咳的功效。

黄芪含有苦味素、甜菜碱、胆碱、叶酸、硒、硅、锌、铜及多种氨基酸，有益气固表、托疮生肌、利水消肿的功效，适量食用对身体有益。

本品有益气养血、滋补肝肾、健脾养胃的功效。

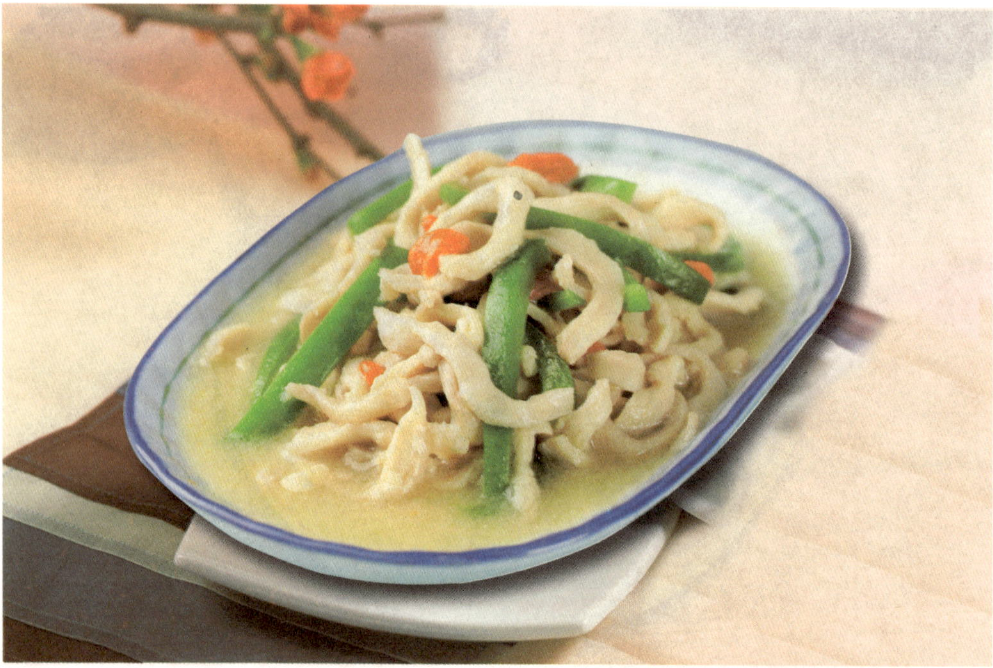

# 黄芪枸杞鸡丝

**材料** 鸡胸肉200克，圆椒30克，黄芪10克，枸杞8克，盐、鸡精各3克，水淀粉适量。

**做法**

1. 将黄芪、枸杞分别洗净；圆椒洗净、切粗丝；将鸡胸肉洗净、切丝，装入碗中，放入少许盐腌渍约10分钟，至其入味。
2. 向砂锅中注入清水烧热，放入洗净的黄芪、枸杞煎煮，留取汁液。
3. 用油起锅，放入圆椒丝，爆香，注入药汤，倒入鸡肉丝拌匀略煮，至肉丝转色，加入少许盐、鸡精，拌匀，用中火煮约1分钟，至食材熟透。
4. 待汤汁收浓，倒入适量水淀粉勾芡，至食材入味，盛出烩炒好的菜肴即可。

**重点提示**

肝病患者慎食本品。

## 营养功效

鸡胸肉含有丰富的蛋白质、脂肪、胡萝卜素、维生素$B_1$、维生素$B_2$、粗纤维、维生素，以及矿物质铁、磷、钙，有增强免疫力、健脾和胃、补中益气的作用。

圆椒含有丰富的蛋白质、膳食纤维、维生素A、维生素C、纤维质、钙、磷、铁，有促进新陈代谢、降低胆固醇、消除疲劳、抗老化的功效，适量食用对身体有一定的好处。

黄芪含有氨基酸、黄芪多糖、黏液质、黄芪皂苷、甜菜碱、胆碱、叶酸、钴、铜、硒、硅、锌，有益气固表、利尿消肿、降低血压、调节血糖的功效。

本品有增强免疫、健脾和胃、益气养血的功效。

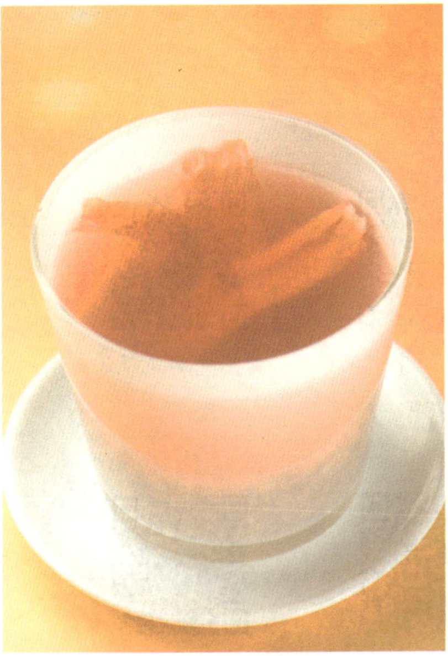

# 黄芪苦荞茶

**材料** 苦荞麦50克，黄芪7克。

**做法**

1. 将苦荞麦、黄芪分别用清水过滤一遍。
2. 将锅置于火上，先将锅烧热，然后倒入洗净的苦荞麦，转以小火，翻炒至苦荞麦色泽微黄，装入盘中，备用。
3. 将砂锅置于火上，向锅中注入适量清水烧开，倒入洗净的黄芪，煮约10分钟，再倒入炒好的苦荞麦，以小火续煮15分钟左右，最后倒入杯中，即可饮用。

**营养功效**

黄芪有补气固表、降低血糖的功效；苦荞麦有健脾益胃、消食化滞的功效。本品有降低血糖、健脾益胃、消食化滞的功效。

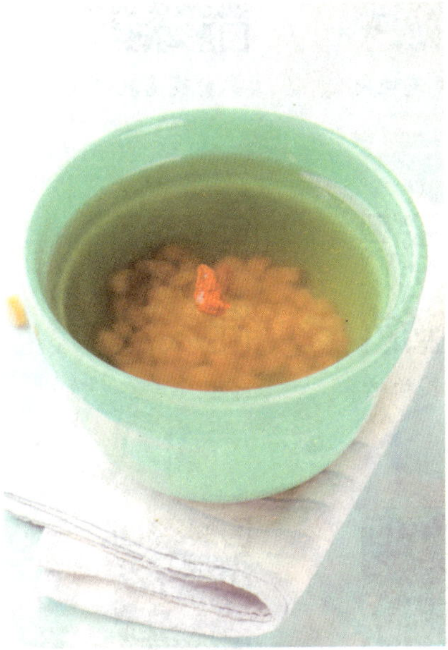

# 黄芪茶

**材料** 黄芪10克，枸杞少许。

**做法**

1. 将黄芪放入清水中洗净，捞出，沥干水分，备用；将枸杞用清水过滤一遍，洗净，备用。
2. 将砂锅置于火上，在砂锅中注入适量清水烧开，倒入洗净的黄芪、枸杞，以大火煮沸，再转小火煮约10分钟，至其析出有效成分。
3. 最后倒入杯中，待茶稍凉后，即可饮用。

**重点提示**

腹泻患者及感冒发热患者忌食本品。

**营养功效**

黄芪中含有黄芪皂苷、大豆皂苷、黄芪多糖、甜菜碱、胆碱、硒等成分，具有改善心脏功能、稳定血压的功效。本品具有良好的降血压的功效。

# 20道黄芪美食推荐

鸡血藤黄芪大枣汤

黄芪灵芝瘦肉汤

黄芪党参牛肉汤

黄芪党参龙凤汤

三七黄芪煲鸡汤

黄芪灵芝粥

黄芪茯苓粥

当归黄芪红花粥

当归黄芪核桃粥

黄芪牛肚花生粥

黄芪灵芝炖肉

大枣黄芪蒸乳鸽

黄芪水煮鱼

黄芪党参水鸭

丹参黄芪枸杞茶

黄芪羊藿茶

党参桂圆黄芪茶

当归黄芪饮

黄芪黄连茶

黄芪决明子茶

第五章

# 枸杞

枸杞是不可多得的药食两用佳品，它含有丰富的营养成分，有降压降糖、保肝护肾、美容养颜等功效。

本章介绍了枸杞的成分与功效、食用原则与食用禁忌等内容，接下来将带大家全面认识药食两用佳品——枸杞。

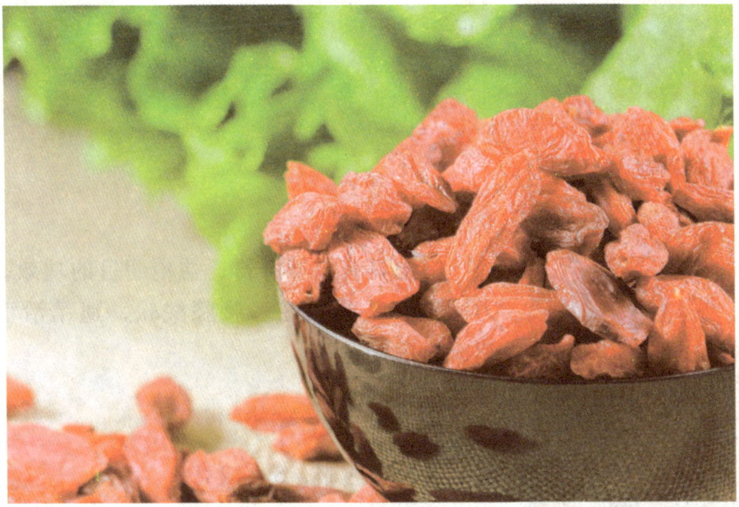

# 枸杞

**【别名】**枸杞果、苟起子、甜菜子等。

**【生长分布】**主产于宁夏、甘肃、新疆等地。

**【药用部位】**成熟果实。

**【性味归经】**性平，味甘。归肝、肾经。

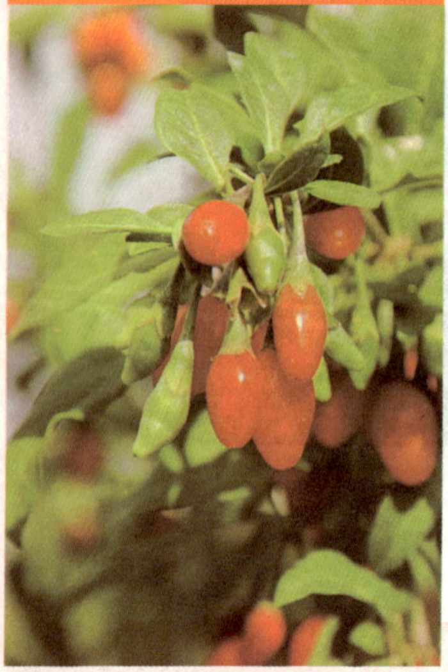

## 形态特征

枸杞树为灌木；主茎粗壮，先端通常弯曲下垂；叶片卵状披针形，全缘；花腋生；花冠漏斗状，具暗紫色脉纹，边缘有疏纤毛。

## 采收加工

枸杞夏、秋两季果实呈橙红色时采收，晾至皮皱后，再晒至外皮干硬、果肉柔软。

## 性状鉴别

枸杞子表面鲜红色或暗红色；顶端有小突起状的花柱痕；果肉柔润。

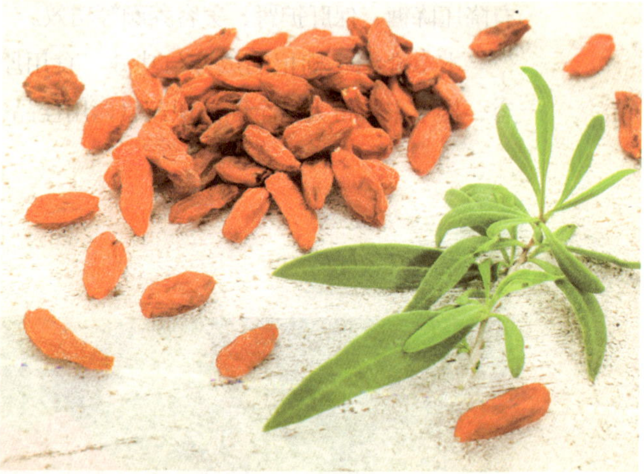

## 功能主治

枸杞具有滋补肝肾、益精明目的功效。可主治视力减退、头晕目眩、腰膝酸软、遗精滑泄、耳聋耳鸣、血虚萎黄等。

## 用法用量

枸杞宜煎服，6～12克。

## 使用注意

外邪实热、脾虚有湿者忌用枸杞。

# 枸杞的营养成分

现代医学研究表明，枸杞含有粗蛋白、粗脂肪、碳水化合物、维生素$B_1$、甜菜碱、钾、钠、氨基酸等丰富的营养成分，有降血糖、降血压、降血脂、保肝护肾、抗疲劳、抗辐射、养颜排毒等功效。

枸杞所含营养成分非常丰富，每100克枸杞果中含粗蛋白4.49克，粗脂肪2.33克，碳水化合物9.12克，类胡萝卜素96毫克，维生素$B_1$ 0.053毫克，维生素$B_2$ 0.137毫克，维生素C 19.8毫克，甜菜碱0.26毫克，还含有丰富的钾、钠、钙、镁、铁、铜、锰、锌等元素，以及22种氨基酸和多种维生素。

| 枸杞的营养成分含量（每100克） | |
|---|---|
| 粗蛋白 | 4.49克 |
| 粗脂肪 | 2.33克 |
| 碳水化合物 | 9.12克 |
| 类胡萝卜素 | 96毫克 |
| 维生素$B_1$ | 0.053毫克 |
| 维生素$B_2$ | 0.137毫克 |
| 维生素C | 19.8毫克 |
| 甜菜碱 | 0.26毫克 |

## 枸杞的功效

### 降血糖

枸杞可显著降低血糖，提高血清胰岛素水平，修复受损胰岛细胞，促进胰岛β细胞的再生，有一定的降糖作用，适合糖尿病患者食用。

### 降血压

枸杞含有的枸杞多糖可降低收缩期、舒张期血压，降低血浆及血管中丙二醛、内皮素含量，增加降钙素基因相关肽的释放，防止高血压的形成。同时，枸杞多糖可使动脉血压下降，适于冠心病患者食用。

### 降血脂

枸杞具有良好的降血脂作用，其药用机制是其含有的枸杞多糖成分对高脂血症的血糖有明显影响，能显著降低血清胆固醇及甘油三酯含量，而且在降低血脂的同时，肝功能、肾功能未见不良的影响。临床实践证明，对老年男性高脂血症患者而言，枸杞具有降低血脂和降低雌二醇的作用。

# 如何科学食用枸杞

枸杞作为一味药食两用的良药，并不是吃得越多越好，而是要掌握其用量，才能更好地发挥营养作用。

## 必须掌握用量

1.枸杞单味内服、煎剂，一般用量为5~15克。

2.枸杞配伍其他食物和药物内服，可制成丸、散、膏等，也可制成煎剂、茶剂、菜肴、粥类等，用量一般在20克左右。

3.通常来说，一个健康的成年人每天食用枸杞20克左右为宜；如果要想达到治疗效果，则每天食用30克枸杞为宜，体质热的人可减半食用，每天15克为宜。

## 常见的配伍

枸杞是药食两用的滋补佳品，常与其他食材和药材配伍同食，具有保肝护肾、补血养颜、增强免疫等功效。以下将介绍枸杞的常见配伍及其功效。

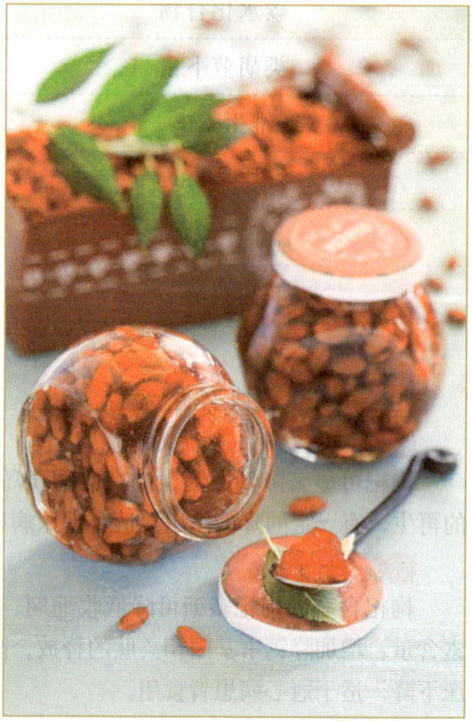

### 菊花

枸杞与菊花配伍同食，具有保肝护肾、益精明目的功效，常用于肝肾虚损、目生云翳等症。

### 菟丝子

枸杞与菟丝子配伍同食，可用于治疗肾精不足、肝血亏损之二目昏花、视瞻昏渺、遗精、头昏耳鸣、腰痛等症。

### 何首乌

何首乌有补益精血、乌须发、强筋骨、补肝肾的功效，与枸杞配伍同食，可平补肝肾、益精补血、乌发强筋。

### 杜仲

枸杞与杜仲配伍同食，具有保肝护肾的功效，可用于治疗肝肾两亏、筋骨失养、腰膝酸软无力。

### 人参

枸杞与人参配伍同食，具有补血补气、增强免疫力、益气强精的功效。

# 食用枸杞的注意事项

食用枸杞的时候，有哪些注意事项呢？以下将为大家介绍枸杞的禁忌人群及禁忌搭配。

## 哪些人不宜食用枸杞

1.外邪实热、脾虚有湿及泄泻者最好不要食用枸杞。

2.由于枸杞温热身体的效果相当强，正在感冒发热、身体有炎症的人最好不要食用枸杞。

3.患有高血压病、性情太过急躁的人，或平日大量摄取肉类导致面泛红光的人最好不要食用枸杞。

4.虚寒的人服用会有滑脱泄泻之弊，有内热未清者慎用。

5.凡身体健康无虚证者，不宜服用枸杞，以防“闭门留寇”。

## 哪些食物不宜与枸杞同食

### 螃蟹

螃蟹是大寒食物，枸杞属于温热之物，枸杞与螃蟹同食可致腹痛，尤其是胃肠虚寒的人。

### 鹿茸

枸杞和鹿茸的有效成分相冲突，对人体不利。

### 绿茶

绿茶具有清热泻火的作用，而枸杞是一种温补性质的药材，枸杞跟茶叶的性质不一样，枸杞和绿茶不能同时泡茶饮用，因为绿茶里所含的大量鞣酸具有收敛吸附作用，会吸附枸杞中的微量元素，生成人体难以吸收的物质。

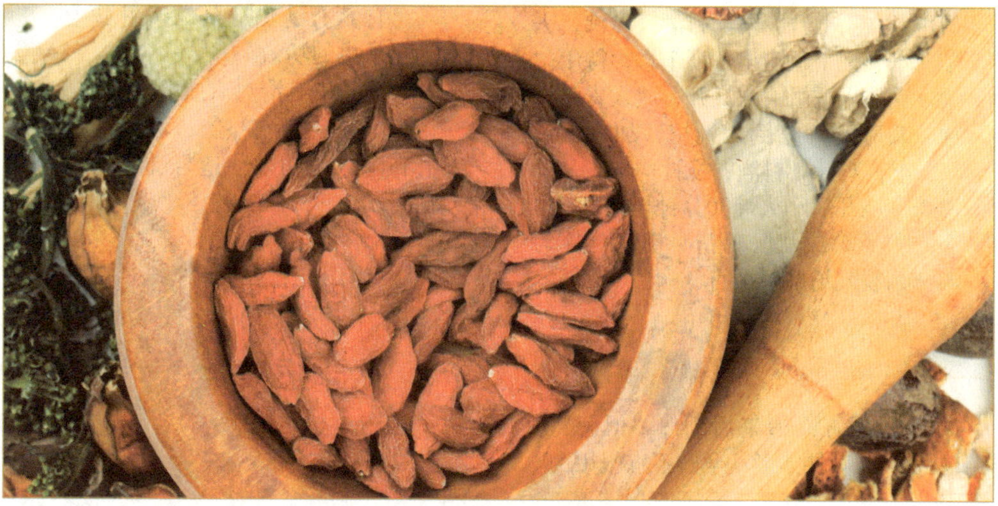

## 常见的枸杞佳肴

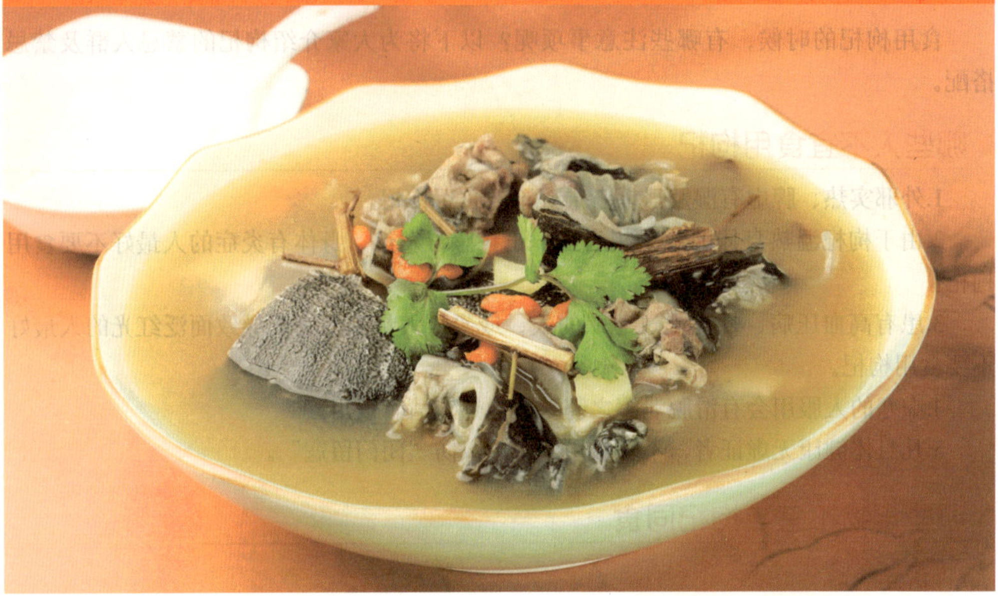

# 枸杞青蒿甲鱼汤

**材料** 甲鱼块600克，枸杞10克，青蒿8克，地骨皮10克，姜片少许，鸡汁10毫升，料酒16毫升，盐、鸡精各2克。

**做法**

1. 向锅中注入适量清水，烧开，倒入斩块的甲鱼，搅散开，淋入料酒，煮沸，去除血水，把甲鱼捞出，沥干水，待用。
2. 向砂锅注入适量清水烧开，放入青蒿、地骨皮和姜片，倒入枸杞，加入甲鱼块，淋入鸡汁、料酒，搅拌均匀。
3. 加盖，烧开后小火炖30分钟至熟。
4. 揭开盖子，放盐、鸡精，用锅勺拌匀调味，装入汤碗中即可。

**重点提示**

鳖甲配青蒿治午后潮热，但脾胃阳衰者、食减便溏者、孕妇不宜服用。

**营养功效**

甲鱼富含蛋白质、无机盐、维生素、叶酸、碳水化合物、脂肪等多种营养成分。食用甲鱼能起到益气补血的功效。此外，甲鱼还有滋阴壮阳、益肾健体的功效。

枸杞有补益肝肾、降低血压、降血脂的功效。

青蒿有清热退蒸、清暑截疟、除湿杀虫的功效。

地骨皮有清热凉血的功效。

本品有益气补血、滋阴清热、清肺降火的功效，适合肺结核患者食用。

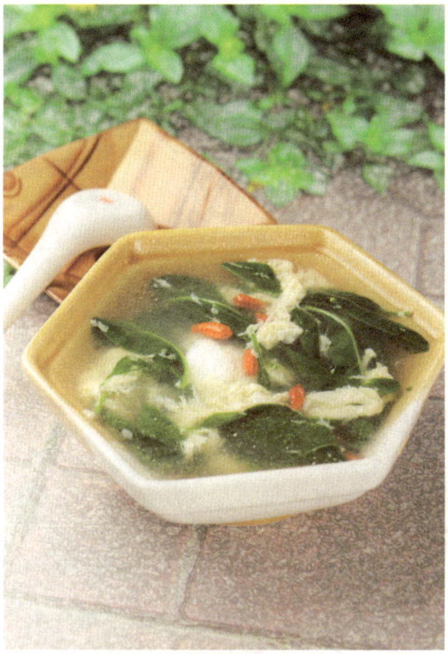

# 枸杞叶鸡蛋汤

**材料** 枸杞叶60克，鸡蛋1个，枸杞8克，盐2克，鸡精2克，食用油适量。

**做法**

1. 将鸡蛋打入碗中，用筷子打散、调匀；将枸杞叶、枸杞洗净。
2. 向锅中注入适量清水，烧开，放入适量盐、鸡精，加入少许食用油，搅拌均匀。
3. 再放入洗好的枸杞叶，倒入枸杞，倒入调好的蛋液，搅拌均匀至熟，关火后将煮好的汤料盛出，装入汤碗中即可。

**营养功效**

枸杞叶有降血糖、降血压的功效；鸡蛋有滋阴润燥、养血安胎的功效。本品有补益肝肾、滋阴润燥、降血压的作用。

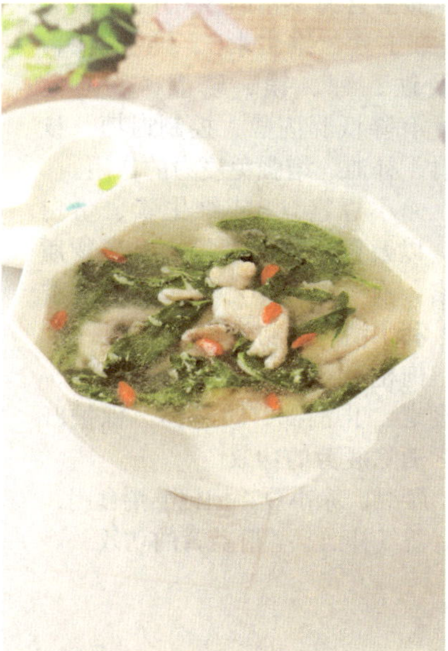

# 枸杞叶鱼片汤

**材料** 枸杞叶70克，草鱼肉120克，枸杞、姜片各少许，盐3克，鸡精3克，胡椒粉2克，香油2毫升，食用油适量，水淀粉少许。

**做法**

1. 将草鱼肉洗净，切片，装入碗中，放入少许盐、鸡精、胡椒粉拌匀，淋入适量水淀粉，腌渍10分钟；将枸杞及枸杞叶分别洗净。
2. 向锅中注入适量清水烧开，放入适量盐，再放入姜片、枸杞，撒入枸杞叶。
3. 倒入腌好的鱼片，搅散，略煮片刻，加入少许胡椒粉，淋入香油，煮至沸即可。

**营养功效**

草鱼有降血压、加速血液循环的功效，还能预防冠心病、动脉硬化等疾病的发生；枸杞叶有补虚益精、生津补肝的作用。本品能补益肝肾、补虚益精。

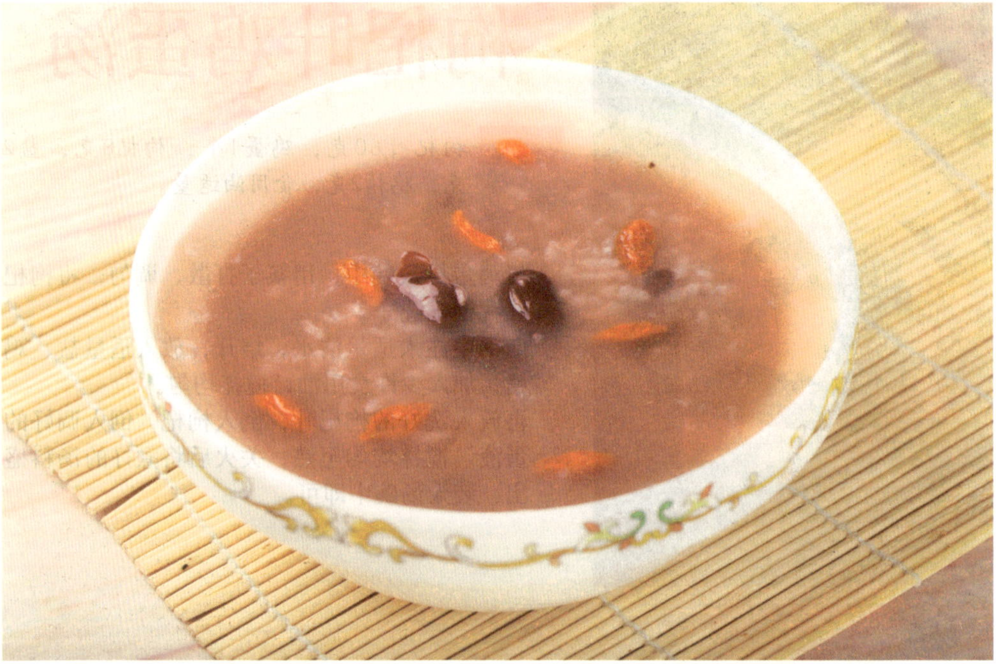

# 双豆枸杞粥

**材料** 腰豆10克，水发赤小豆90克，水发大米100克，枸杞15克，盐3克，鸡精适量。

**做法**

1. 将腰豆浸泡约30分钟，洗净，沥干备用；将大米淘洗干净，沥干；将枸杞洗净。向砂锅中注入适量清水烧开。
2. 向砂锅中放入赤小豆，再加入大米，用锅勺拌匀。
3. 向锅中倒入腰豆，加入枸杞，将其混合均匀，加盖，小火再炖2分钟至腰豆变熟软。用锅勺搅拌片刻，以防粘锅，最后放入盐、鸡精调味。
4. 把煮好的粥盛出，装入汤碗中即可。

## 重点提示

赤小豆利尿，故尿多之人忌食本品，否则会加重尿多的症状。

## 营养功效

腰豆含有丰富的β-胡萝卜素、B族维生素、维生素C、维生素E，以及铁、钾、镁、磷等矿物质元素，有降低胆固醇、控制血糖、抗辐射、补血、增强免疫力的作用。

赤小豆富含B族维生素、蛋白质，以及钾、铁、磷等多种矿物质元素，有补血、清心养神、健脾益肾、利水消肿的功效。

枸杞有补气强精、滋补肝肾、抗衰老、止消渴、暖身体、保护肝脏、消除疲劳的功效。

腰豆、赤小豆、枸杞熬粥食用，具有益气补血、养肝益肾的功效。

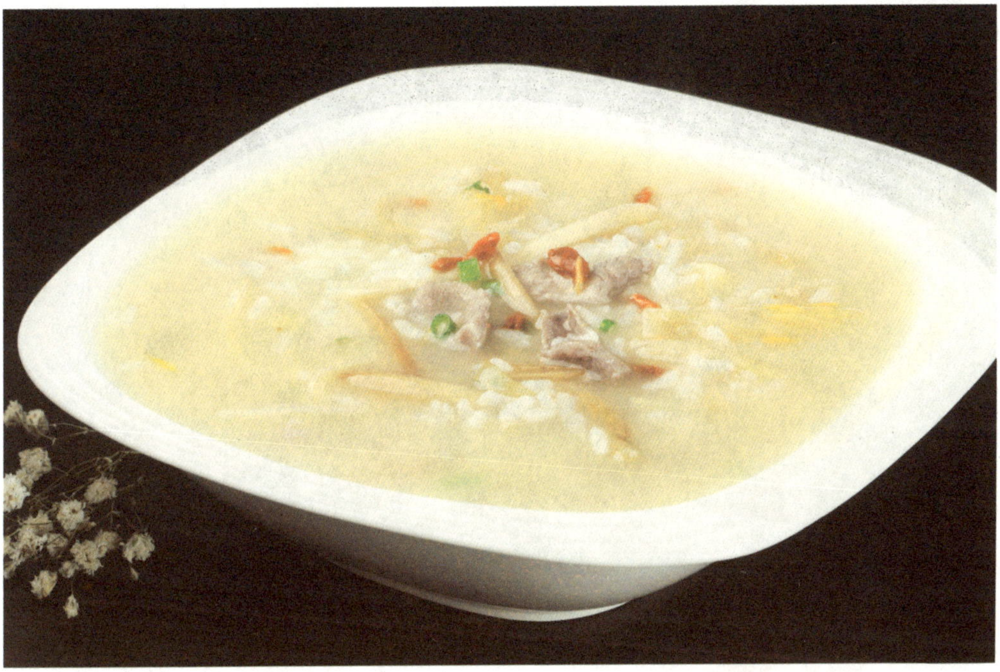

# 黄花菜瘦肉枸杞粥

**材料** 水发黄花菜50克，瘦肉80克，枸杞10克，大米100克，姜丝、葱花各少许，盐3克，鸡精3克，水淀粉3克。

**做法**

1. 将瘦肉洗净、切成片，装入碗中，加入适量盐、鸡精、水淀粉，拌匀，倒入适量食用油，腌渍10分钟至入味；将黄花菜洗净、去蒂；将枸杞、大米分别洗净。
2. 向砂锅中倒入适量清水烧开，倒入淘洗好的大米，用小火煮30分钟至熟。
3. 倒入洗净的枸杞、黄花菜，拌匀，用小火煮10分钟，放入肉片，拌匀。小火煮5分钟至熟，放入姜丝、盐、葱花拌匀，装入大碗中即可。

## 重点提示

皮肤瘙痒症、哮喘病、肠胃病患者及平素痰多者忌食本品。

## 营养功效

黄花菜富含卵磷脂，对增强和改善大脑功能有重要作用，被称为“健脑菜”；黄花菜还能降低胆固醇，对神经衰弱、高血压、动脉硬化、慢性肾炎均有食疗作用。

猪瘦肉中含有丰富的蛋白质、碳水化合物、钙、磷、铁、维生素等，有润肠胃、生津液、补肾气、解热毒、滋补强身、滋阴润燥、补益气血的功效。

大米有健脾和胃、滋阴润肺、补中益气的功效。

本品有提神健脑、益气补血、健脾益胃的作用。

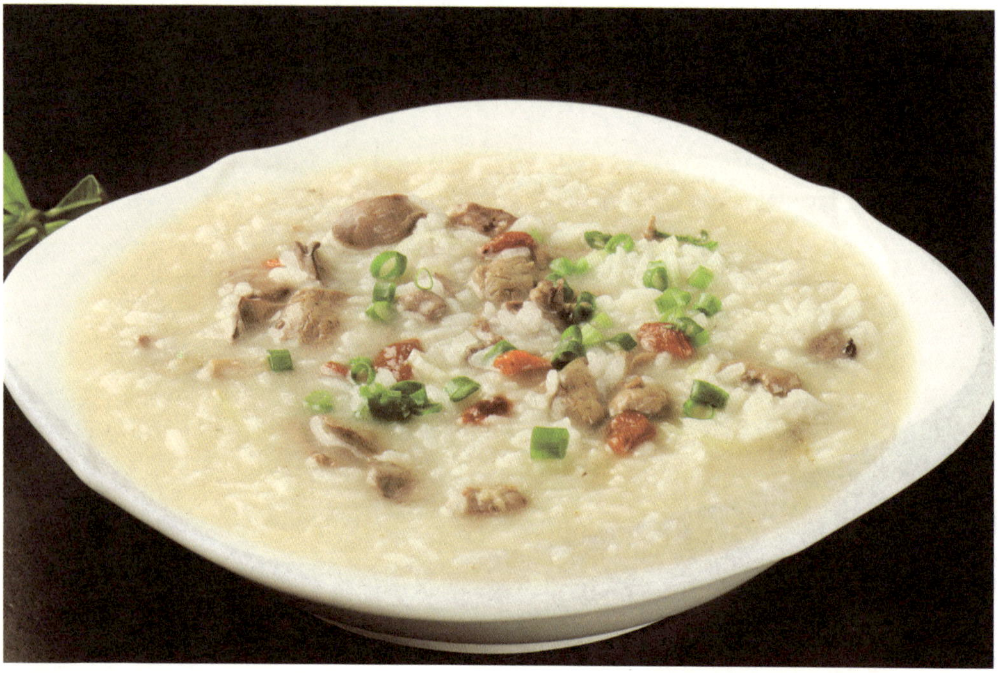

# 鸡心鸡肝枸杞粥

**材料** 鸡心50克，鸡肝120克，水发大米150克，枸杞3克，姜丝、葱花各少许，盐、鸡精、胡椒粉各少许，料酒4毫升。

**做法**

1. 将鸡心、鸡肝洗净，切成片，一同装入碗中，加入适量盐、鸡精、料酒拌匀，腌渍约10分钟；将大米淘洗干净；枸杞洗净。
2. 向砂锅中注入适量清水，用大火烧开，倒入洗净的大米，轻轻搅拌数次，盖上盖，煮沸后用小火煮30分钟至大米熟软。
3. 取下盖子，放入洗净的枸杞、姜丝、鸡心、鸡肝，用小火续煮至食材熟透。加盐、胡椒粉拌匀，撒上葱花。

**重点提示**

高胆固醇血症、肝病、高血压和冠心病患者慎食本品。

**营养功效**

鸡肝的铁含量丰富，是一种常用的补血食物。此外，鸡肝的维生素A含量远远超过奶、蛋、肉、鱼等食品，具有维持机体正常生长功能的作用，能保护眼睛，维持正常视力，防止眼睛干涩、疲劳。其含有的维生素C和微量元素硒，能增强人体的免疫反应、抗氧化。

鸡心含有蛋白质、脂肪、碳水化合物、钙、磷、铁、维生素A等营养成分，有保护心脏、补血益气、镇定神经的功效。

枸杞能补血安神、润肺止咳、生津止渴。

鸡肝、鸡心、枸杞煲粥食用，具有养心润肺、增强体质的功效。

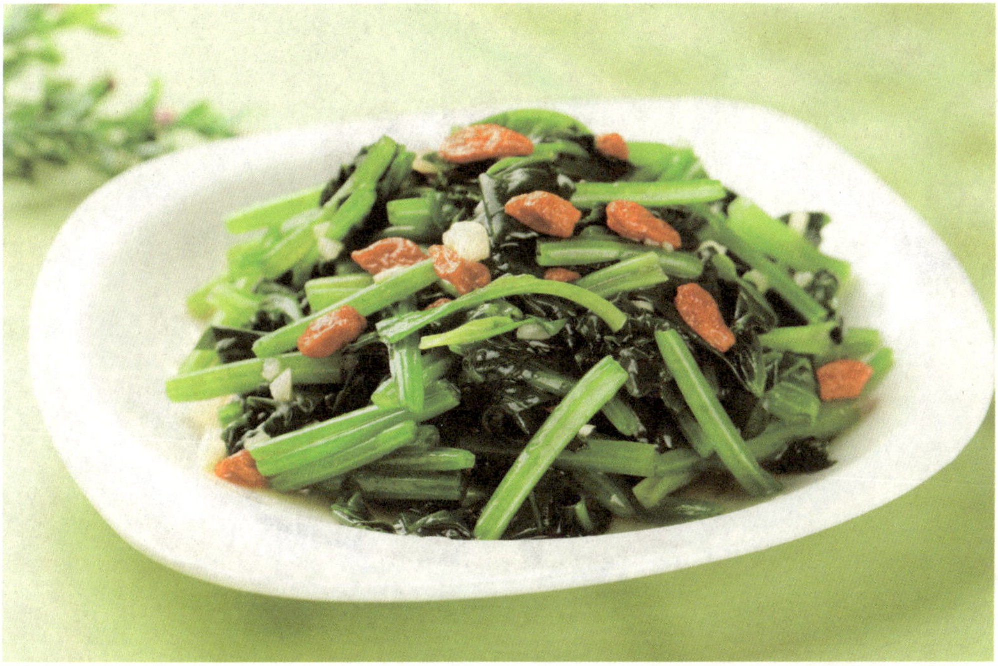

# 枸杞拌菠菜

**材料** 菠菜230克，枸杞20克，蒜末少许，盐2克，鸡精2克，蚝油10毫升，香油3克，食用油适量。

**做法**

1. 将菠菜洗净，切去根部，再切成小段，备用。
2. 向锅中注入适量清水烧开，淋入少许食用油，倒入洗好的枸杞，焯煮片刻捞出，沥干水分，待用。
3. 把切好的菠菜倒入沸水锅中，搅拌匀，煮1分钟，至食材断生，捞出沥干水分。
4. 把焯好的菠菜倒入碗中，放入蒜末、枸杞、盐、鸡精、蚝油、香油，用筷子搅拌至食材入味，装入盘中即可。

**重点提示**

肾炎、肾结石患者不宜食用本品。

**营养功效**

菠菜含有丰富的蛋白质、叶酸、氨基酸、叶黄素、维生素、膳食纤维、胡萝卜素、钾、钠、钙、磷、镁等营养成分，有通肠导便、防治痔疮、促进生长发育、增强抗病能力、保障营养、增进健康、促进人体新陈代谢的功效。

菠菜中所含的胡萝卜素在人体内能转变成维生素A，维生素A能维护正常视力和上皮细胞的健康，从而增强免疫力。

枸杞有降压降脂、调节血糖、养肝明目的功效。

枸杞、菠菜搭配食用，具有降低血压、增强体质、促进新陈代谢、健脾和胃的作用。

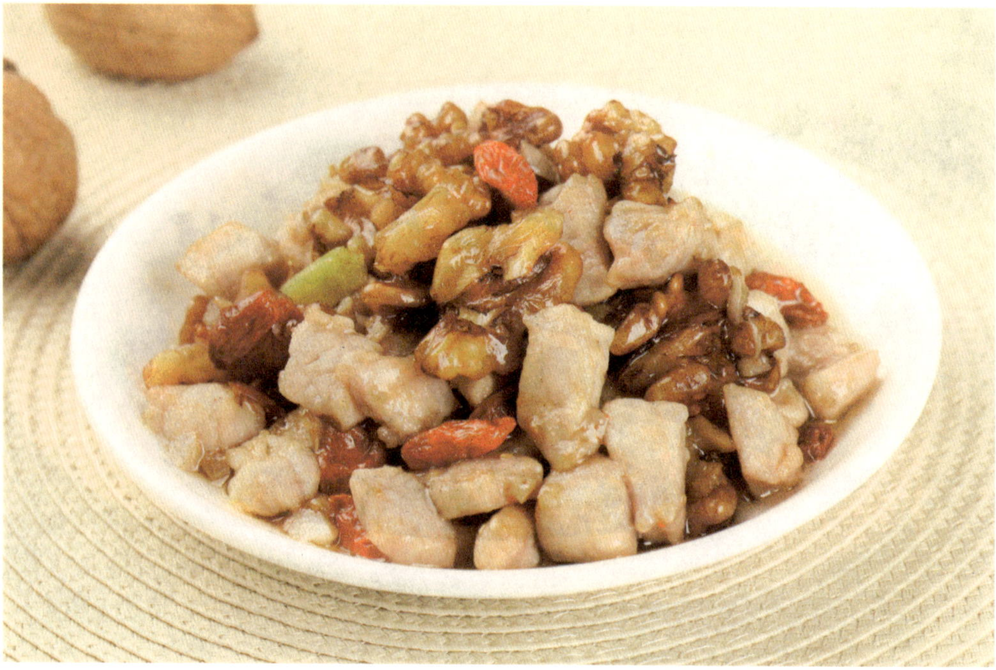

# 核桃枸杞肉丁

**材料** 核桃仁40克，瘦肉120克，枸杞5克，姜片、蒜末、葱段各少许，盐少许，水淀粉各适量。

**做法**

1. 将瘦肉洗净，切丁，装入碗中，放入少许盐、水淀粉，腌渍10分钟至入味。
2. 向锅中注入清水，烧开，放入洗净的核桃仁，焯煮1分30秒，捞出放入装有凉水的碗中，去除外皮，装盘待用；将枸杞洗净。
3. 向热锅中注油，烧热，倒入核桃仁，炸出香味，把炸好的核桃仁捞出，备用。
4. 锅留底油，放入姜片、蒜末、葱段，爆香，倒入瘦肉丁，炒松散，炒至转色，放入枸杞、核桃仁、盐，炒匀即可。

**重点提示**

腹泻、痰热咳嗽者不宜食用本品。

## 营养功效

核桃仁富含蛋白质、脂肪酸、B族维生素、脂肪、碳水化合物、胡萝卜素、维生素E、钾、锰等营养元素，有消炎杀菌、养护皮肤、防癌抗癌、健脑防老的作用。其中含有的维生素E，有润肌肤、乌须发的作用，经常食用可令皮肤滋润光滑，富于弹性。

猪肉含有丰富的蛋白质、脂肪、碳水化合物、钙、磷、铁等成分，有补肾养血、滋阴润燥、促进智力发育、补充蛋白质和脂肪酸的功效。

枸杞有抗脂肪肝、抗动脉粥样硬化、清热明目的功效。

核桃仁、猪肉、枸杞搭配同食，具有益气养血、滋阴润燥的作用。

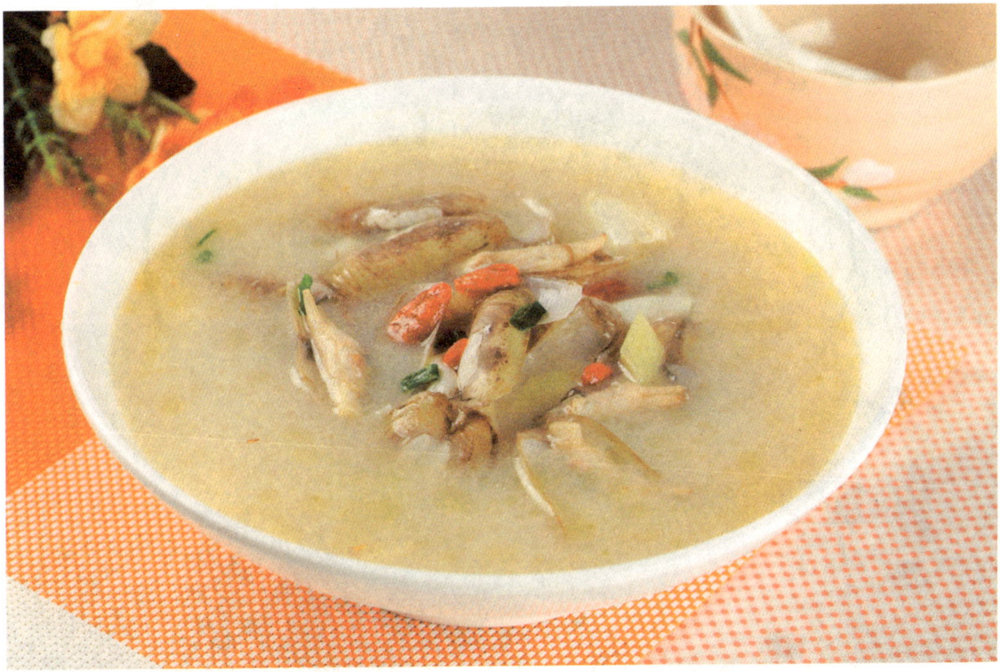

# 百合枸杞煲蛏子

**材料** 蛏子200克，鲜百合20克，枸杞10克，姜片、葱花各少许，盐2克，鸡精2克，料酒3毫升。

**做法**

1. 将百合、枸杞分别洗净；将蛏子洗净放入锅中，加入适量的水，烧开，搅匀，汆煮片刻，捞出待用。
2. 用油起锅，放入姜片，炒出香味；淋入料酒提鲜，倒入适量清水，再放入洗净的枸杞、百合，盖上盖，煮至沸腾。
3. 揭开盖，倒入汆过水的蛏子，加入适量盐、鸡精，拌匀，盖上盖，用小火焖4分钟，再揭开盖，撇去汤中的浮沫。
4. 撒入葱花，搅匀，装入碗中即可。

**重点提示**

风寒咳嗽患者应忌食本品。

## 营养功效

枸杞含有枸杞多糖，能增强糖尿病患者对胰岛素的敏感性，增加肝糖原的储备，降低血糖值，尤其适合2型糖尿病患者食用，对糖尿病引起的视网膜炎并发症有良好的食疗作用。

百合富含淀粉、蛋白质、脂肪，以及钙、磷、铁、镁、锌、硒、维生素$B_1$、维生素$B_2$、维生素C、胡萝卜素等营养成分，有润肺止咳、宁心安神、美容养颜、防癌抗癌的功效。

蛏子含丰富的蛋白质、钙、铁、硒、维生素A等营养元素，滋味鲜美，营养价值高，具有补虚、补阴、清热、除烦的功效。

百合、枸杞、蛏子煲汤食用，具有降低血糖、益气补虚的作用。

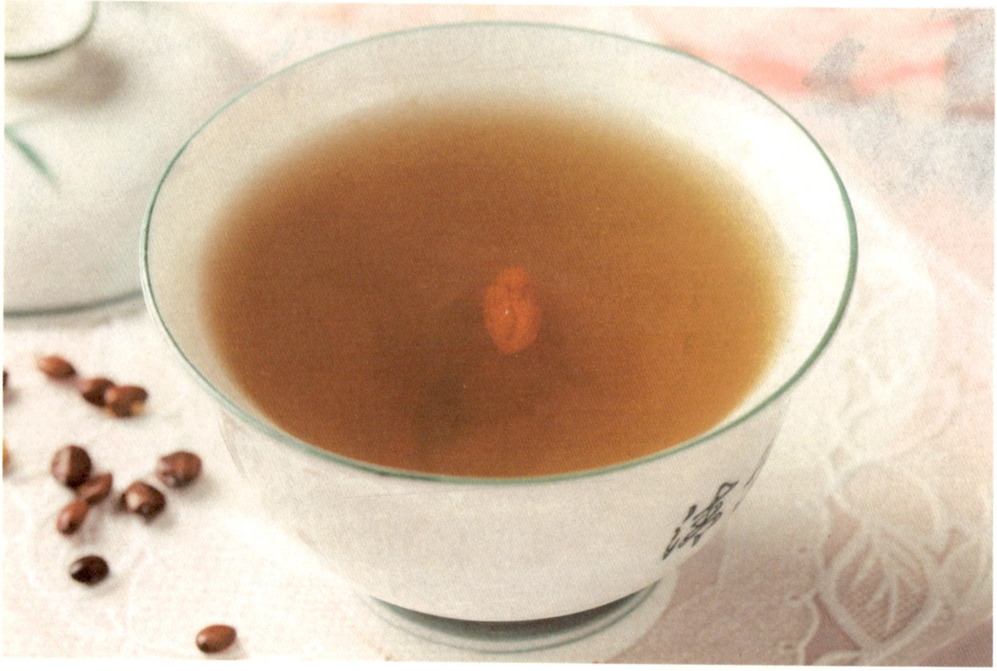

# 酸枣仁枸杞茶

**材料** 酸枣仁8克，枸杞5克。

**做法**

1. 将酸枣仁洗净，沥干水分备用；将枸杞用清水稍洗净，沥干水分备用。向砂锅中注入适量清水，大火烧开，倒入洗净的枸杞、酸枣仁。
2. 盖上砂锅盖，大火煮3分钟，然后再转用小火煮15分钟，至析出营养成分。
3. 揭开盖，用勺子搅拌几下。
4. 最后把煮好的酸枣仁枸杞茶盛出，倒入杯中即可饮用。

## 重点提示

酸枣仁又名枣仁、酸枣核。内有实邪郁火及肾虚滑泄梦遗者慎用酸枣仁。

此外，腹泻者也不可饮用本品，否则会加重腹泻的症状。

## 营养功效

枸杞含有丰富的碳水化合物、胡萝卜素、蛋白质、维生素A、维生素C、维生素E、钙、钠、磷、镁、钾，有滋肾润肺、清肝明目、健脾益胃、降低血糖、增强免疫力的功效。枸杞中含有的甜菜碱，可抑制脂肪在肝细胞内沉积、促进肝细胞再生，因此具有保护肝脏的作用。

酸枣仁含多量脂肪油和蛋白质，并含甾醇、三萜类、酸枣仁皂苷、维生素C，有镇静、降低血压、镇痛、抗惊厥的功效。

酸枣仁枸杞茶具有降低血糖、养心安神、保护肝脏的功效，尤其适合老年人饮用。

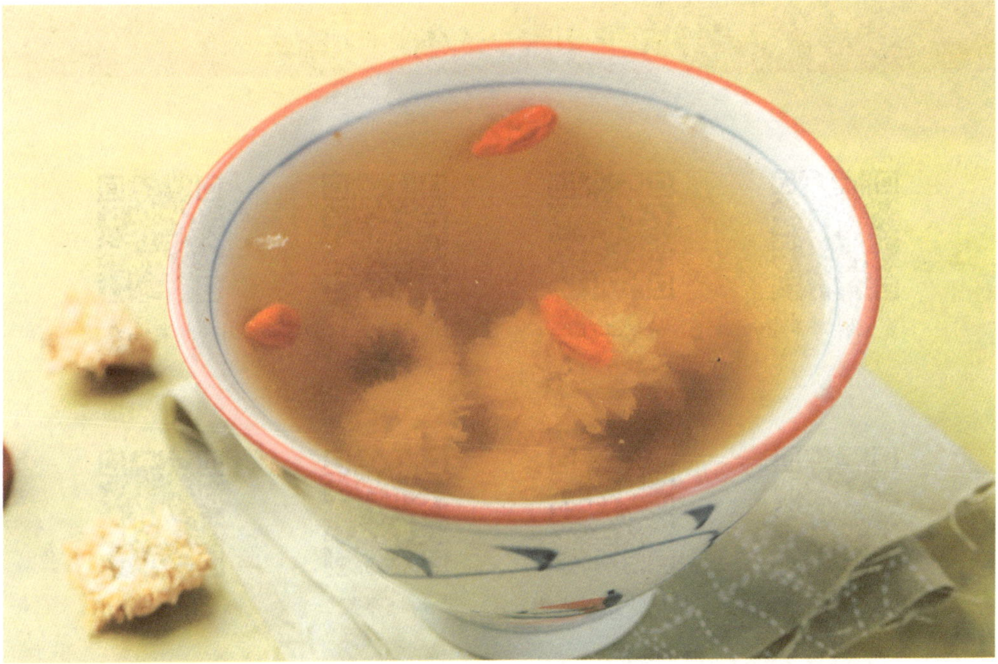

# 决明子菊花枸杞茶

**材料** 决明子15克，菊花4克，枸杞15克。

**做法**

1. 将决明子、菊花、枸杞均用清水过滤一遍，备用。向砂锅中注入适量清水，用大火烧开。
2. 向砂锅中倒入备好的决明子、菊花、枸杞。
3. 盖上盖，大火烧开，然后转小火煮5分钟，至所有材料析出有效成分。
4. 揭开盖，略微搅动片刻，把煮好的药茶盛出，装入碗中即可。

**重点提示**

本品性寒，脾胃虚寒者最好不要饮用本品。

**营养功效**

菊花含有挥发油、胆碱、水苏碱、菊苷等成分，可增加血流量，加强心肌收缩能力，对高血压有食疗作用，还有疏风、清热、明目、解毒的功效。

决明子除含有糖类、蛋白质、脂肪外，还含甾体化合物、大黄酚、大黄素等，还有人体必需的微量元素铁、锌、锰、铜、镍等，有清热明目、润肠通便、防止青盲内障、降血压、强心的功效。

枸杞含有丰富的胡萝卜素、维生素C、钾、镁、磷等，有补肾助阳、益气养肝、明目的功效。

本品有降低血压、润肠通便的功效，尤其适合高血压患者饮用。

# 20道枸杞美食推荐

白萝卜枸杞子羊肉汤

枸杞二肚汤

枸杞黄精乌鸡汤

山药枸杞乌鸡汤

枸杞杜仲排骨汤

枸杞桂圆糯米粥

枸杞白菜

枸杞叶蛤蜊粥

灵芝党参枸杞粥

丹参枸杞蒜片粥

玉米板栗大枣枸杞鸡

黑豆枸杞子炖鸽肉

枸杞花生烧豆腐

枸杞玉米羹

黑枣枸杞炖鸡

薏米枸杞大枣茶

当归党参枸杞茶

密蒙花枸杞茶

枸杞蜂蜜柚子茶

枸杞菊花茶饮

# 第六章

# 冬虫夏草

本章主要介绍了冬虫夏草的相关常识，包括冬虫夏草的成分与功效、食用原则与禁忌等内容。下面让我们来认识一下百药之王——冬虫夏草。

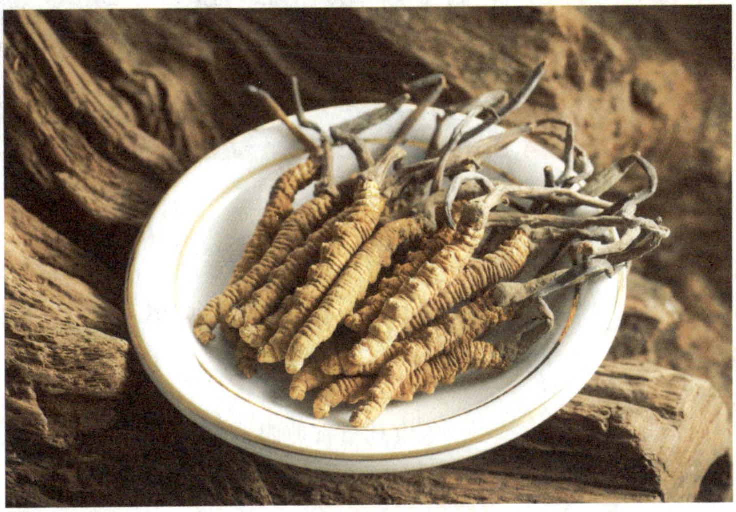

# 冬虫夏草

【别名】虫草、冬虫草等。

【生长分布】主产于西藏、四川、青海、贵州、云南。

【药用部位】冬虫夏草菌的子实体及其寄主蝙蝠蛾等的幼虫尸体的复合体。

【性味归经】性温，味甘。归肺、肾经。

## 形态特征

冬虫夏草虫体似蚕；表面深棕黄色至黄棕色；质脆，易折断。子座呈细长圆柱形；表面有细纵纹；质柔韧。

## 性状鉴别

冬虫夏草虫体表面为深棕色，呈棒球棍状；腹面有8对足。

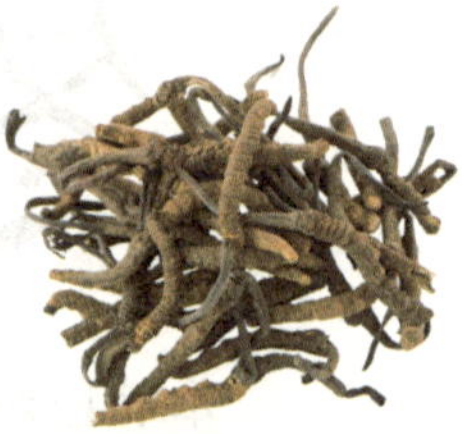

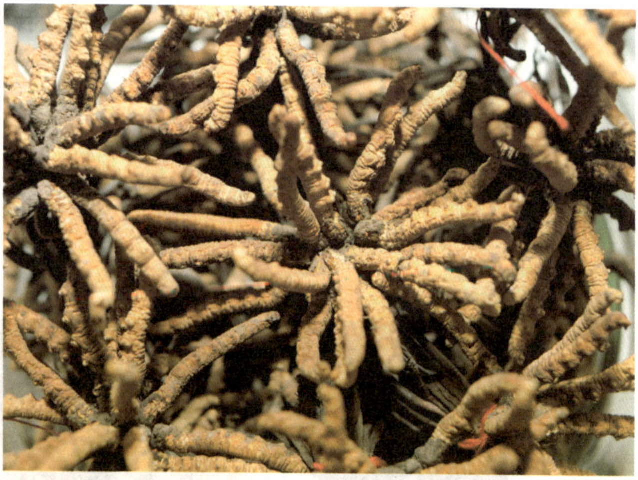

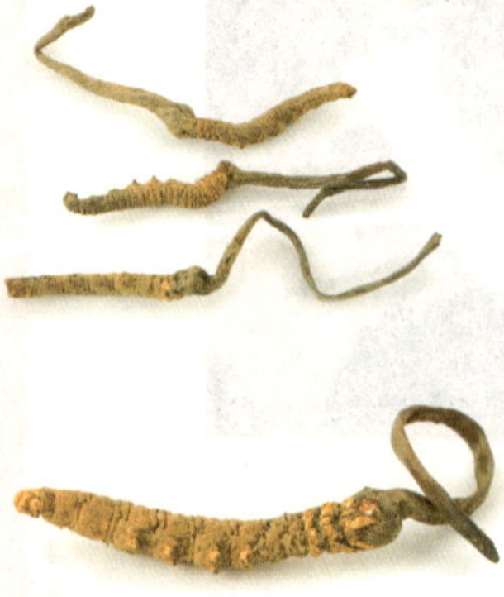

## 功能主治

冬虫夏草具有补肾益肺、止血化痰的功效。可主治腰膝酸痛、畏寒肢冷、阳痿、遗精、滑精等。

## 用法用量

冬虫夏草宜煎服，5～15克；或入丸、散。

## 使用注意

有表邪者忌用冬虫夏草。

# 冬虫夏草的营养成分

冬虫夏草含多种营养成分，具有补肾益肺、止血化痰的功效，可主治腰膝酸软、畏寒肢冷、阳痿等症。本部分将介绍冬虫夏草的营养成分与选购要求，以供参考。

| 冬虫夏草的营养成分（每100克） | |
|---|---|
| 水分 | 7.37克 |
| 蛋白质 | 27.42克 |
| 粗纤维 | 40.29克 |
| 维生素C | 3.5毫克 |
| 脂肪 | 8.07克 |
| 多糖 | 5.89克 |
| 钾 | 1.73克 |
| 镁 | 175毫克 |
| 磷 | 391毫克 |

## 如何选购优质冬虫夏草

在选购冬虫夏草时，需要遵循以下几点要求。

### 看产地

虫草分为青海、西藏虫草和四川虫草。青海、西藏产虫草质量上乘，虫体肥壮、饱满，表面色泽金黄色，子座较短；四川产虫草虫体较瘦小，表面颜色较暗，呈黄棕色，子座较长，质量次之。

### 看条数（大小）

市场上一般按每千克条数的多少把虫草分为若干个等级。条数越少，个头越大，质量越上乘，价格也就越贵，如1600条/千克、2000条/千克、2500条/千克、3000条/千克。

### 看洁净度

看虫草表面有无杂质。虫草虫体表面呈黄色或黄棕色，头部呈红棕色，环纹明显清晰，说明虫草纯净。如虫体表面有似纤维状的膜皮，或虫体颜色晦暗、环纹不清或头部与子座连接处膨大，有泥包裹着头部，看不见红棕色的头部，说明虫草表面附有杂质，掺杂增重。

# 如何科学食用冬虫夏草

冬虫夏草是名贵的滋补中药材，由于价格昂贵，冬虫夏草又被人们称为“软黄金”“黄金草”等。下面，将给大家介绍如何把握冬虫夏草的食用量。

## 必须掌握用量

### 日常用量

若冬虫夏草作为一般的强身健体使用，每日的最佳用量应为3～5克。

### 治疗用量

若冬虫夏草是作为治疗疾病或调理疾病用，那么每日的最佳用量应为5～10克。

## 常见的配伍及功效

### 香菇

香菇是一种高蛋白、低脂肪的健康食品，冬虫夏草与之配伍同食，不仅具有增强美颜、健脾益智的功效，还可治疗脂肪肝。

### 黑木耳

黑木耳营养丰富，含有蛋白质、碳水化合物、钙、铁、钾、钠、脂肪、粗纤维、维生素、胡萝卜素等人体必需的营养成分。黑木耳与冬虫夏草相配，可补血润肠、养心安神、增强抗癌作用。

### 猴头菇

猴头菇有助消化、利五脏的功效。冬虫夏草与猴头菇配伍同食，可治腰酸背痛、体虚乏力、消化不良、记忆力下降、耳鸣、失眠、须发早白等症。

### 猪肉

猪肉有滋养脏腑、滋润肌肤、补中益气、滋阴养胃的功效。冬虫夏草与猪肉相配，可大大增强益气补血、强肾补精的功效。

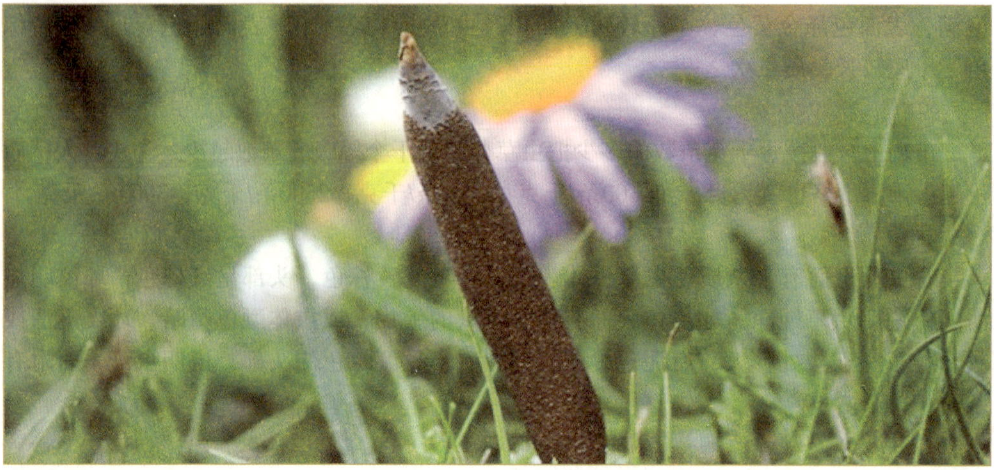

# 食用冬虫夏草的注意事项

冬虫夏草是滋补作用很好的中药材，哪些食物不宜与冬虫夏草同食？以下将为你详细解答。

## 哪些食物不宜与冬虫夏草同食

### 清热解毒的中药材

具有清热解毒作用的中药材主要有金银花、连翘、蒲公英、鱼腥草、大青叶等，这些中药材与冬虫夏草同食容易影响其药效。

### 有泻下作用的中药材

具有泻下作用的中药材主要有大黄、芒硝、番泻叶、火麻仁、巴豆霜等，此类药材容易减弱冬虫夏草的功效，反而起不到很好的治疗效果。

### 有发散作用的中药材

具有发散作用的中药材主要有薄荷、荆芥、麻黄、桂枝、辛夷花等。冬虫夏草若与这些药材同用，易影响药效的发挥。

### 萝卜

虽然冬虫夏草和萝卜之间没有直接冲突，但食用萝卜能起到通气的作用，可加快肠道的蠕动，帮助排便，因此容易缩短冬虫夏草在人体肠道内的留存时间，而冬虫夏草所含有效成分的吸收主要在小肠内进行，这样就会影响人体对冬虫夏草的吸收利用。

所以建议服用冬虫夏草的同时尽量少吃或不吃萝卜。

### 绿豆汤

虽然现在对于绿豆汤会降低冬虫夏草的药效这一观点还没有明确结论，但从中医角度来讲，绿豆汤具有解毒作用。

这里所谓的“解毒”并不是真的解毒，而是指抑制或降低外界食物对人体产生的某些作用。冬虫夏草作为一种名贵滋补品，吃后必然会在体内产生一系列反应，这种反应是积极有用的，不应该受到其他干扰。因此，为了保险起见，最好不要喝绿豆汤，以及含有较多绿豆的食品。

### 油腻、味重的调味料

在食用冬虫夏草时，应以清淡饮食为主，少吃油腻、味重的荤菜，因为大多数美味佳肴用的佐料比较多。

日常生活中经常食用的调味料包括生姜、辣椒、大葱、大小茴香、香菜等，这些调味料大多数都有一定的发散作用，吃得太多，可能会对冬虫夏草的药效产生不良影响，因此不建议与冬虫夏草搭配同食。

## 常见的冬虫夏草佳肴

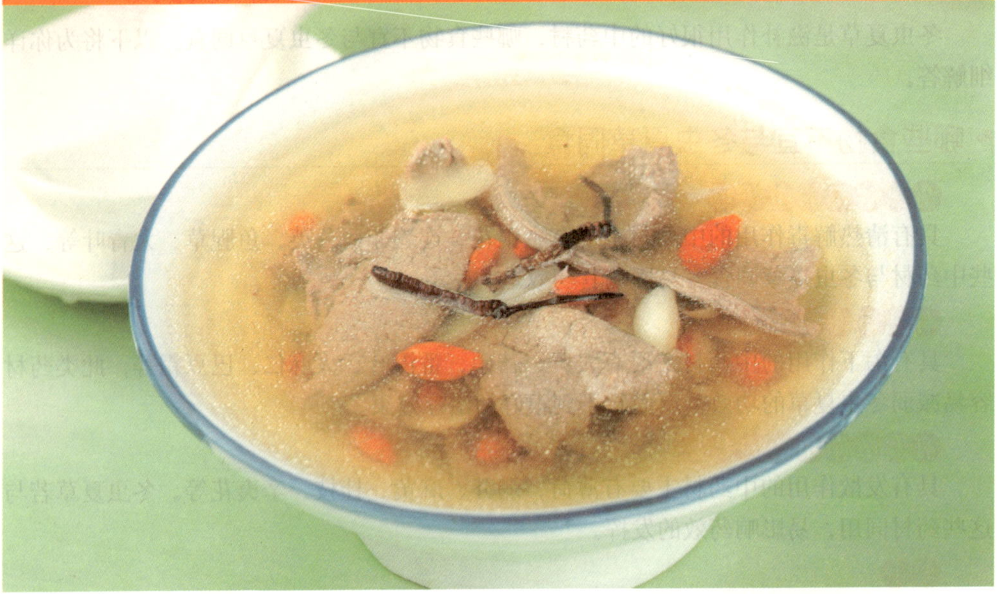

# 枸杞虫草猪肝汤

**材料** 枸杞8克，冬虫夏草3根，猪肝200克，鲜百合40克，盐3克，鸡精3克，水淀粉、料酒各5毫升，食用油适量，姜丝、胡椒粉各少许。

**做法**

1. 将洗净的猪肝切成片，把切好的猪肝装入碗中。
2. 加入少许盐、鸡精、料酒、水淀粉，拌匀，加少许食用油，腌渍10分钟。
3. 向锅中加水，放入洗净的枸杞、冬虫夏草，再放入洗净的百合，拌匀，用小火煮15分钟。
4. 揭盖，放入姜丝，拌匀，倒入腌好的猪肝，加入盐、鸡精、胡椒粉，拌匀煮沸，将煮好的汤料盛出，装入汤碗即可食用。

## 营养功效

猪肝具有补气养血、养肝明目、增强免疫力、防衰老、抗氧化、抗肿瘤的食疗作用。

此外，猪肝中还含有一般肉类食品中缺乏的维生素C和微量元素硒，能增强人体的免疫力，抗氧化。

枸杞能起到滋肝补肾、益气强精、抗衰老、补血安神、生津止渴、润肺止咳、抑制肿瘤的作用。

冬虫夏草有防癌抗癌、美容养颜、增强免疫力、抗衰老、镇静助眠的功效。

本品具有防癌抗癌、增强免疫力、养血安神的功效，适合癌症患者适量食用。

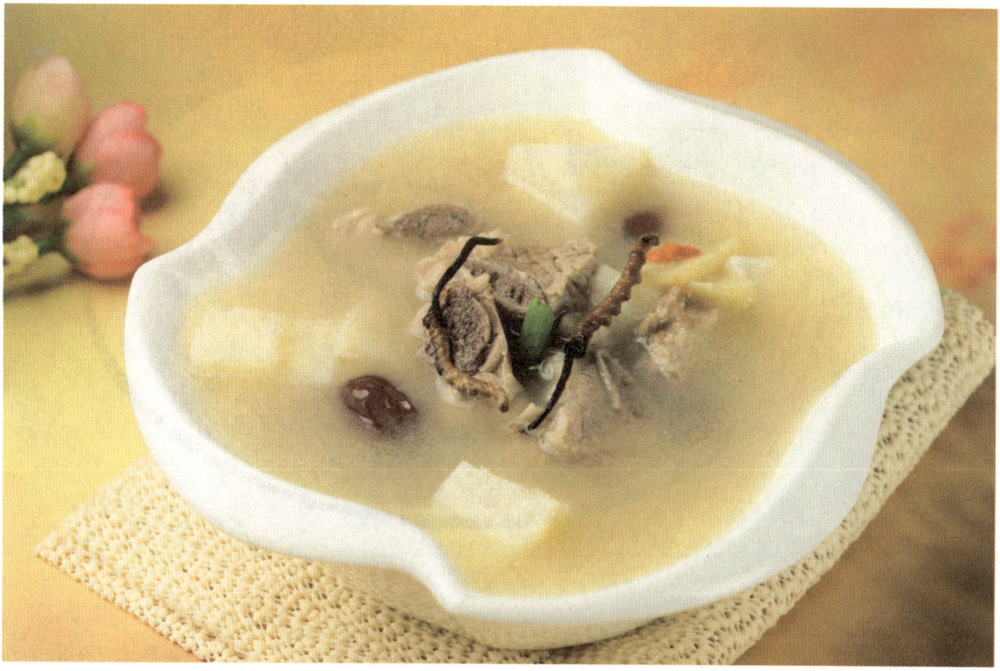

# 虫草山药排骨汤

**材料** 排骨400克，冬虫夏草3根，大枣20克，枸杞8克，姜片15克，山药200克，盐2克，鸡精2克，料酒16毫升。

**做法**

1. 将山药去皮，洗净，切成丁，备用。
2. 向锅中加水烧开，倒入洗净的排骨、料酒，氽去血水，捞出排骨，沥干水分，待用。
3. 向锅中加水烧开，放入洗净的大枣、枸杞、冬虫夏草，撒入姜片，加入排骨、山药丁煮沸。
4. 再揭开盖，淋入少许料酒，盖上盖，用小火煮40分钟，至食材熟透，揭开盖，放入少许盐、鸡精，用勺拌匀调味，关火后盛出煮好的汤料，装入汤碗中即可。

**重点提示**

脾虚者忌食本品。

## 营养功效

冬虫夏草具有补虚损、益精气、止咳化痰、补肺肾的功效。

冬虫夏草含有虫草酸、不饱和脂肪酸、多种氨基酸等营养成分，有益肝肾、补精髓、止血化痰的功效，适用于眩晕耳鸣、阴虚盗汗引起的围绝经期综合征症状。

排骨有补脾、润肠胃、生津液、丰肌体、泽皮肤、补中益气、养血健骨的食疗作用。

大枣的营养价值高，有补中益气、养血安神的功效。

本品能起到益气补血、养心安神、健脾养胃的功效，尤其适合贫血患者适量食用。

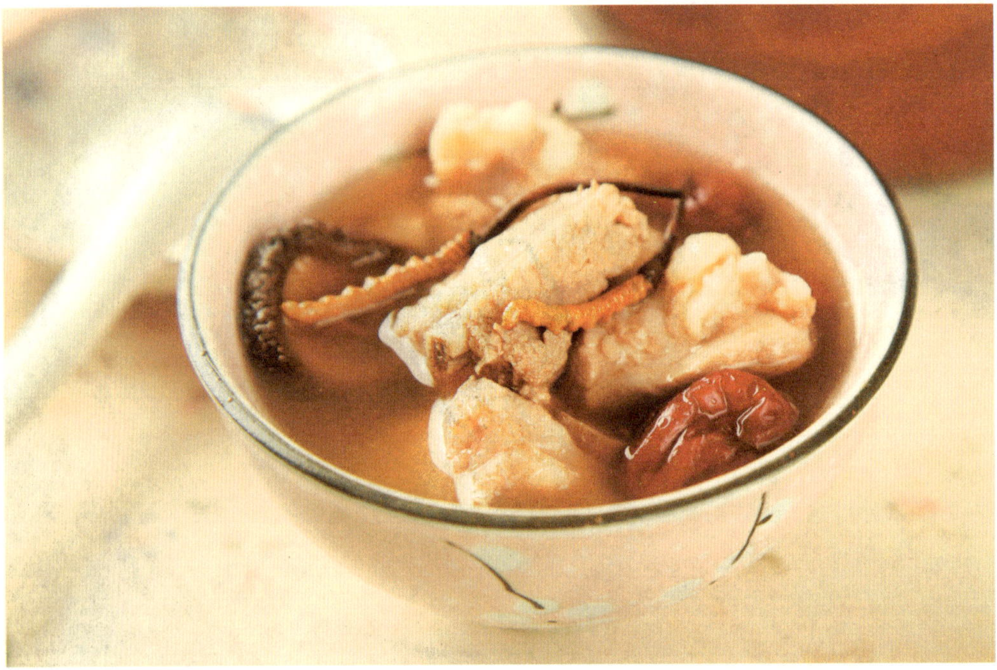

# 虫草香菇排骨汤

**材料** 排骨300克，水发香菇10克，冬虫夏草10克，大枣8克，盐适量，鸡精适量，料酒适量。

**做法**

1. 向锅中注入适量清水烧开，放入洗净的排骨，淋入料酒，拌匀。汆去血水，捞出汆煮好的排骨，装入盘中，待用。
2. 将砂锅置于火上，倒入备好的排骨、大枣、冬虫夏草，注入适量清水。淋入料酒，拌匀，大火煮开后倒入香菇。
3. 盖上盖子，煮开后转小火煮约2小时至食材熟透，加入盐、鸡精，拌匀。关火后盛出煮好的汤料，装入碗中。

## 营养功效

冬虫夏草含有蛋白质、虫草酸、不饱和脂肪酸、B族维生素等营养成分，具有增强免疫力、镇静安神、调节机体多种功能等功效。

香菇是高蛋白、低脂肪的营养保健食品。它含有粗蛋白、脂肪、碳水化合物、B族维生素、磷、钙等营养成分，具有抗病菌、增强免疫力、增高助长等功效。

排骨含有蛋白质、脂肪、维生素、磷酸钙、骨胶原、骨黏蛋白等成分，具有滋阴壮阳、益精补血、促进食欲等功效，可为幼儿和老人提供钙质。

本品有益精补血、增强免疫力、补钙助长的功效。

**重点提示**

高血压患者不宜食用本品。

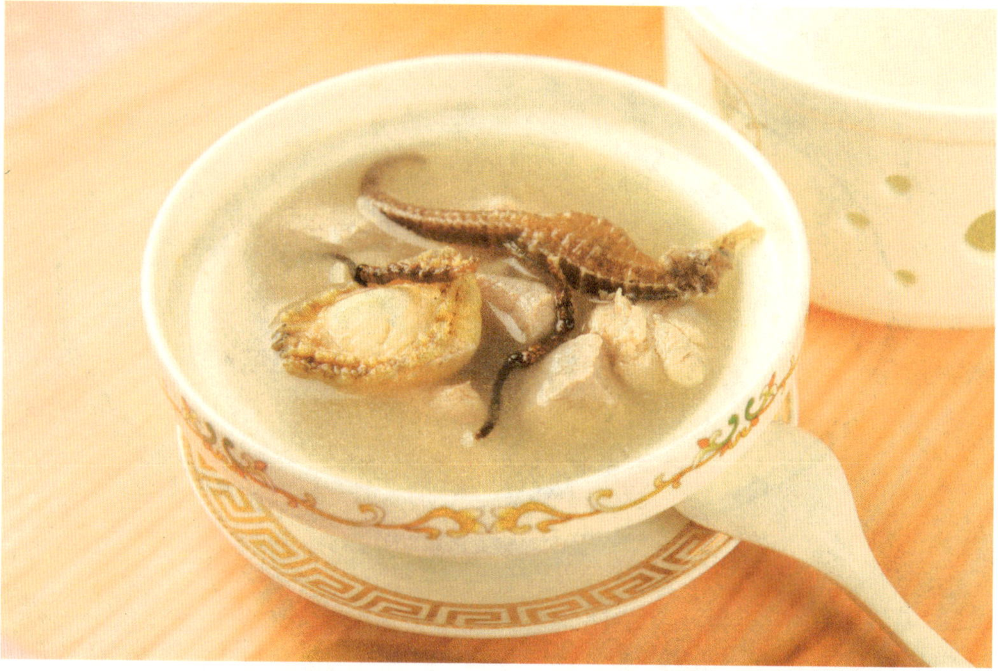

# 虫草海马小鲍鱼汤

**材料** 小鲍鱼70克，海马10克，冬虫夏草2克，瘦肉150克，鸡肉200克，盐、鸡精各2克，料酒5毫升。

**做法**

1. 将洗净的瘦肉切开，再切粗条，改切成大块。向沸水锅中倒入切好的鸡肉，汆去血水，撇去浮沫。捞出汆煮好的鸡肉，装入盘中即可。
2. 向沸水锅中倒入切好的瘦肉，汆去血水。捞出汆煮好的瘦肉，装盘备用。
3. 向砂锅中注入适量清水，倒入备好的海马、小鲍鱼、鸡肉、瘦肉，淋入料酒，拌匀。
4. 用大火煮开后转小火煮1小时至食材入味，加入盐、鸡精，拌匀调味即可。

**重点提示**

儿童，以及高尿酸血症、痛性关节炎、发热人群等不宜食用本品。

**营养功效**

冬虫夏草含有蛋白质、虫草酸、不饱和脂肪酸、B族维生素等营养成分，具有增强免疫力、镇静安神、调节机体多种功能等功效。

海马含有脂肪酸、谷氨酸、丙氨酸、亮氨酸、天冬氨酸等成分，具有强身健体、补肾壮阳、舒筋活络等功效。

鲍鱼含有蛋白质、维生素A、钙、铁、碘等营养成分，具有滋阴壮阳、调经止痛、清热润燥、明目等功效。

冬虫夏草、海马、鲍鱼、瘦肉、鸡肉煲汤食用，具有强身健体、滋阴壮阳、增强免疫力的作用。

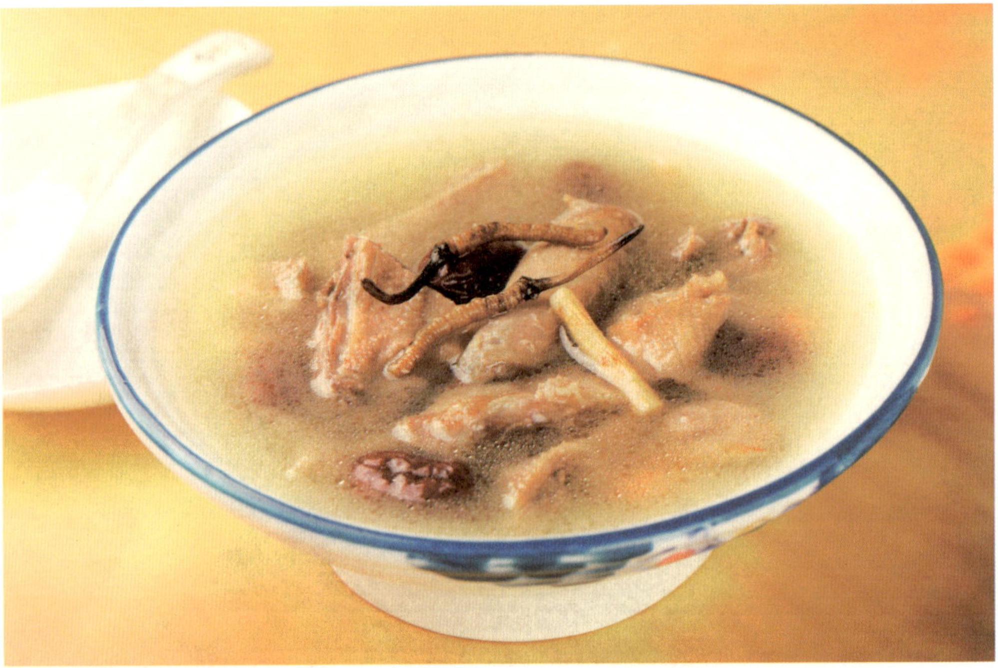

# 虫草沙参鸽子汤

**材料** 冬虫夏草2根，大枣20克，当归10克，枸杞8克，沙参10克，薏米30克，鸽肉180克，姜片少许，料酒16毫升，盐、鸡精各2克。

**做法**

1. 向锅中加水，烧开，倒入洗净的鸽肉。
2. 淋入料酒，拌匀，煮至沸，汆烫至肉变色，捞出，沥干水分，待用。
3. 向砂锅中加水，烧开，倒入鸽肉，加入洗净的冬虫夏草、大枣、枸杞、当归、沙参、薏米、姜片，拌匀。
4. 盖上盖，用小火炖1小时，至食材熟透，开盖，放入盐、鸡精调味，搅拌片刻，使入味即可关火，盛出装碗。

**重点提示**

肾衰竭患者忌食本品。

## 营养功效

鸽肉能起到补肝壮肾、益气补血、清热解毒、生津止渴、降低血压的作用，有助于调节人体血糖、缓解神经衰弱。

此外，乳鸽骨含有丰富的软骨素，经常食用可使皮肤变得白嫩、细腻，增强皮肤弹性，使面色红润。

党参具有补中益气、健脾益肺、降血压的功效。

冬虫夏草有保护心肌、抗心律失常、补肾助阳的功效。

本品具有滋肝补肾、养心安神、美容养颜的功效，能有效减轻心律失常引起的气短、乏力、失眠等症状。

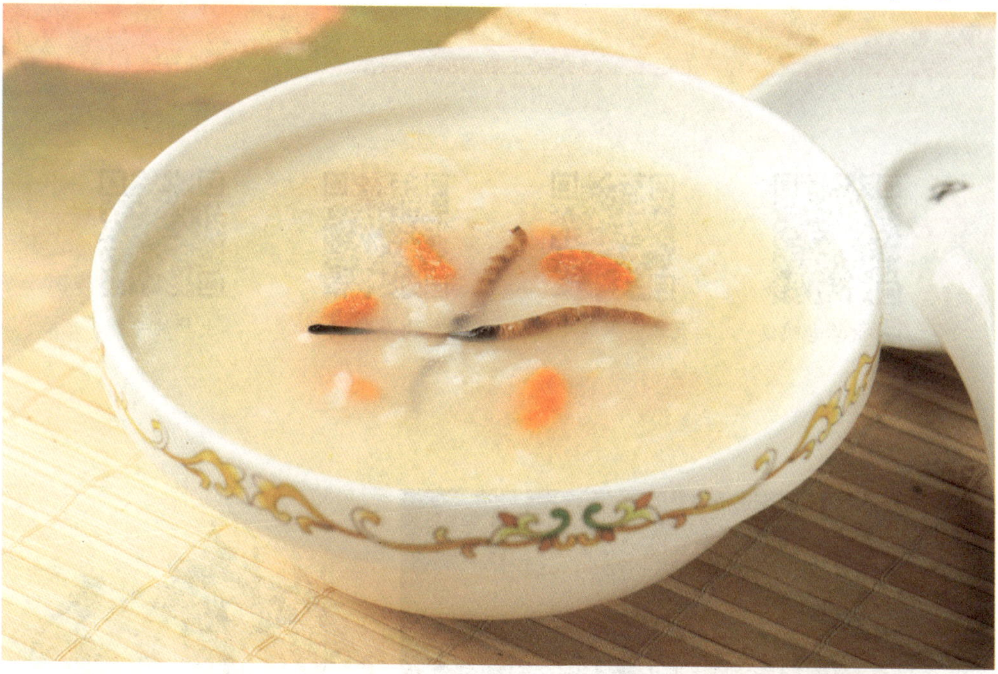

# 枸杞虫草粥

**材料** 水发大米180克，枸杞8克，冬虫夏草2根，冰糖20克。

**做法**

1. 将大米洗净，捞起，沥干水分，备用；冬虫夏草洗净，沥干水分，备用；枸杞洗净，浸泡30分钟，备用。
2. 将锅置于火上，向锅中注入适量的清水，大米入锅，先用大火煮沸，然后转用小火慢煮40分钟，至米粒开花。
3. 把备好的冬虫夏草和枸杞放入锅中，与大米同煮，直至有粥的香味飘出。
4. 向煮熟的粥中加适量冰糖，直至冰糖煮溶化即可食用。

**重点提示**

泄泻者忌食本品。

## 营养功效

枸杞含有丰富的胡萝卜素、维生素，具有降低血脂、补气强精、滋补肝肾、抗衰老、调节血糖、降低血压、提高免疫力、防癌抗癌的功效，冠心病患者适量食用枸杞能够在一定程度上减轻气喘、心悸等不适症状。

冬虫夏草能起到补虚损、益精气、止咳化痰、补肺肾、美容护肤、抗衰老、增强免疫力的功效。

此外，冬虫夏草还能显著降低血液中的甘油三酯、胆固醇和脂蛋白含量，对缓解冠心病的症状有一定的作用。

本品有降低血脂、降低血压、滋肝补肾的功效。

# 4道冬虫夏草美食推荐

| | | | |
|---|---|---|---|
| 山药虫草老鸭汤 | 虫草大枣炖甲鱼 | 杏仁虫草鹌鹑汤 | 虫草炖牛鞭 |

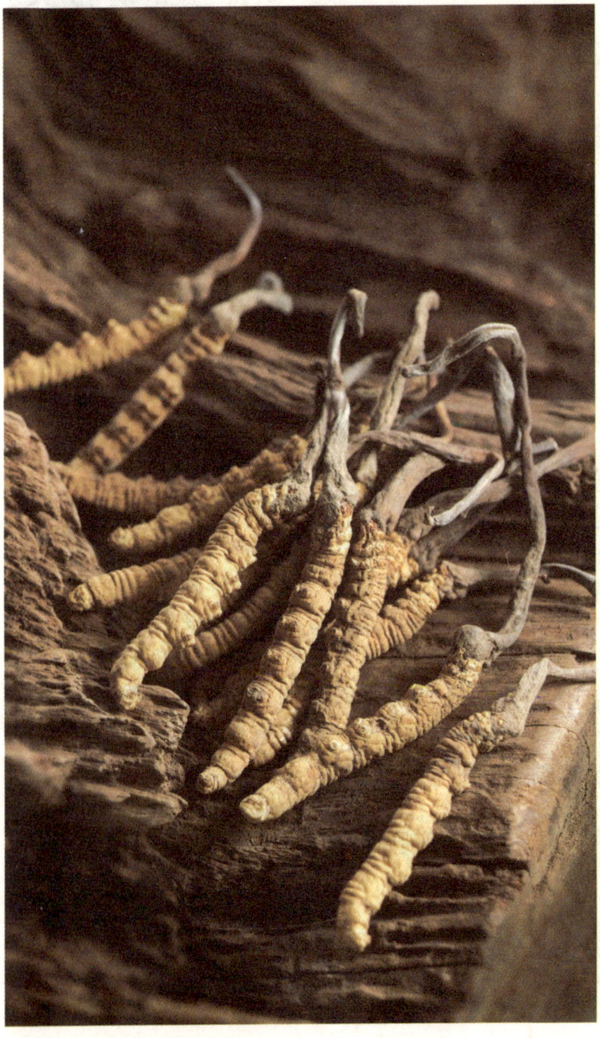

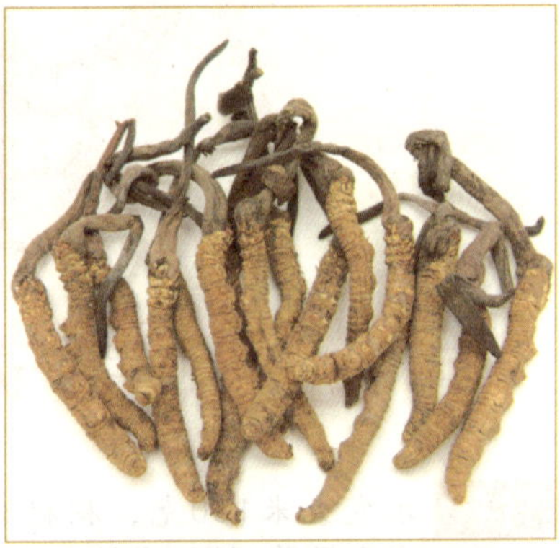

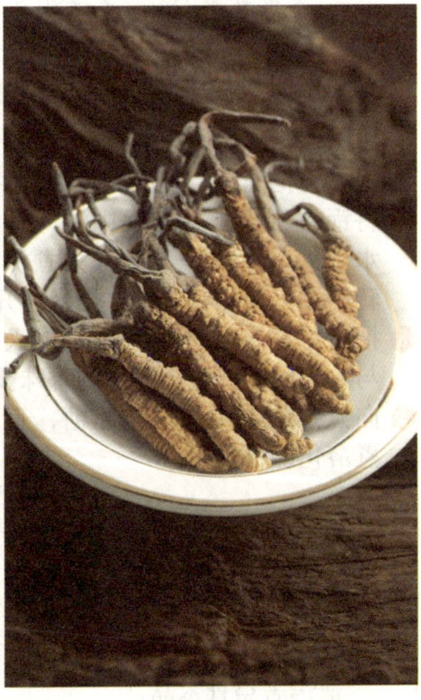

# 第七章

# 山药

山药是一种常见的食材，虽然其貌不扬，但因其食用与药用价值并举，而受世人推崇。

本章全面介绍了山药的相关常识，包括山药的成分与营养功效、食用原则与食用禁忌等。

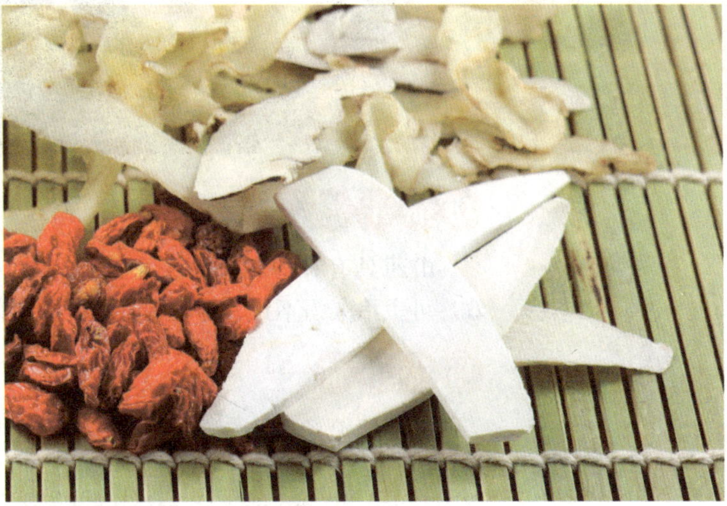

# 山药

**【别名】**淮山、山芋、怀山等。

**【生长分布】**生于山坡、溪边；或为栽培。分布于华北、西北、华东和华中地区。

**【药用部位】**干燥根茎。

**【性味归经】**性平，味甘。归肺、脾、肾经。

## 形态特征

山药为多年生缠绕草本；块茎肉质肥厚，呈圆柱形，垂直生长，外皮灰褐色，有须根；叶片三角状卵形至三角状广卵形，叶柄细长；花单性，雌雄异株；子房下位，长椭圆形；种子扁卵圆形，有阔翅。

## 采收加工

通常于10月下旬挖出山药的地下块根，洗净，用硫黄熏制。

## 性状鉴别

山药呈圆柱形，弯曲而稍扁；表面黄白色或淡黄色；有明显纵皱及未除尽的栓皮，并有少数根痕。

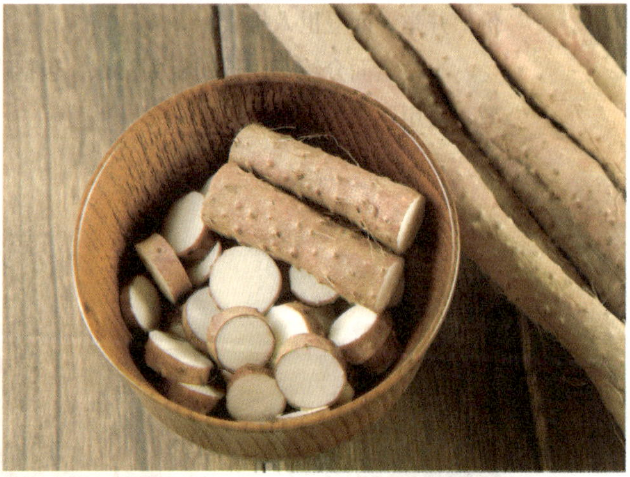

## 功能主治

山药具有补脾养胃、生津益肺、补肾涩精的功效。可主治久泻不止、肺虚喘咳、肾虚遗精等。

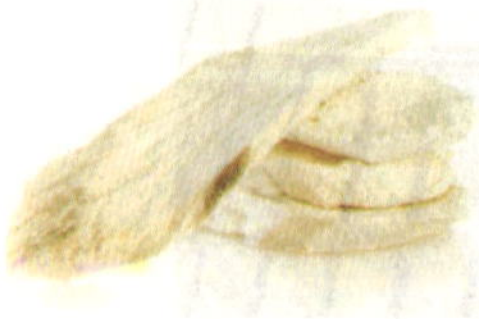

## 用法用量

内服：煎汤，15～30克；或入丸、散。外用：捣敷。

## 使用注意

感冒、温热、实邪者忌食山药。

# 山药的营养成分

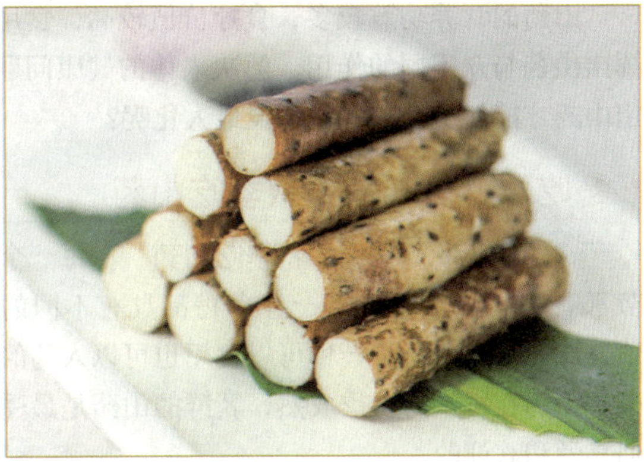

山药营养丰富，具有很好的医疗功效。现代研究表明，山药具有抗肿瘤、抗衰老、抗氧化、增强免疫力、抗菌、抗病毒作用，对心血管疾病、糖尿病及消化系统都有着良好的调节作用。

山药的主要含淀粉、蛋白质、游离氨基酸（精氨酸）等营养成分，多糖、黏液质糖蛋白、尿囊素、多酚氧化酶、淀粉酶、胆碱、胆甾醇、麦角甾醇等多种活性成分，以及锌、铁、锰、铜、硒等矿物质。山药最大的特点是含有黏液质糖蛋白，对人体具有特殊的强身健体作用，能防止脂肪沉积在血管中，保持血管弹性；能减少皮下脂肪的堆积；并能防止结缔组织萎缩，预防类风湿关节炎、硬皮病等胶原病的发生。

| 山药的营养成分表含量（每100克） | | | |
|---|---|---|---|
| 热量 | 5.6千卡 | 钾 | 111毫克 |
| 蛋白质 | 1.9克 | 磷 | 24毫克 |
| 脂肪 | 0.2克 | 钙 | 21毫克 |
| 碳水化合物 | 13.4克 | 镁 | 14毫克 |
| 烟酸 | 0.3毫克 | 钠 | 5.5毫克 |
| 纤维素 | 0.8克 | 铁 | 0.6毫克 |
| 维生素$B_2$ | 0.02毫克 | 锌 | 0.23毫克 |
| 维生素C | 13毫克 | 锰 | 0.11毫克 |
| 维生素E | 0.86毫克 | 铜 | 0.07毫克 |

# 如何科学食用山药

山药的营养功效较多，食疗价值较高，食用人群广泛，有针对性地食用山药，将发挥出山药与众不同的作用，解决人体的健康问题。那么，怎样正确地食用山药？怎样食用山药才能使山药的营养价值最大化呢？

## 冬吃萝卜夏吃姜，秋季吃山药

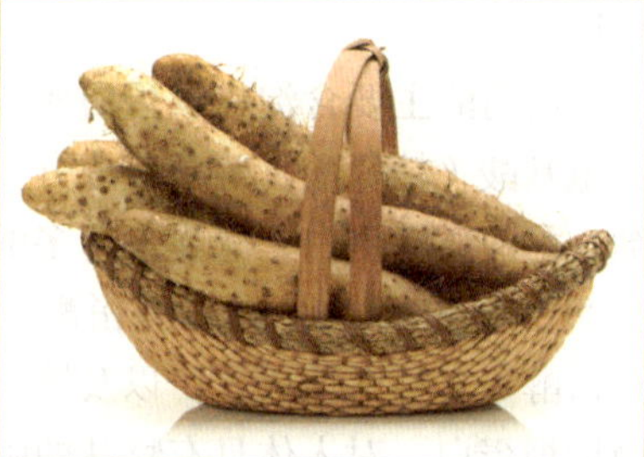

“冬吃萝卜夏吃姜，秋季吃山药”，每一个季节都有不同的食物，每一种食物都具有不同的价值，比如，山药就是一种可以食用也可以入药的蔬菜。山药在每年的秋季成熟，新鲜的山药是最受人们喜爱和欢迎的。

秋季我们的饮食也需要改变，为秋冬进补打基础。秋冬进补前可以吃点儿山药，更有利于补品的吸收。山药为补中益气药，具有补益脾胃的作用，特别适合脾胃虚弱者进补前食用。将山药、大枣、米（大米、糯米各一半）熬成粥，就是很好的食品。

山药还具有益气、养血、暖手脚的功效。很多女性都存在手脚发凉的情况，中医认为，手脚发凉与体质虚弱有密切关系，而山药乌鸡汤和龙眼山药羹均具有很好的补中、益气、养血作用，特别适合手脚发凉的患者。

寒冷的季节容易让胃病患者再一次发病，在“老胃病”患者中，有相当多属于溃疡病，而秋季是溃疡病容易发生或复发的季节。现代药理研究证实，山药中所含的尿囊素有助于胃黏膜的修复。可用鲜山药制成山药扁豆糕或小米山药糕，蒸熟后食用。

山药具有健脾益气、防感冒的功效，因此，多汗、反复感冒的气虚患者在秋季应该适度增加山药的摄入量，可以把山药炒食、蒸食，也可以与大米、小米、大枣一起煮粥食用。

另外，山药还是防治腹泻的好帮手，每年8～12月是小儿腹泻的多发季节，用山药粉治疗腹泻，比较容易被接受。具体做法为：将山药研细磨粉与米粉按1：2的比例给患儿混合服用，每天喂食2～3次即可。

# 食用山药的注意事项

山药在人们的生活中被广泛食用，那么我们应注意哪些问题？什么人都适合吃山药吗？哪些食物不适合与山药同食呢？

## 哪些人不宜食用山药

山药食用功效显著，具有健脾补肺、固肾益精、聪耳明目、助五脏、强筋骨、长志安神、延年益寿的功效。但山药也不是每个人都适合食用的。下面向大家盘点一下不宜食用山药的人群。

### 爱吃火锅的人

山药本身是一种补药，在吃火锅时，如与麻辣小料同食，性平的山药会带有一定热性，容易让人上火。

### 男前列腺癌、乳腺癌患者

山药中含有的薯蓣皂苷成分，在人体内可以合成激素，如睾丸激素和雌激素。因此，前列腺癌、乳腺癌患者都不宜食用。

### 便秘者

山药中含有丰富的淀粉，胸腹胀满、大便干燥、便秘者最好少食，待这些症状缓解后再食用山药。

### 糖尿病患者

虽然山药含有的黏液蛋白有降低血糖的作用，但山药属于根茎类食物，淀粉量较高，如果过多食用不会降低血糖，反而会导致血糖升高。因此，糖尿病患者不可一次吃过量的山药，如果某些患者偏爱食用山药，那么应适当减少主食的量，否则就会适得其反。

## 哪些食物不宜与山药同食

山药是一种具有很高营养价值的好食材，它营养丰富，食用价值和药用价值都很高，然而食物都有相克的本性，山药也不例外。通常情况下山药不可与甘遂、猪肝、海味、笋瓜、鲤鱼等同食。

1.山药与甘遂同食会产生泻下作用，对身体不利。

2.山药与猪肝不宜同食。维生素C遇金属离子，会加速氧化而被破坏，降低营养价值。

3.山药与海味同食可导致便秘，增加肠内毒物的吸收，引起腹痛、恶心、呕吐等症状。

4.山药与鲤鱼同食可引起腹痛、恶心、呕吐等症状。

5.山药与笋瓜同食，维生素C被分解破坏，降低山药营养价值。

6.山药与油菜同食可降低食疗功效。

7.山药与香蕉同食可引起腹部疼痛。

8.山药与柿子同食可引起胃胀、腹痛、呕吐。

# 常见的山药佳肴

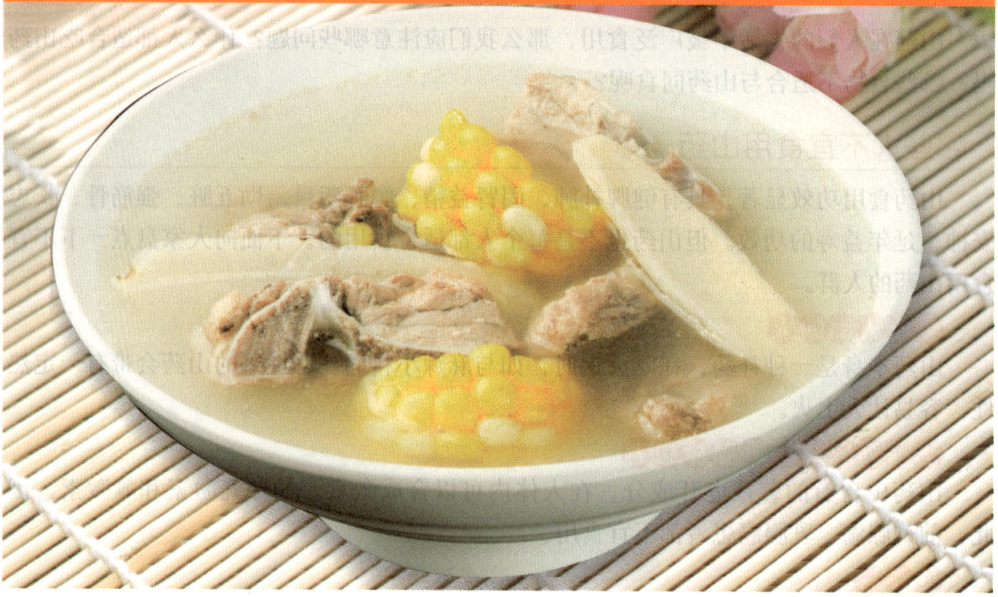

## 玉米山药猪骨汤

**材料** 猪骨300克，玉米棒120克，山药20克，姜片少许，盐3克，鸡精2克，胡椒粉1克，料酒适量。

**做法**

1. 将洗净的玉米棒切成大块。将切好的玉米装入盘中，待用。
2. 向锅中注入800毫升清水，烧开，倒入洗净的猪骨，煮1分30秒，汆去血水。捞出，沥干水分，备用。
3. 向砂锅中注入800毫升清水，大火烧开，放入洗净的山药、玉米、姜片。放入汆过水的猪骨，淋入少许料酒，拌匀。盖上盖，烧开后用小火煮1小时至食材熟透。
4. 揭盖，加入盐、鸡精、胡椒粉。用锅勺拌匀调味。将汤料盛出，装碗即可。

### 营养功效

玉米含蛋白质、糖类、钙、磷、铁、硒、镁、胡萝卜素等。玉米有开胃益智、宁心活血、调理中气等功效，还能降低血脂，对高血脂、动脉硬化、心脏病的患者有益，并可预防脑功能退化、增强记忆力。

猪骨除含蛋白质、脂肪、维生素外，还含有大量磷酸钙、骨胶原、骨黏蛋白等，有补脾气、润肠胃、生津液、丰机体、泽皮肤、补中益气、养血健骨的功效。

山药是虚弱、疲劳或病愈者恢复体力的最佳食品，不但可以抗癌，对于癌症患者治疗后的调理也极具疗效。

生姜有润肺止咳、化痰的功效，生姜中可分离出姜烯、姜酮的混合物，有较好的止吐作用。

本品可补中益气，防癌抗癌。

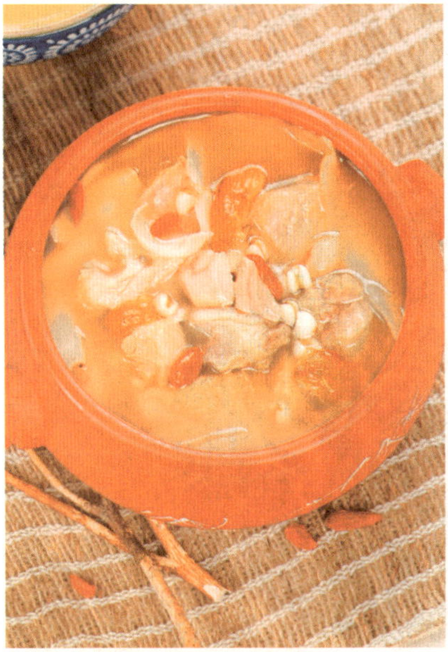

# 清补凉煲瘦肉

**材料** 瘦肉400克，水发薏米50克，山药30克，姜片、枸杞各少许，蜜枣60克，盐5克，鸡精2克，胡椒粉适量。

**做法**

1. 将瘦肉洗净，切成小块，放入沸水锅中汆水后，捞出备用；将薏米、枸杞洗净，浸泡于温水中半小时；将山药洗净，去皮，切薄片；将蜜枣洗净去核。瘦肉汆去血水，捞出。
2. 将瘦肉、薏米、蜜枣、山药、枸杞、姜片放入锅中，加入清水，大火烧沸后以小火炖2小时，加入适量盐、鸡精、胡椒粉，搅拌均匀，续煮至入味即可。

**营养功效**

猪肉有滋养脏腑、滑润肌肤、补中益气、滋阴养胃的功效。薏米能强筋骨、健脾胃、消水肿、去风湿、清肺热等。本品可滋养脾胃。

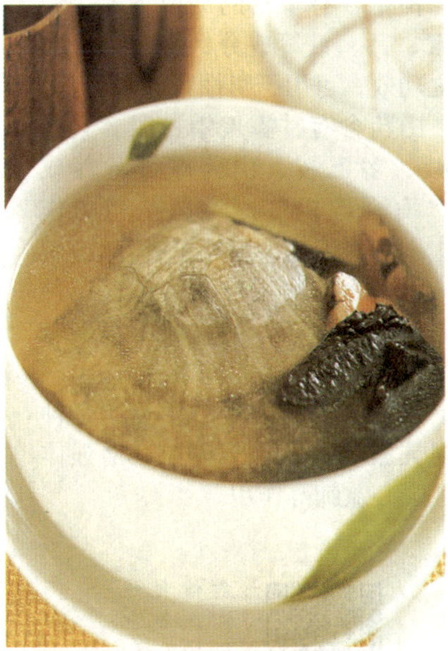

# 灵芝土茯苓炖乌龟

**材料** 乌龟1只，灵芝6克，土茯苓25克，山药8克，生姜片10克，盐5克，味精3克。

**做法**

1. 将乌龟置于冷水锅内，慢火加热至沸；将龟剖开两边，去头和内脏，斩成大块。将灵芝切块，浸泡；将土茯苓、山药用水浸泡。
2. 将以上用料放入瓦煲内，加入适量水，煲2小时，加盐和味精调味即可。

**重点提示**

肝炎患者不宜多食龟肉。

**营养功效**

乌龟肉具有补心肾、滋阴降火、养血强身的功效。茯苓能增强机体免疫功能，还有明显的抗肿瘤作用。本品可强身健体、防癌抗癌。

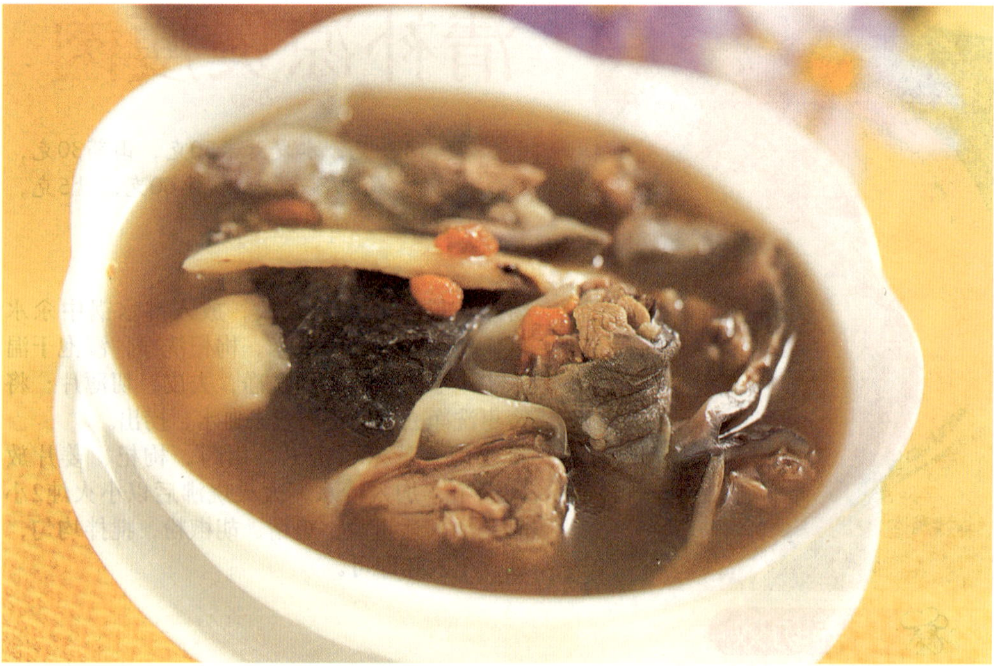

# 阿胶山药炖甲鱼

**材料** 甲鱼1只，清鸡汤、山药、枸杞、阿胶、生姜、盐各适量。

**做法**

1. 将山药、枸杞洗净。将甲鱼肉、清鸡汤、山药、枸杞、生姜置于炖盅，置于火上，隔水炖1个小时，至食材全熟。
2. 放入适量的阿胶，再调入适量的盐，搅拌均匀即可。

**重点提示**

凡脾胃虚弱、呕吐者慎用。

## 营养功效

枸杞含有丰富的胡萝卜素、维生素、钙、铁等成分，具有补肝益肾之功效，可用于男性肾虚病症。

山药含有甘露聚糖、尿囊素、胆碱、多巴胺、山药碱等营养成分，有强健机体、滋肾益精的作用。本品对于前列腺炎患者有益。

甲鱼含有的蛋白质中包含18种氨基酸，并含有一般食物中很少有的蛋氨酸，对人体的健康有益。

阿胶富含胶原蛋白质及20余种微量元素，具有补气养血、增强体力、强心益肺等作用。

食疗讲堂 体质辨识 食养指南 药食珍味

扫码查看

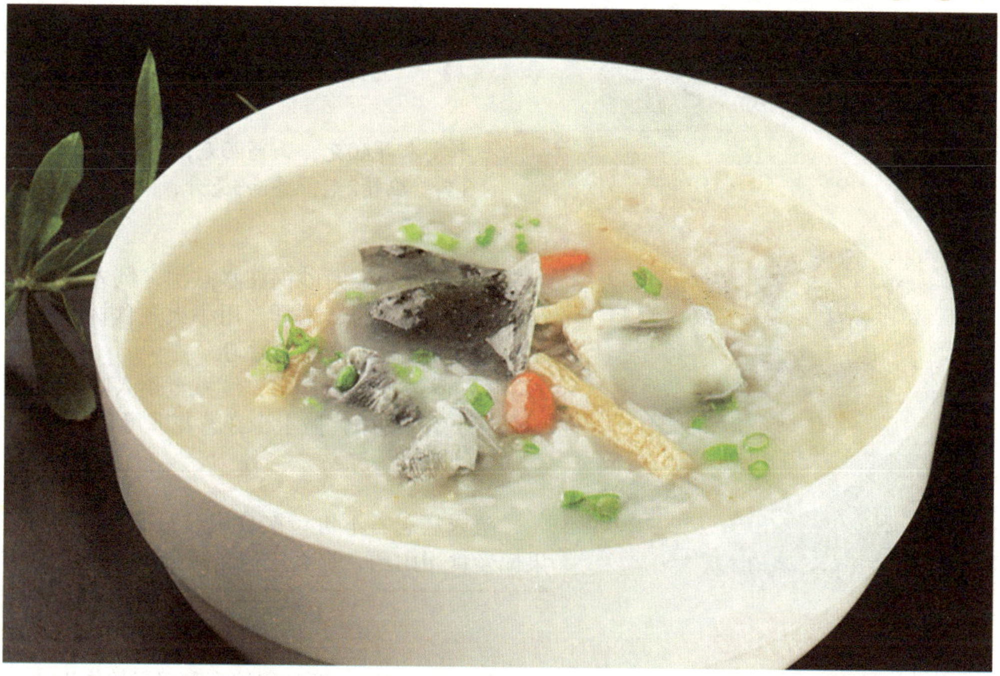

# 党参山药甲鱼粥

**材料** 甲鱼块300克，山药20克，党参段10克，枸杞5克，姜片、葱花各少许，盐、鸡精各2克，香油2毫升，料酒4毫升。

**做法**

1. 向锅中注入适量清水烧开，倒入甲鱼块，淋入少许料酒，煮沸后掠去浮沫，捞出待用。
2. 向砂锅中注入约700毫升清水烧开，倒入氽过水的甲鱼块、洗净的山药片，撒上党参段和洗好的枸杞。
3. 放入姜片和洗净的大米，大火烧开后用小火煲30分钟至食材熟软。
4. 撒入盐、鸡精，拌匀入味，再淋上少许香油，拌匀提香味，撒上葱花即成。

**重点提示**

肠胃功能较弱和肝肾虚寒者、孕妇不宜食用本品。

## 营养功效

甲鱼含有的蛋白质中包含18种氨基酸，并含有一般食物中很少有的蛋氨酸，对人体的健康有益。此外，甲鱼还含有大量磷、脂肪等营养成分，有软坚散结、化瘀益气的功能。

山药含有甘露聚糖、尿囊素、胆碱、多巴胺、山药碱等营养成分，具有健脾胃、安心神、降血糖等功效。

党参含有多种糖类、酚类、挥发油、皂苷、生物碱，具有增强免疫力、改善微循环、增强造血功能等功效。

本品具有滋补脾胃、益气补血、提神醒脑的功效，常食对身体有好处。

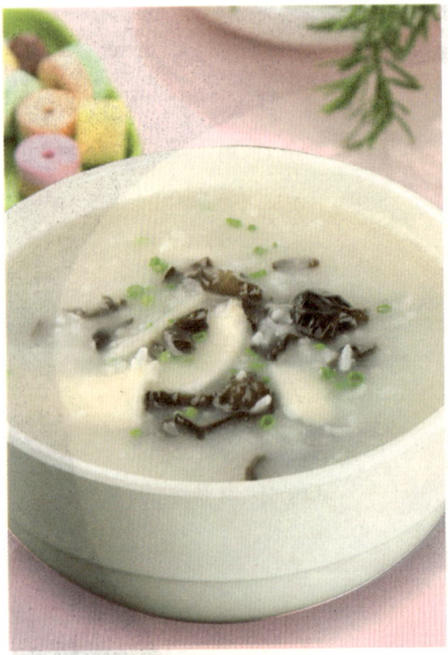

# 木耳山药粥

**材料** 水发木耳40克，山药20克，大米150克，盐3克，鸡精2克，香油3毫升，葱花少许。

**做法**

1. 将木耳切小块。向砂锅注水煮沸，倒入大米，拌匀。放入山药、木耳。用小火煮食材熟软。揭盖，加入盐、鸡精，搅匀。
2. 再淋入适量香油，拌匀，续煮至粥入味。把煮好的粥盛入碗中，撒上少许葱花即可食用。

**重点提示**

糖尿病患者不可一次食用过量的山药，如果偏爱食用山药，那么应适当减少主食的量。

**营养功效**

山药含有大量的维生素及微量元素，具有保护胃壁、预防胃溃疡和胃炎的作用。山药还是虚弱、疲劳或病愈者恢复体力的最佳食品。本品适合肠胃病患者食用。

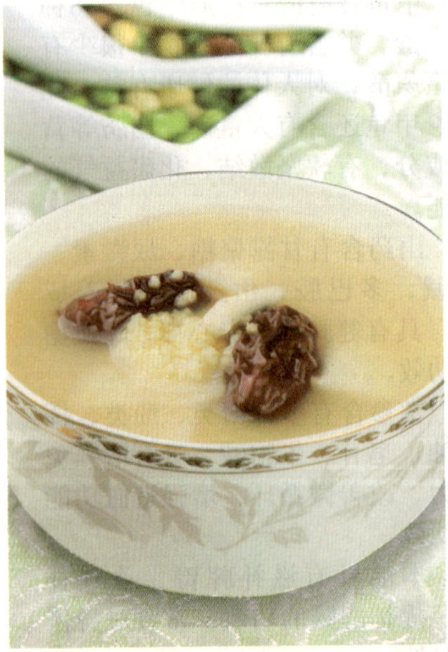

# 饴糖补虚羹

**材料** 小米20克，山药3克，大枣3克，麦芽糖适量。

**做法**

1. 向锅中倒入约900毫升清水。倒入洗净的大枣。再放入准备好的山药。将水烧开，转小火煮10分钟至山药熟透。
2. 将淘洗好的小米倒入锅中。盖上盖子，用小火煮约20分钟至食材熟烂。
3. 向锅中倒入麦芽糖，将锅中材料搅拌均匀，把煮好的甜羹盛出即可。

**营养功效**

山药含有丰富的维生素及微量元素，能有效阻止血脂在血管壁的沉积，预防心血管疾病，有益志安神、益气补血的功效。本品可降脂、降压。

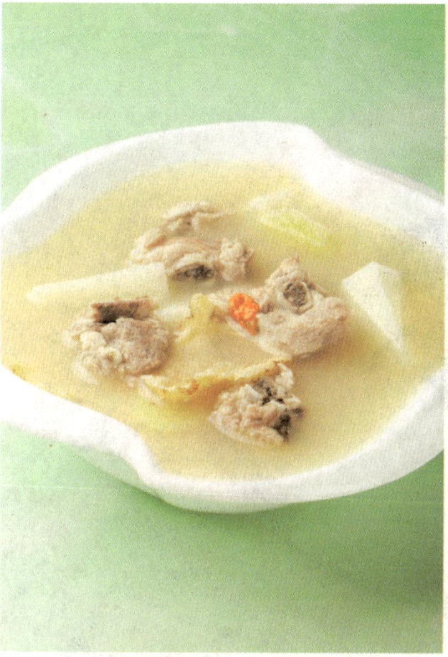

# 当归山药排骨汤

**材料** 排骨段300克，山药200克，当归8克，姜片、枸杞各少许，盐、鸡精各2克，料酒5毫升。

**做法**

1. 将洗净去皮的山药切块。
2. 向锅中注水，烧开，倒入排骨段、料酒，汆煮捞出，待用。
3. 向砂锅中注水，烧开，放入排骨段、当归、姜片、枸杞、山药块煮熟，再放入盐、鸡精，盛出装碗即成。

**营养功效**

排骨有很高的营养价值，具有滋阴壮阳、益精补血的功效。食用本品可补充蛋白质，增强机体免疫力。

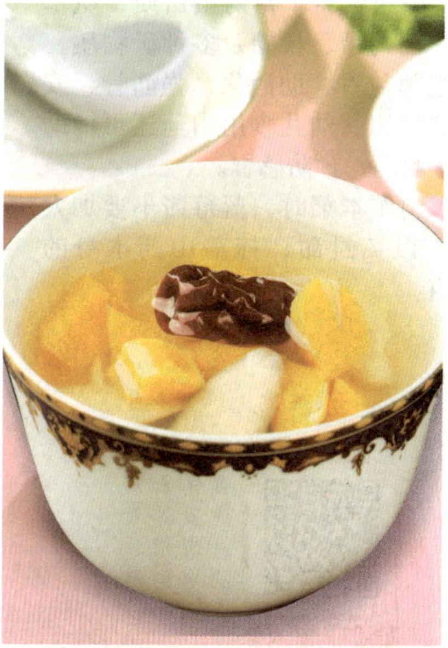

# 红薯山药糖水

**材料** 山药100克，红薯100克，大枣20克，冰糖适量。

**做法**

1. 将山药、红薯洗净，切块。向锅中倒入适量清水，大火烧热。倒入大枣，煮沸。倒入红薯、山药块，大火煮熟软。
2. 取下盖子，放入适量的冰糖，拌煮至冰糖溶化。盛出煮好的糖水即可。

**重点提示**

糖尿病患者不宜多食本品。

**营养功效**

山药能预防动脉粥样硬化。大枣对急慢性肝炎、肝硬化等症有较好疗效。本品可用于肝病食疗。

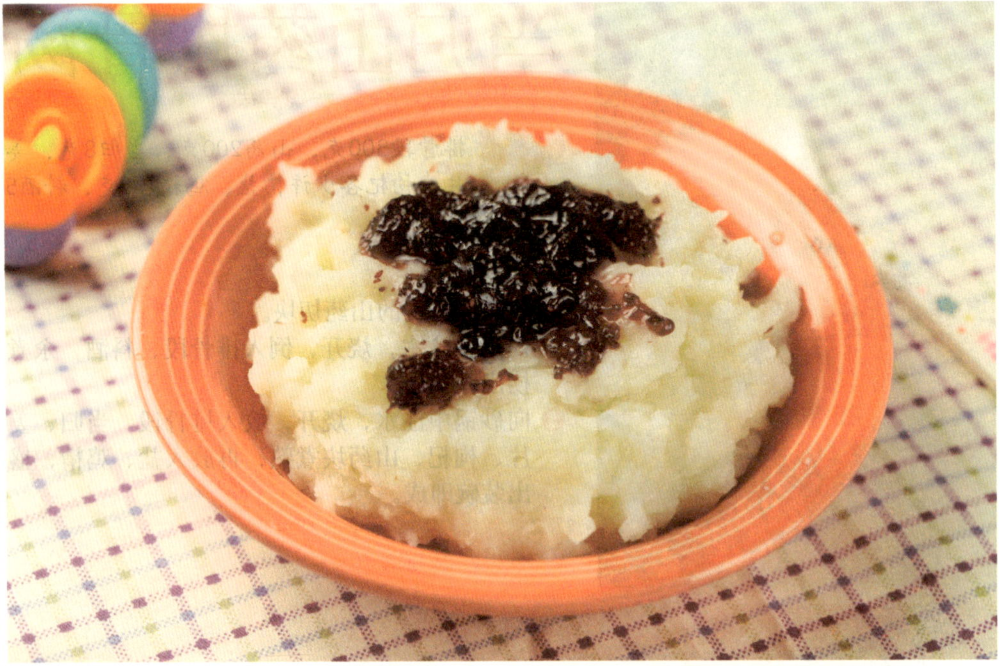

# 蓝莓山药泥

**材料** 山药180克，蓝莓酱15克，白醋适量。

**做法**

1. 将去皮洗净的山药切成块，浸入清水中，加少许白醋，搅拌均匀，去除黏液。
2. 将山药捞出，装盘备用。之后把山药放入烧开的蒸锅中，用中火蒸15分钟至熟。
3. 将蒸熟的山药取出，倒入大碗中，先用勺子压烂，再用木槌捣成泥。
4. 取一个干净的碗，放入山药泥，再放上适量蓝莓酱即可。

**重点提示**

便秘者、糖尿病患者、过敏体质者不宜食用本品。

**营养功效**

山药含有丰富的蛋白质、氨基酸、葡萄糖、果糖及多种矿物质，有健脾益胃、助消化、强筋骨、安神的作用，幼儿食用山药还可辅助治疗腹泻、预防感冒。

制作本菜时，蓝莓酱不要加太多，以免过甜，掩盖山药本身的味道。

食疗讲堂 体质辨识 食养指南 药食珍味

扫码查看

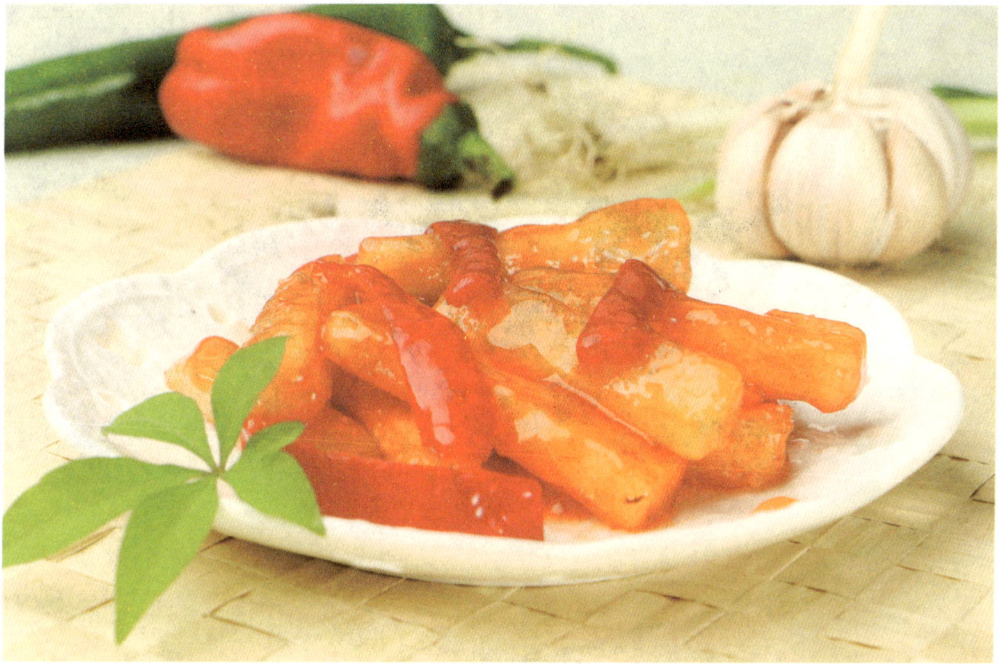

# 香酥山药

**材料** 山药300克，青椒30克，红椒30克，姜片、葱段各少许，生粉20克，白醋20毫升，番茄酱20克，白糖10克，盐、鸡精各2克，水淀粉5毫升，食用油适量。

**做法**

1. 将洗净去皮的山药切段，再切厚片，然后切条。将洗净的红椒、青椒切开，切成条。
2. 将山药装入碗中，加入生粉，拌匀。向锅中注入适量的食用油，烧至五成热。放入山药条，搅匀，炸至金黄色。
3. 将山药捞出，沥干油分，待用。将炒锅烧热，倒入白醋、番茄酱，再加入白糖，搅匀，煮至溶化。
4. 放入姜片、葱段、青红椒。加入盐、鸡精，搅匀调味，再倒入备好的山药，搅匀。
5. 淋入水淀粉，翻炒收汁。关火后将炒好的山药盛出，装入盘中即可。

## 营养功效

山药含有皂苷元、糖蛋白、维生素C、胆碱、黏液质、尿囊素等成分，具有补脾养胃、生津益肺、补肾涩精等功效。此外，山药还有滋养强壮、助消化、敛虚汗、止泻的功效，可治疗脾虚腹泻、肺虚咳嗽、糖尿病消渴、小便短频等症。

青椒富含膳食纤维、维生素、碳水化合物等营养元素，其特有的味道和所含的辣素有刺激唾液和胃液分泌的作用，能增进食欲，促进消化。

在制作本菜的时候，要将切好的山药在盐水中泡片刻，以免氧化变黑。

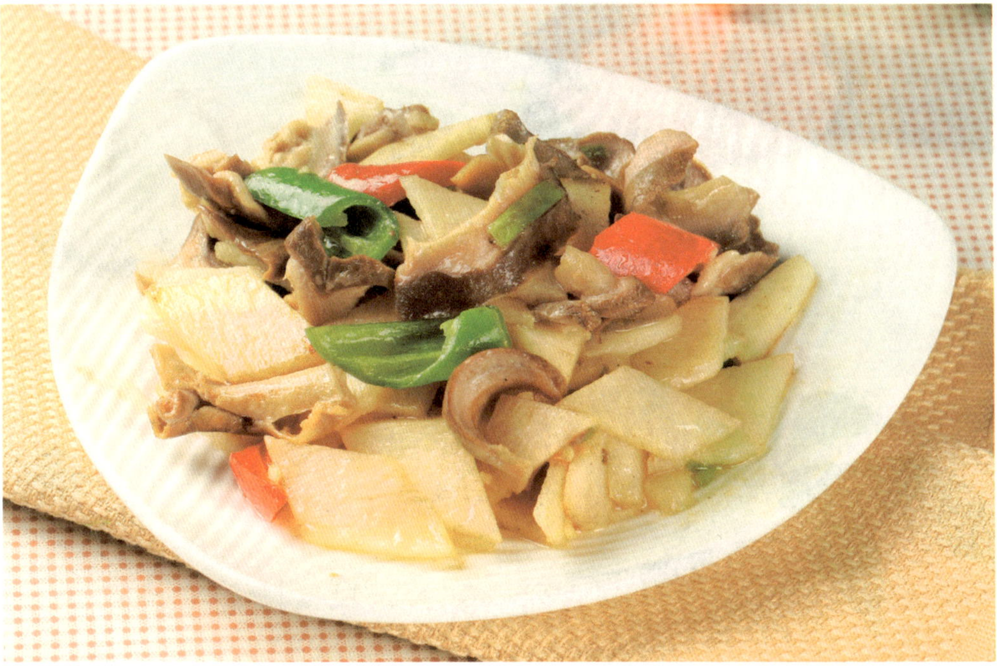

# 山药肚片

**材料** 山药300克，熟猪肚200克，青椒、红椒各40克，姜片、蒜末、葱段各少许，盐、鸡精各2克，料酒4毫升，生抽5毫升，水淀粉、食用油各适量。

**做法**

1. 将山药切成片。将青椒、红椒切成小块。
2. 将熟猪肚切成片。向锅中注入适量清水，烧开，加入少许食用油。放山药片、青椒、红椒，搅拌均匀，再煮约1分钟。
3. 将食材煮至八成熟后捞出，沥干水分，待用。用油起锅，放入姜片、蒜末、葱段，爆香。
4. 将焯过水的食材倒入锅中，炒匀、炒透。放入切好的猪肚，淋入少许料酒，翻炒香。再加入生抽、盐、鸡精，炒匀调味。
5. 向锅中倒入少许水淀粉，用大火快速翻炒数次，至食材熟软、入味。盛出炒好的菜肴，装在盘中即可。

## 营养功效

山药含有黏液蛋白、维生素及微量元素，能防止血脂在血管壁的沉积，预防心血管疾病，有益志安神、益气补血的功效。

猪肚含有蛋白质、维生素A、维生素E、钙、钾、钠、镁、铁等营养成分，具有补虚损、健脾胃、益气血等作用。

本品具有益气补血、补虚健脾的功效。

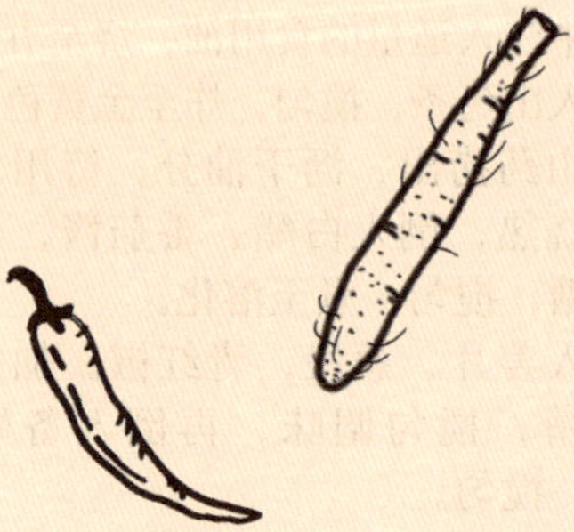

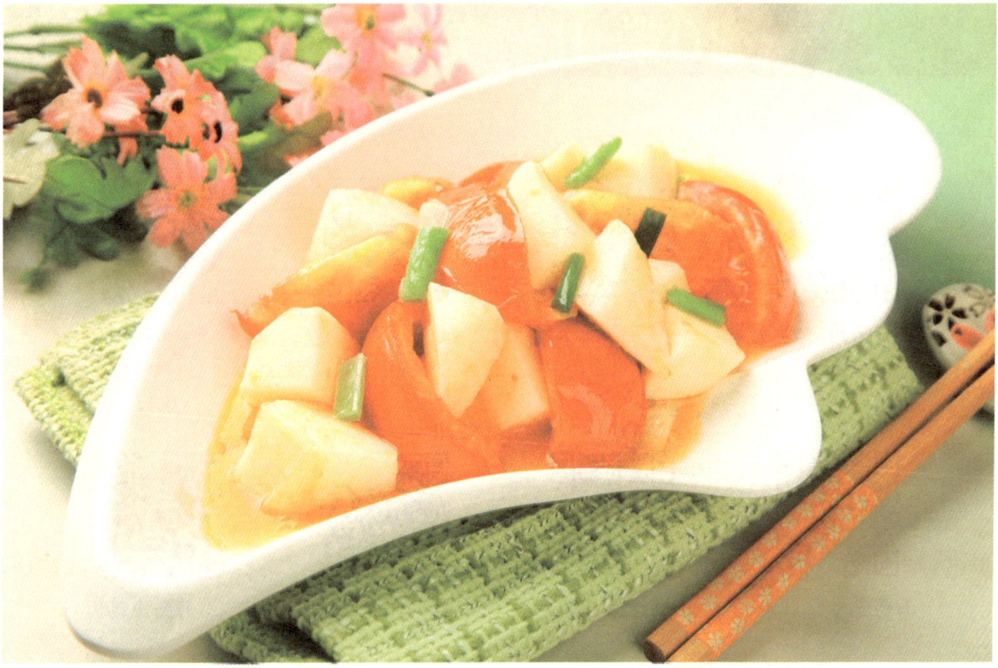

# 番茄炒山药

**材料** 去皮山药200克，番茄150克，大葱10克，大蒜5克，盐、白糖各2克，鸡精3克，水淀粉、食用油各适量。

**做法**

1. 将洗净的山药切成块状，将洗好的番茄切成小瓣，大蒜切片、大葱切段。
2. 向锅中注入适量清水烧开，加入盐、食用油，倒入山药，焯煮片刻至断生，将焯煮好的山药捞出，装盘备用。
3. 用油起锅，倒入蒜片、葱段、番茄、山药，炒匀。加入盐、白糖、鸡精，倒入水淀粉，炒匀。
4. 加入葱段，翻炒约2分钟至熟。将炒好的菜肴盛出，装入盘中即可。

**重点提示**

对山药过敏、血糖高、便秘、湿热体质等人群不建议食用本品。

## 营养功效

番茄含有番茄红素、膳食纤维、维生素A、B族维生素、维生素C、钙、铁、硒等营养成分，具有美容养颜、促进新陈代谢等功效。

山药含有黏液蛋白、维生素及微量元素，能防止血脂在血管壁的沉积，预防心血管疾病，有益志安神、益气补血的功效。

本品具有益气补血、补充维生素C等营养成分的作用。

# 20道山药美食推荐

益智山药老鸭汤

山药百合薏米汤

太子参山药排骨汤

冬瓜黄豆山药排骨汤

山药党参猪肚汤

山药党参瘦肉汤

石斛玉竹山药瘦肉汤

山药鳝鱼汤

山药芡实老鸽汤

鹌鹑山药杜仲汤

当归蚝肉山药汤

胡萝卜山药鲫鱼汤

山药黄芪养生鲫鱼汤

山药鸡胗粥

山药补骨脂粥

山药茯苓白术粥

山药莲子茯苓糊

萝卜山药煲牛腩

麦芽山药煲牛肚

山药莲香豆浆

# 第八章

# 当归

本章全面介绍了当归的相关常识，包括当归的成分与功效，食用原则与禁忌等内容。当归是一味补血养血的药材，含有多种营养成分，其营养价值极高。作为药食两用的健康补品，当归尤其适合调补身体之用。

下面就让我们来认识一下补血圣药——当归。

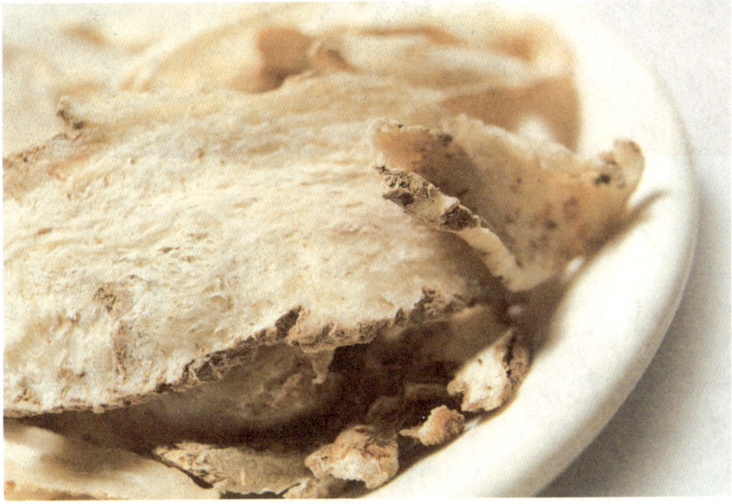

# 当归

【别名】秦归、岷当归等。

【生长分布】主产于甘肃岷县，四川、云南等地也有栽培。

【药用部位】干燥根。

【性味归经】性温，味甘、辛。归肝、心、脾经。

## 形态特征

当归为多年生草本；茎带紫色，有明显的纵直槽纹；叶片卵形，裂片边缘有缺刻；复伞形花序顶生，小伞梗密被细茸毛。

## 采收加工

当归常于秋末采挖，除去茎叶、须根及泥沙。放置，待水分稍稍蒸发后根变软时，捆成小把，上棚，以烟火慢慢熏干。

## 性状鉴别

当归表面浅棕色至棕褐色；根头上端圆钝；主根表面凹凸不平；有浓郁香气。

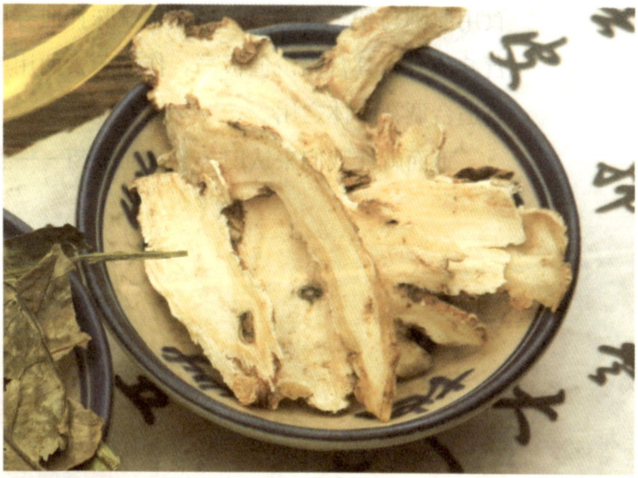

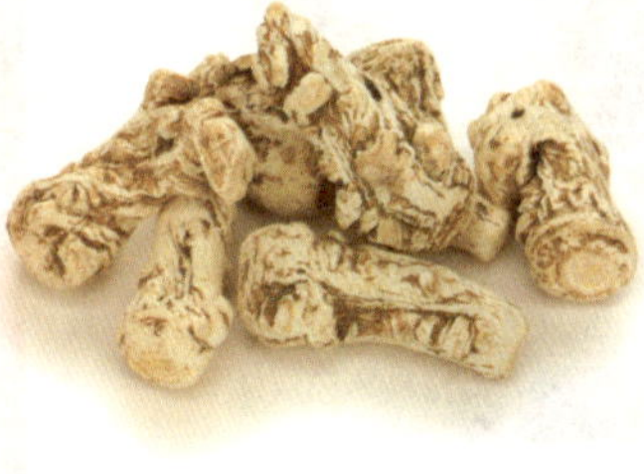

## 功能主治

当归具有补血调经、活血止痛、润肠通便的功效。可主治面色萎黄、头昏头晕、失眠、月经失调、产后腹痛、闭经等。

## 用法用量

当归宜煎服，5～15克。

## 使用注意

湿盛中满、大便泄泻者忌食当归。

# 当归的营养成分

当归为中药材，营养丰富，了解当归中的具体成分，以及这些成分的功效，有助于加深我们对当归的认识。

| 当归的营养成分 | |
|---|---|
| 挥发油 | 当归根部含有挥发油，其主要成分较复杂，主要有亚丁基苯酞、邻羧基苯正戊酮等。而当归全草都具芳香，可知其各部分都含挥发油，且果实中的含量极多。 |
| 有机酸 | 当归中的有机酸主要成分是阿魏酸，其含量基本与挥发油一致，且不同药用部位含量不同，其中归尾最高，归身次之，归头最低。<br>阿魏酸具有很强的抗氧化活性，能清除自由基，调节人体生理机制，抑制产生自由基的酶的生成，还能与膜磷脂酰乙醇胺结合，保护膜脂不受自由基的侵袭；阿魏酸钠能明显抑制血小板聚集，抑制羟色胺、血栓素样物质的释放，选择性抑制血栓素合成酶活性，使前列环素／血栓素的比例升高；阿魏酸能抑制肝脏合成胆固醇，抑制肝脏中羟戊酸-5-焦磷酸脱氢酶活性，通过抗氧化、自由基清除和抗血栓3种作用相互协调产生抗动脉粥样硬化的作用；阿魏酸对细菌N-乙酰转移酶有较强抑制作用，可使干扰素-8含量降低，抑制黄嘌呤氧化酶活性；阿魏酸钠可增强巨噬细胞吞噬红细胞的能力，还有抗心肌缺血、抗肝损伤的作用。<br>当归中的有机酸部分还包括烟酸、丁二酸、香草酸、木蜡酸、棕榈酸等。 |
| 氨基酸 | 当归中含有的氨基酸多达17种，其中就包括人体所必需但不能合成的7种氨基酸，而精氨酸的含量比其他种类氨基酸要高出1倍。 |
| 无机元素 | 当归中含有的无机元素成分多达23种，其中就包括16种人体必需的无机元素，含锰、锌、铜、镍等微量元素，并且不同产地、不同药用部位的当归，其无机元素的含量也各有不同。 |
| 其他成分 | 当归中含有多量蔗糖（40%）、维生素$B_{12}$（0.25～40微克/100克）、维生素A类物质（以维生素A计，含率为0.0675%），还含有脂肪酸、亚叶酸或凝胶因子、烟酸、生物素等类似物质。<br>当归中还含有黄酮类成分、香豆素类、花椒毒素等多种化学成分。 |

# 如何科学食用当归

当归性温，可升可降，阳中之阴，无毒，虽有上下之分，而补血则一，疗效甚佳。

当归可补肝、养心、健脾，具多重功效。只有科学服用当归，才能更好地发挥当归的效果。

## 当归的用法用量

1.内服，煎汤，6~12克。

2.炒黑，共研细末，每用10克，水1杯，酒少许，煎服。

3.可配伍其他食物和药物服用，制成丸、散、膏等，也可制成茶剂、菜肴、粥类等，用量不宜过多，一般控制在20克以内。

## 常见的配伍及功效

### 羊肉

当归与羊肉配伍同食，具有散风祛湿、补血活血、滋阴补虚的良好功效，有助于缓解肺结核、气管炎、哮喘、贫血、气血两虚、体虚畏寒、腰膝酸软、阳痿等症，有很大裨益，尤其适合男性食用。

### 猪肉

当归与猪肉配伍同食，其滋补营养的功效更为显著，适用于热病伤津、消渴羸瘦、肾虚体弱、气血两虚、便秘、面色无光等症状。

### 海参

当归与海参配伍同食，能起到排毒美容、促进消化、益气健脑的作用，适用于糖尿病、贫血、高血压、高血脂、类风湿、便秘、记忆力减退等症。

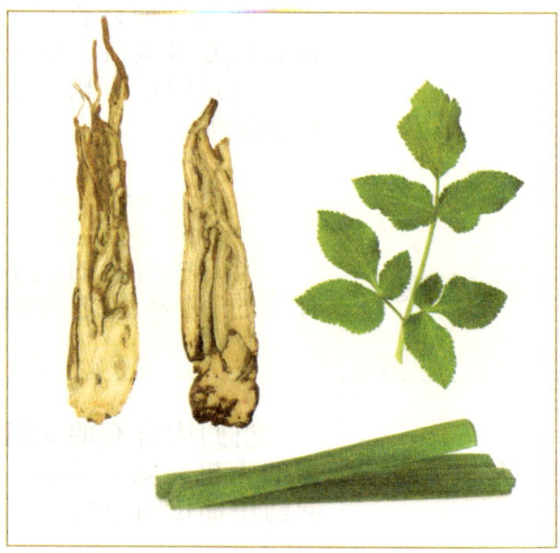

### 鸡肉

当归能起到补血养血的作用，与鸡肉配伍同食，具有补益心血、滋阴补虚的作用，适用于病后体虚、脾胃虚弱、腹泻、气血不足、心悸、小便频数、遗精、月经不调、水肿等症。

# 食用当归的注意事项

只要是药材，就存在搭配宜忌，在食用当归时，我们应该遵循一定的原则，避免一些不适宜的搭配方式，这样既可以保护当归的疗效，又可以避免潜在的危险。

## 哪些人不宜食用当归

### 湿阻中满、大便溏泄者

《本草经疏》中记载："肠胃薄弱，泄泻溏薄及一切脾胃病恶食、不思食及食不消，并禁用之，即在产后胎前亦不得入。"《本草汇言》又记载："风寒未清，恶寒发热，表证外见者，禁用之。"因此，上述人群皆不适宜食用当归。

### 有过敏反应症状者

有些当归注射液穴位注射时可能会引起过敏性休克现象，因此，有过敏反应症状者须特别注意，不可食用当归，以免引发不适。

### 热盛出血者

当归辛香走窜，属于甘、温、润的补品，如有出血倾向的患者食用，很容易加重其出血症状，不利于病情的恢复，因此不适宜食用。

### 慢性腹泻、腹部发胀者

《本草蒙筌》记载："当归甚滑，大便泻者须忌。"由此可见，当归具有润肠通便的作用，能起到促进消化的作用，能疏导便秘症状，如果腹泻、腹胀患者食用，很容易加重其不良症状，造成病情加重。

### 孕妇、儿童

处于妊娠期的女性，身体各方面功能都处在较敏感的状态，不宜随意用药。而当归中含有的水溶性或醇溶性而乙醚不溶性的非挥发性物质能起到兴奋子宫平滑肌的作用，尽管当归还有安胎的作用，但这种双向性对孕妇而言是利弊共存的，一旦处理不当，就容易带来负面作用，因此千万要小心。同时，儿童也不应过多食用当归。

## 哪些食物不宜与当归同食

### 绿豆

当归性温，其煲汤食用，能起到温补的作用；绿豆在烹饪过程中如煮得过烂，很容易使有机酸和维生素遭到破坏，从而降低清热解毒的功效。绿豆性凉，如与具有温补效果的当归同食，很容易降低药效

### 乌冬面

当归能起到补血活血、行气止痛的作用，适用于气血凝滞、风湿痹痛诸症，具有血中气药的美称，而乌冬面食用时必配盐酱，因此咸寒多汁。

乌冬面与当归的药性不相协调，尤其是因湿困中焦、气血凝滞而使用当归者，尤其不能与乌冬面同食。

## 常见的当归佳肴

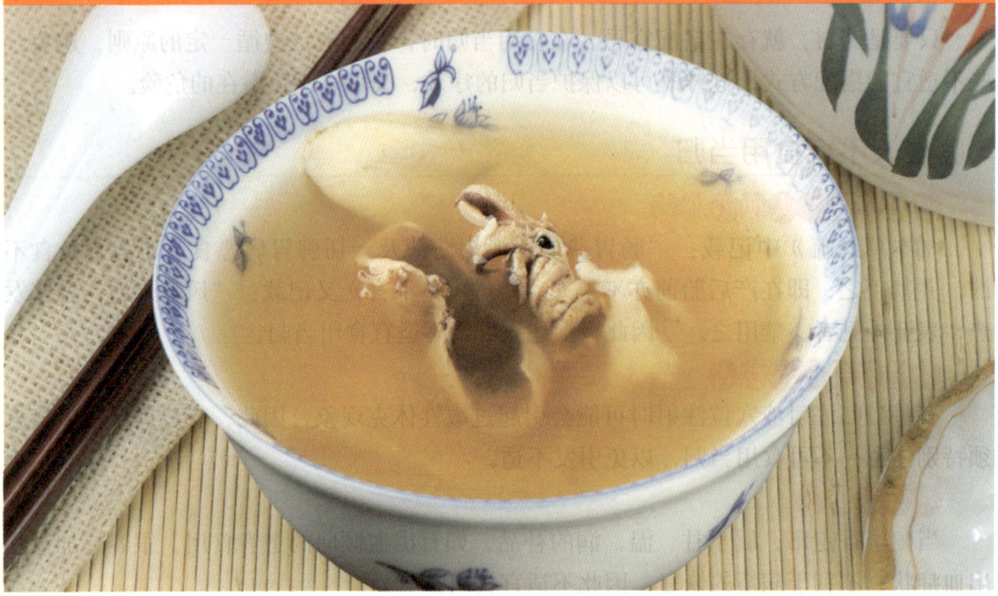

# 当归墨鱼汤

**材料** 当归5克，墨鱼干40克，姜片20克，盐、鸡精各2克，米酒适量。

**做法**

1. 将墨鱼干用清水洗净，再放入准备好的碗中，加适量温水，浸泡约5分钟至墨鱼肉发开，备用。
2. 向锅中加入适量清水，大火烧开，再放入准备好的墨鱼干。
3. 向锅中放入用清水洗净的当归，再放入姜片、米酒，用小火煲煮约30分钟，至食材完全熟透。
4. 放入盐、鸡精，搅拌均匀，再用小火续煮片刻，至入味即可。

**重点提示**

高血脂、高胆固醇血症、动脉硬化等心血管病及肝病患者应慎食本品。

**营养功效**

当归中含有蔗糖、果糖、葡萄糖、维生素A、维生素$B_{12}$、维生素E、氨基酸等营养成分，还含有钠、钾、钙、镁等矿物质，能起到补血和血、润肠通便的作用。

墨鱼营养丰富，其中含有蛋白质、脂肪、碳水化合物、维生素A、B族维生素，以及钙、磷、铁等矿物质，这些都是人体所需的营养物质，适当食用，能起到养血通经、补脾益肾、滋阴补虚的良好作用。

而且墨鱼喷出的墨汁含有一种黏多糖，还能起到抗癌的作用。

将当归、墨鱼干一起煲汤，具有增强体质、滋阴补虚、补血调经的作用，尤其适合女性食用。

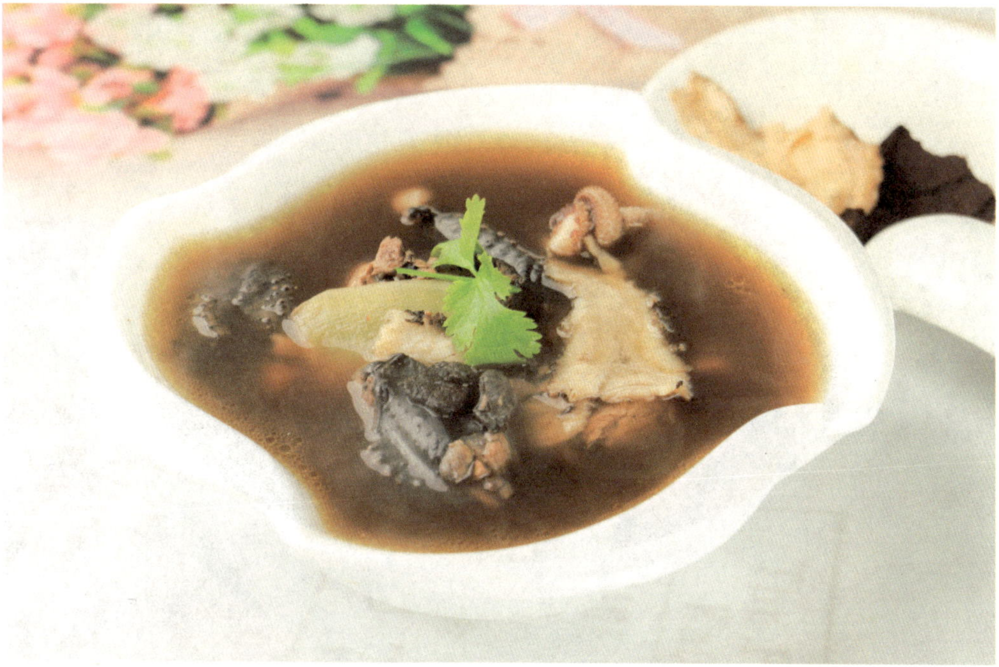

# 当归乌鸡墨鱼汤

**材料** 乌鸡块350克，墨鱼块200克，鸡血藤、黄精各20克，当归15克，葱条、姜片各少许，盐3克，鸡精2克，料酒14毫升，胡椒粉2克。

**做法**

1. 向锅中加水，烧开，放入洗净的墨鱼块、乌鸡块煮沸，淋入料酒，去除血渍后捞出沥干。
2. 向砂锅中加入适量清水，用大火烧开，再放入洗净的鸡血藤、黄精、当归、葱条、姜片，稍煮片刻至析出有效成分。
3. 倒入墨鱼块、乌鸡块，小火煮60分钟。
4. 加盐、鸡精，撒胡椒粉调味，再煮至汤汁入味即可。

**重点提示**

咳嗽、小便不利、腹胀、腹痛者忌食本品。

## 营养功效

当归是生活中常见的中药，其中含有蔗糖、果糖、葡萄糖、维生素A、维生素$B_{12}$、维生素E、氨基酸，以及钠、钾、钙、镁等，能起到补血和血、润肠通便的作用。

乌鸡滋补作用很强，其含有丰富的黑色素，以及蛋白质、B族维生素、氨基酸、磷、铁、钾、钠等成分，能起到补血调经、滋阴补虚的作用。

墨鱼的营养丰富，其中含有蛋白质、维生素A、B族维生素，以及钙、磷、铁等人体所需的营养物质，能起到养血通经、补脾益肾、滋阴补虚的作用。

适当食用本品，能起到补血调经、润肠补肾的作用。

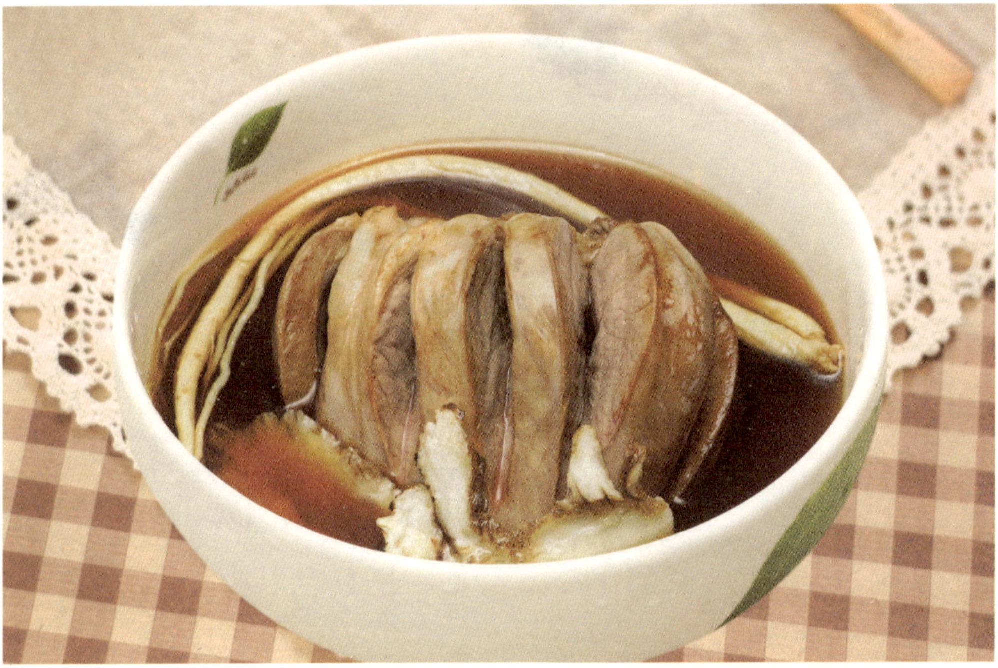

# 当归炖猪心

**材料** 猪心1个，党参20克，当归15克，延胡索10克，姜末、盐、料酒各适量。

**做法**

1. 将猪心用清水洗净，剖开。
2. 将党参、当归、延胡索分别用清水洗净。
3. 将洗净的党参、当归、延胡索一起纳入洗净的猪心内，再用竹签封住猪心的口，放入盘中，备用。
4. 在猪心上均匀地撒上适量姜末、料酒，腌渍片刻。
5. 将猪心放入锅中，加入适量清水，用大火烧开，再改小火，隔水炖煮至熟，再去除药渣，加适量盐调味即可。

**重点提示**

高胆固醇血症患者忌食本品。

## 营养功效

猪心中含有蛋白质、维生素$B_1$、维生素$B_2$、维生素C，以及钙、磷、铁等多种营养成分，能起到养心安神、滋阴补虚的作用。

当归的药用价值高，其中含有蔗糖、维生素A、维生素$B_{12}$、维生素E，以及钠、钾、钙、镁等多种营养成分，能起到补血益气、润肠通便的作用。

党参是常见的中药材，其中含有铁、锌、铜、锰等14种无机元素，以及天冬氨酸、苏氨酸、丝氨酸、谷氨酸等17种氨基酸，能起到养心润肺的作用。

将猪心、当归、党参、延胡索一同炖汤食用，具有益气补血、活血化瘀的功效，尤其适合女性食用。

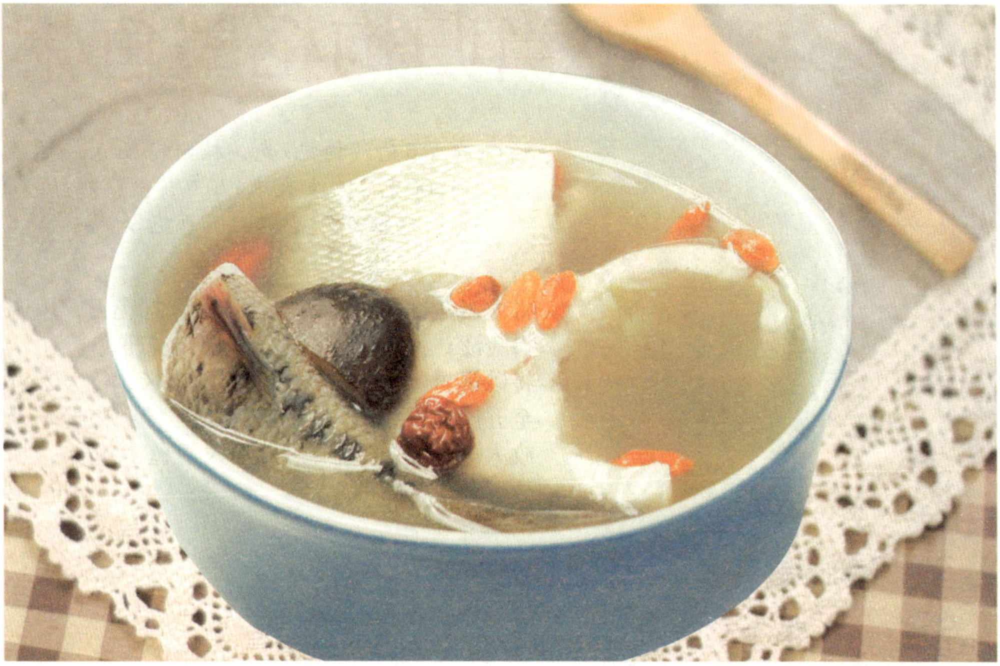

# 当归鲈鱼汤

**材料** 鲈鱼1条，当归10克，香菇3朵，枸杞10克，姜片10克，盐5克，味精3克，豆瓣酱15克，红油10毫升，生抽5毫升。

**做法**

1. 将鲈鱼宰杀，收拾干净，切块；将枸杞洗净；香菇泡发；将当归切片。
2. 将所有材料放入碗中，再放入蒸锅中炖40分钟后取出即可食用。

**重点提示**

勿食鲈鱼肝，多食后易脱皮。

## 营养功效

当归的药用价值高，其中含有蔗糖、维生素A、维生素$B_{12}$、维生素E，以及钠、钾、钙、镁等多种营养成分，具有补血活血的作用。

鲈鱼含有丰富的蛋白质，具有滋阴润燥、滋补强身的作用。

枸杞含有丰富的胡萝卜素、维生素、钙、铁等成分，具有降血压、血脂和血糖的作用，能益气补血。

本品具有补血活血、健脾益肾、增强体质的作用。

食疗讲堂 体质辨识 食养指南 药食珍味

扫码查看

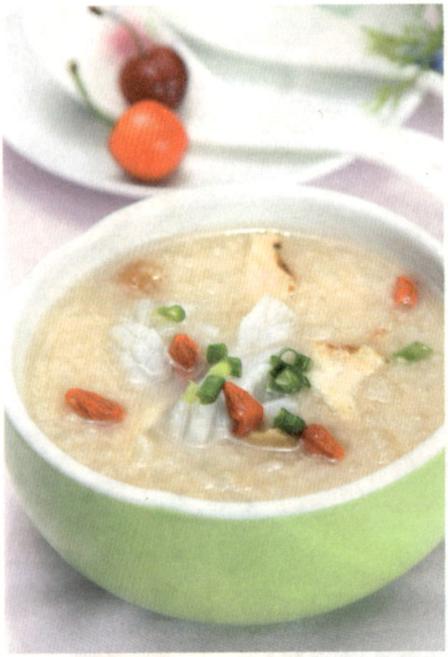

# 当归枸杞墨鱼粥

**材料** 当归6克，枸杞7克，桂圆肉13克，墨鱼肉100克，水发大米170克，盐、鸡精各4克，胡椒粉3克，姜丝、葱花各少许。

**做法**

1. 将大米淘净；将墨鱼收拾干净，打花刀，用调料腌渍；将当归、枸杞、桂圆肉洗净。
2. 将砂锅置于火上，加入清水、大米，待大米煮至五成熟后，放入当归、枸杞、桂圆肉搅匀，放入姜丝煮至粥成，再加入墨鱼肉搅拌，加盐、撒葱花即可。

**营养功效**

当归具有润肠通便的作用；枸杞具有补血理气的作用；墨鱼具有养血通经、补脾益肾的作用。本品具有滋阴补虚、调经止痛、润肠通便的作用。

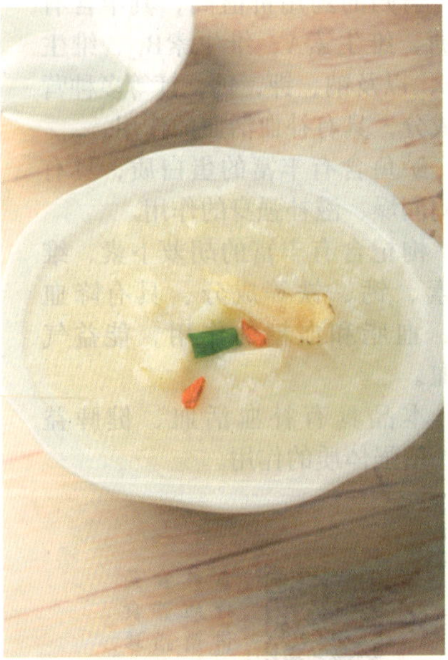

# 当归马蹄粥

**材料** 当归10克，马蹄100克，水发大米150克。

**做法**

1. 将马蹄用清水洗净，去皮，用刀切成大小均匀的小块；将当归用清水洗净。
2. 向锅中加水，烧开，放入当归，小火煮15分钟后取出当归。
3. 将大米倒入锅中，小火煮30分钟至米粒熟软，再放入马蹄续煮10分钟即可。

**重点提示**

大便溏稀、脾胃虚弱者忌食本品。

**营养功效**

当归具有补血活血、润肠通便的作用；马蹄具有润肺止咳、滋阴补虚的作用。本品具有增强免疫力、润肺补虚的作用。

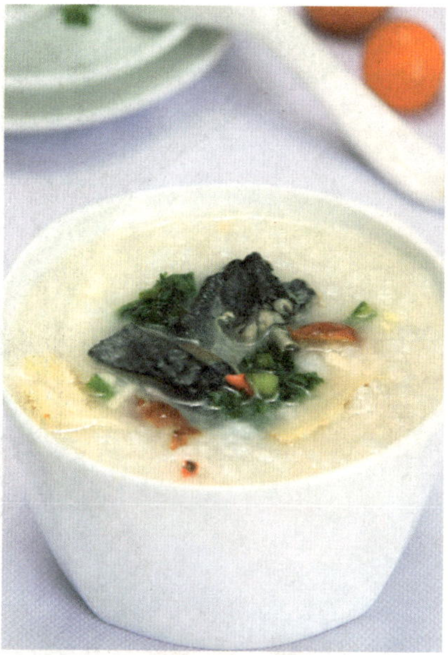

# 大枣当归乌鸡粥

**材料** 大米120克，乌鸡肉50克，当归10克，青菜20克，大枣30克，生抽4克，盐适量。

**做法**

1. 将大米淘净；将乌鸡肉洗净，剁块，加生抽、盐腌渍；将青菜洗净切碎；将当归、大枣洗净。
2. 向锅中加水，放入大米大火煮沸，放入乌鸡肉、当归、大枣，转中火熬煮至将成，再放入青菜熬煮成粥，加盐调味即可。

**重点提示**

小便不利、痰湿者忌食本品。

**营养功效**

大枣具有滋补气血的作用；当归具有温经止痛、补血活血的作用；乌鸡具有滋阴补虚的作用。本品具有滋阴止痛、补血补虚的作用。

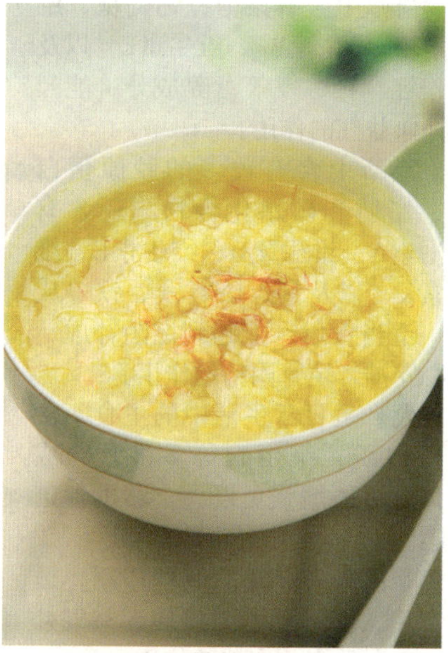

# 当归红花补血粥

**材料** 大米200克，红花、黄芪、当归、川芎、白糖各5克。

**做法**

1. 向砂锅中注入适量清水，放入备好的川芎、当归、黄芪。
2. 用大火煮开后倒入洗好的大米，用大火煮开后转小火煮30分钟。
3. 倒入备好的红花，续煮30分钟至食材熟透，加入少许白糖，拌匀即可。

**重点提示**

热性体质者、孕妇不宜食用本品。

**营养功效**

当归具有补血活血、通经活络、护肤美容等功效；红花具有活血通经、降血压、祛瘀止痛等功效。本品具有补血活络、护肤美容的功效。

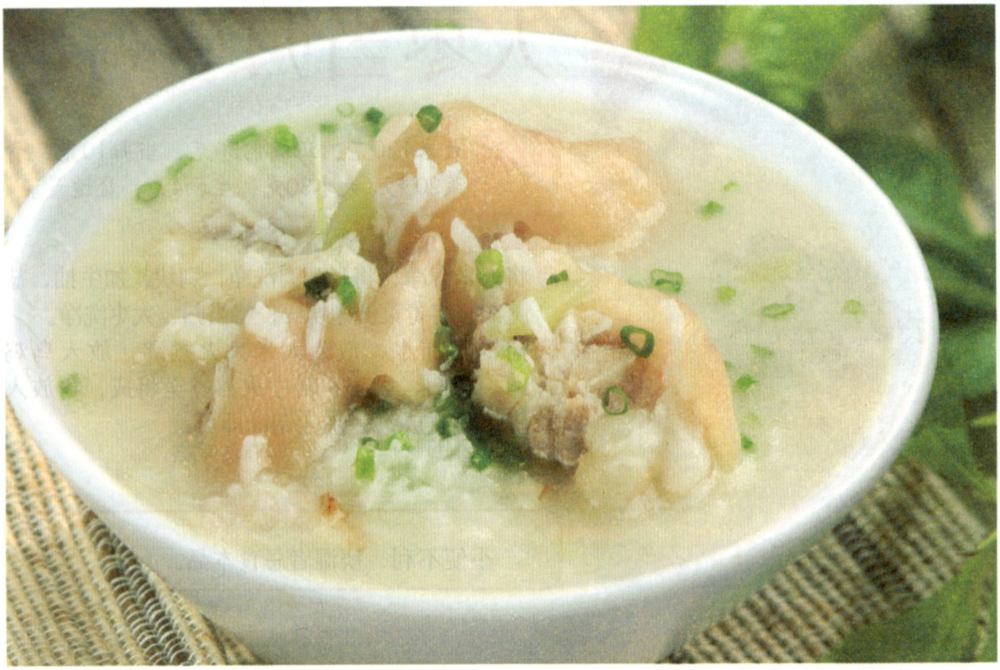

# 当归猪蹄粥

**材料** 当归5克，猪蹄块200克，水发大米150克，白醋5毫升，料酒9毫升，盐、鸡精各2克，香油2毫升，姜片、葱花、胡椒粉各少许。

**做法**

1. 向锅中加入适量清水，用大火烧热，再淋入白醋。
2. 倒入猪蹄块，大火加热，汆去血水后捞出。
3. 向砂锅中加水，烧开，倒入猪蹄、姜片和洗净的当归，淋入料酒，大火烧开后改小火煲20分钟。
4. 倒入淘净的大米，搅拌均匀，用小火煲30分钟至熟，再加盐、鸡精、胡椒粉，再撒上葱花、淋上香油即可。

**重点提示**

消化功能弱、肥胖者不宜多食本品。

## 营养功效

当归中含有果糖、葡萄糖、维生素A、维生素$B_{12}$、维生素E，以及钠、钾、钙、镁等营养成分，能起到补血益气的作用。

猪蹄中含有较多的胶原蛋白质、脂肪和碳水化合物，还含有维生素A、维生素D、维生素E、维生素K，以及钙、磷、镁、铁等成分，适当食用，能起到滋阴补虚、养心安神、填肾固精的作用。

大米是日常生活中的主食，含有蛋白质、维生素等多种营养成分，常食能增强免疫力，帮助促进健康。

本品具有一定的调理作用，适当食用，能起到增强体质、益气补血、养心补虚、安神的作用。

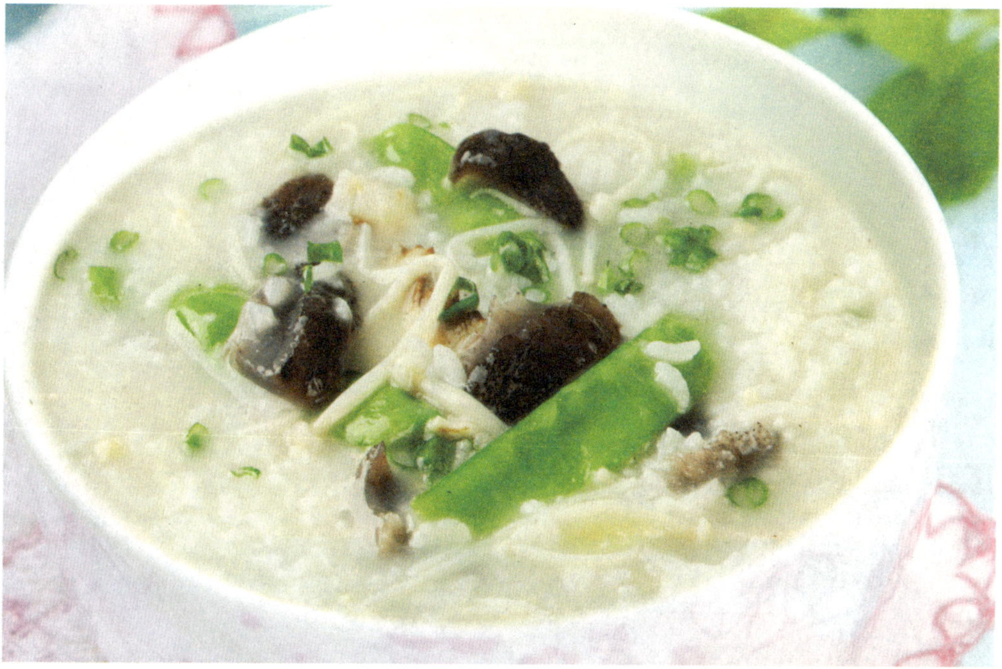

# 海参当归粥

**材料** 荷兰豆60克，当归8克，金针菇100克，海参100克，水发大米180克，姜片、葱花各少许，盐3克。

**做法**

1. 将海参放入清水中洗净后捞出，切成小块，装碗备用。
2. 向锅中加水，烧开，倒入洗净的大米、当归，搅拌均匀，大火煮沸后，转用小火煮30分钟至米粒熟软。
3. 向锅中倒入处理好的海参，小火续煮10分钟至海参熟软。
4. 向锅中放入洗净的荷兰豆、金针菇，续煮3分钟至食材熟透，加盐、姜片煮至入味，撒葱花即可。

**重点提示**

儿童及咳痰者忌食本品。

**营养功效**

当归营养价值高，具有补血活血、润肠通便的作用。

海参中含有蛋白质、18种氨基酸、刺参酸性黏多糖，以及钙、钾、锌、铁、硒、锰等活性物质，且不含胆固醇，适当食用，能起到补肾益精、滋阴壮阳、补血调经的作用，具有阴阳双补的良好功效。

荷兰豆中含有蛋白质、胡萝卜素、氨基酸、维生素等，能起到促进新陈代谢、增强免疫力的作用。

金针菇中含有多种营养成分，具有降低胆固醇、缓解疲劳的作用。

适当食用本品，能起到滋阴补虚、增强体质的作用。

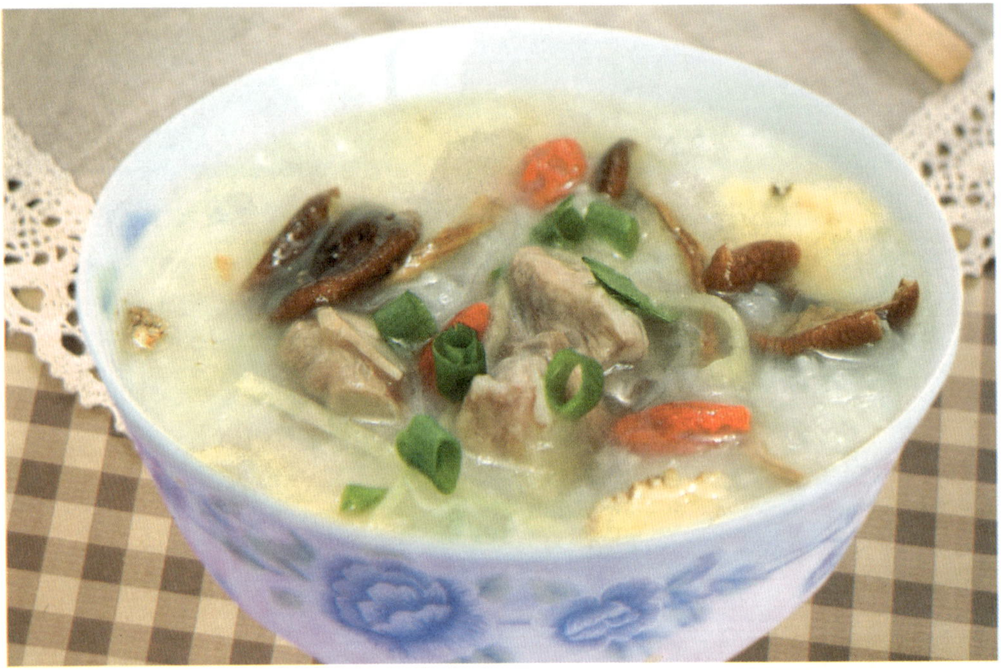

# 当归鹌鹑枸杞粥

**材料** 茶树菇、当归、枸杞各适量，鹌鹑1只，大米50克，盐3克，料酒、香油、姜丝、葱花适量。

**做法**

1. 将大米淘洗干净，放入清水中浸泡；将茶树菇、当归、枸杞洗净。
2. 将鹌鹑收拾干净，再切成小块后洗净，放入烧热的油锅中，再烹入料酒，加盐调味，炒熟后盛出。
3. 将锅置于火上，注入清水，放入大米煮至五成熟，放入鹌鹑、茶树菇、当归、枸杞、姜丝煮至米粒开花后关火。
4. 最后加入适量盐、香油调匀，出锅前撒上葱花即可。

**重点提示**

脾胃虚弱、大便溏稀者不宜食用本品。

## 营养功效

当归中含有葡萄糖、维生素A、维生素$B_{12}$、维生素E，以及钠、钾、钙、镁等成分，具有补血活血的作用。

鹌鹑肉是滋补价值很高的食物，其中含有多种营养成分，能起到利水消肿、补中益气的作用。

枸杞的营养丰富，其中含有胡萝卜素、钙、铁及多种维生素，能起到益气补血、滋阴补虚的作用。

茶树菇中含有氨基酸、碳水化合物、B族维生素，以及钾、钠、钙、镁、铁、锌等矿质元素，能起到延缓衰老的作用。

本品具有补血益气、温中补虚、利水消肿的作用。

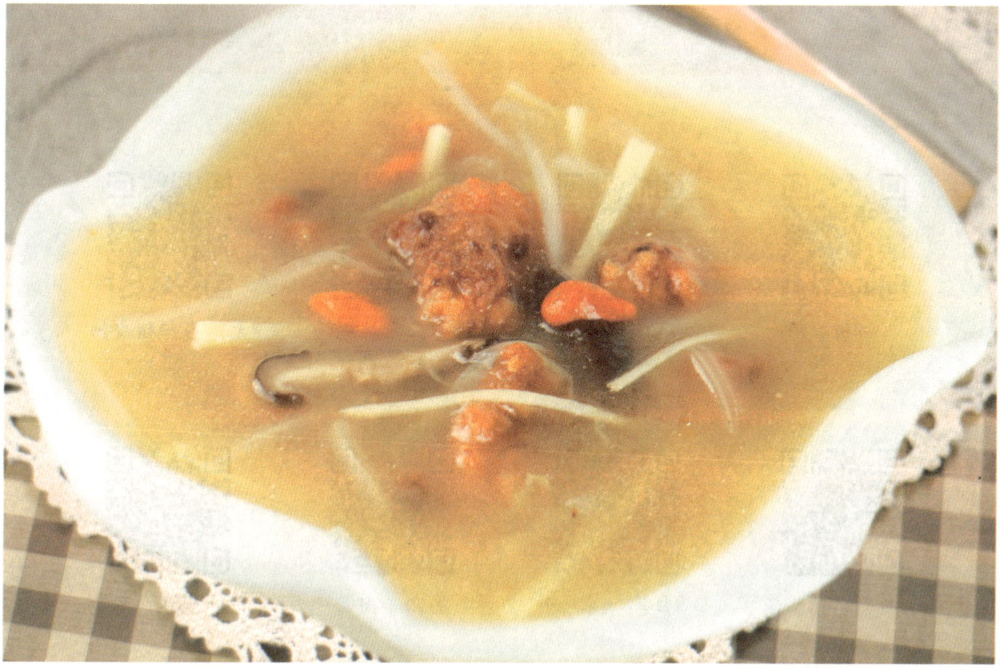

# 当归排骨酥羹

**材料** 排骨300克，当归10克，枸杞8克，水发香菇50克，白菜150克，冬笋120克，高汤400毫升，生抽4毫升，生粉50克，盐3克，鸡精3克。

**做法**

1. 将白菜、冬笋洗净切丝；将香菇切丝。
2. 将排骨放入碗中，加入生抽、盐、生粉搅匀，入锅炸至金黄，捞出沥油。
3. 向锅中加水，烧开，倒入冬笋、香菇、白菜、盐、鸡精搅匀，煮至断生后捞出。
4. 将当归、枸杞放入锅中，加水烧开，小火煮10分钟，倒入高汤及焯过的食材拌匀，煮2分钟至入味，勾芡，倒入排骨炒匀。

**重点提示**

阴虚火旺、咳喘眩晕、气弱者忌服本品。

**营养功效**

排骨中含有蛋白质、脂肪、维生素、磷酸钙、骨胶原、骨黏蛋白等多种营养成分，有助于增强骨髓造血功能。

白菜是常见的食材，其中含有维生素、纤维素等多种营养成分，能起到宽利肠胃、滋阴清热的作用。

冬笋含有丰富的蛋白质、纤维素、多种氨基酸、维生素，以及钙、磷、铁等微量元素，能促进肠道蠕动，有助于消化，还具有一定的抗癌作用。

当归能起到补血活血、滋阴润燥、温经止痛的作用。

本品具有滋阴补虚、宽肠通便的作用。

# 20道当归美食推荐

当归猪心汤

当归金银花汤

当归三七炖鸡汤

大枣当归猪皮汤

当归大枣猪蹄汤

当归党参大枣鸡汤

当归羊肉羹

当归党参马蹄粥

当归丹参粥

益气养血粥

当归党参猪心粥

当归白术炖鸡块

当归黄芪大枣煲鸡

人参当归山药煲乌鸡

当归炖牛肉

人参当归煲猪腰

党参当归炖鳝鱼

枣仁当归玉竹茶

当归红花饮

当归桂圆茶

第九章

# 党参

党参虽然其貌不扬，不似人参那样“集万千宠爱于一身”，但党参的功效可谓无处不及，它的妙用让人惊叹，是一味不可或缺的中药。

本章全面介绍了党参的营养功效、药理价值等内容。下面让我们全面认识一下这一药食两用的佳品。

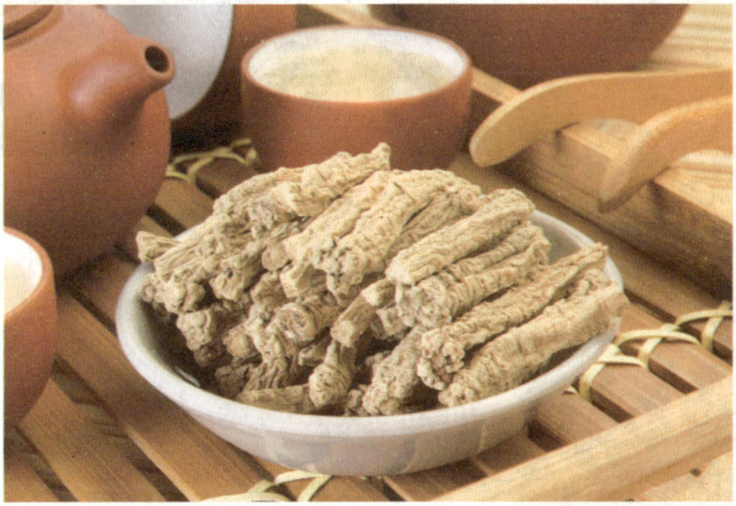

# 党参

【别名】潞党参、台党参等。

【生长分布】主产于山西、陕西、四川、甘肃等地。

【药用部位】干燥根。

【性味归经】性平，味甘。归脾、肺经。

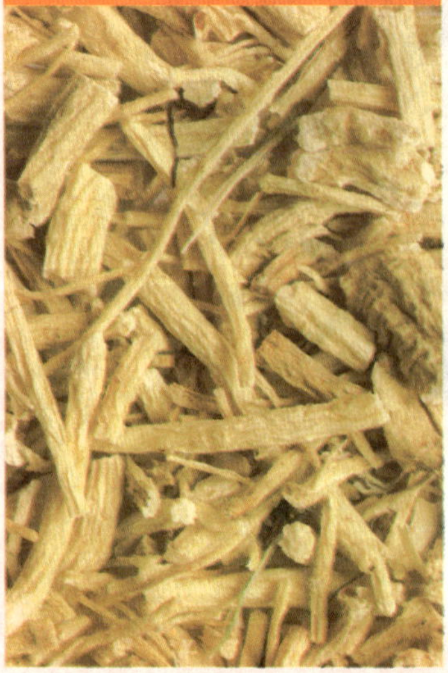

## 形态特征

党参为多年生草本；茎缠绕，多分枝；叶片卵形或广卵形，顶端钝或尖；有花梗，花萼5深裂；花冠钟状，淡黄绿色，内有紫斑。

## 采收加工

党参常于秋末采挖，除去地上部分、须根及泥沙，洗净，反复搓揉3～4次，晒干。

## 性状鉴别

党参呈长圆柱形；纵皱纹；味甜，嚼之无渣。

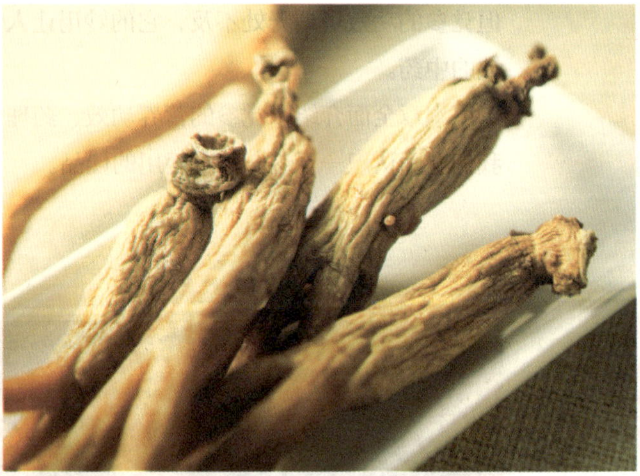

## 功能主治

党参具有健脾益肺、养血生津的功效。可主治体虚倦怠、咳嗽气促、面色萎黄、乏力、头晕、心悸、大便溏稀等。

## 用法用量

党参宜煎服，9～30克。

## 使用注意

党参不宜与藜芦同用。

# 党参的营养成分

党参为桔梗科多年生草本植物党参、素花党参、川党参及其同属多种植物的根。党参为中国常用的传统补益药，古代以山西上党地区出产的党参为上品。那么，党参含有哪些营养元素呢?

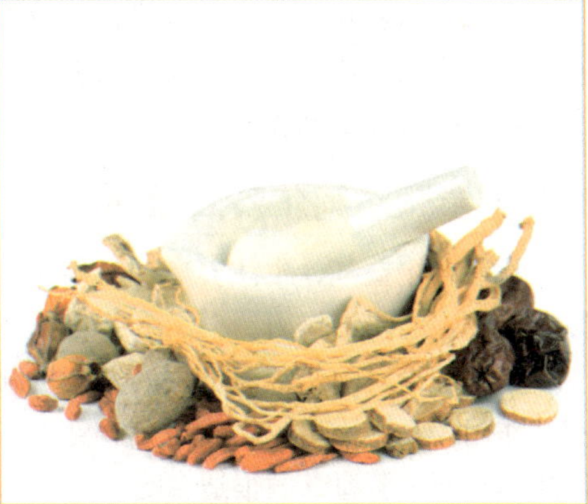

现代研究，党参含多种营养元素，具有增强免疫力、扩张血管、降压、改善微循环、增强造血功能等作用。

| 党参的营养成分含量（每100克） | |
|---|---|
| 膳食纤维 | 4克 |
| 维生素A | 92微克 |
| 视黄醇当量 | 85.7微克 |
| 维生素C | 29毫克 |
| 维生素E | 0.23毫克 |
| 钾 | 89毫克 |
| 钙 | 68毫克 |
| 镁 | 54毫克 |
| 铁 | 2.8毫克 |
| 锰 | 0.25毫克 |
| 锌 | 0.5毫克 |
| 铜 | 0.27毫克 |

# 如何科学食用党参

党参的营养功效较多，食疗价值较高，食用人群广泛，有针对性地食用党参，将发挥出它特有的作用。那么，党参有哪些突出的功效呢？党参对哪些人群特别有帮助呢？怎样吃党参效果最好呢？

## 吃党参预防阿尔茨海默病

党参补中益气、生津养血，老年人经常食用党参粥有利于增强记忆力，对阿尔茨海默病有一定的防治作用。

中医理论对阿尔茨海默病的发病机制的论述可归纳为“虚、瘀、痰”三方面，三者相互作用，互为因果，密不可分。党参对“虚、瘀、痰”发病症状，可谓是对症下药，因此预防阿尔茨海默病很适合吃党参。

党参的食用方法多样，对于老年人而言，最合适的是粥食，最常见的是党参粥。将党参与粳米一同熬粥，再加蜂蜜调味，佐餐食用，分两次服用。本膳食还可用于脾胃气虚、疲倦乏力、食少便溏、肺气不足、气短喘促、病后气血虚弱等症。

## 吃党参治气虚汗多

党参补虚益气效果良好，可通过炖服来调理气虚体质，达到治气虚汗多的目的。比如，将干党参与母鸡、人参、大枣、生姜等一起炖煮，可补气固表，同时补中和胃，对于气虚者有一定的敛汗作用，对于产后虚胖多汗的女性及体弱的老年人尤为适用。

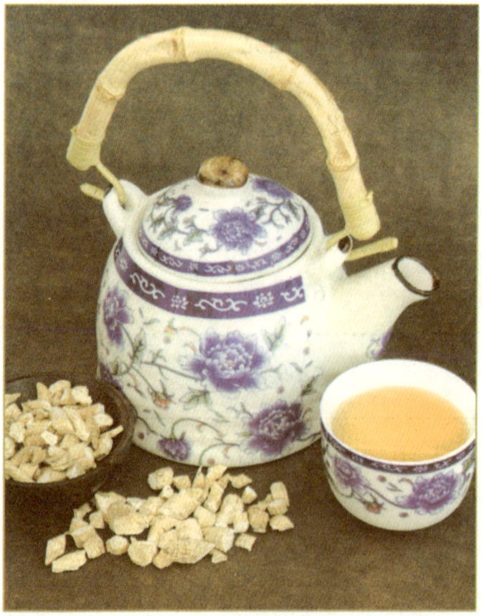

## 喝党参茶最补虚

党参补气，最宜用于平素倦怠乏力、精神不振、语音低沉、自觉气短、稍一活动就喘促的肺气虚弱者。侧重于脾胃气虚的人，四肢无力、食欲减退、大便稀溏者也宜使用党参。党参在中医里使用得比较早，张仲景的方里很多都用的是党参。偏温一点多补脾胃，补气，以山西上党的党参最有名。

党参的食用方法多，可煮食、炖食、熬粥、煎汁等，其中泡茶饮用最能发挥党参的药性效果，尤其是配合其他中药材一起泡饮，更能发挥出其补虚益气等功效。党参药茶饮用方便，是补虚的极好帮手。

# 食用党参的注意事项

党参虽然是天赐的一味良药，大多数人都能食用，但在食用党参时仍然有一些食用原则和食用禁忌要注意，了解党参特有的食用原则和禁忌，才能吃得放心、吃得健康。那么，党参的食用原则是什么呢?

## 党参的食用原则

食用党参，需要把握用量和搭配效果，否则不但起不到预期的治病、强身健体的效果，还可能适得其反，损害身体健康。

### 忌久服常规用量

短期服用党参及其制剂安全性好，偶可见轻度不安、兴奋；长期服用则会出现不适，表现为失眠、抑郁、头痛、心悸、血压升高、性功能减退、体重减轻。

### 忌用量过大

短期或一次超量服用党参及制剂可能引起不良反应，如头昏、发热、头痛、烦躁、抽搐，对神经系统、心血管系统、消化系统、水电解质代谢都有损害作用。党参的用量一般为5～15克；重病或急病时，也可用到25～50克，或更多些。但一定要根据病症服用，不可过多。

### 忌与某些西药同用

党参与西药混用有时可产生一些较为严重的不良反应，如抗凝剂、强心苷、镇静剂、类固醇等药物具有拮抗或协同作用，若服用以上药物，则不可同时服用党参。服贫血药时，不能同时服用党参，否则有时可使病情恶化；胃溃疡患者感冒时，不能将阿司匹林与党参同时服用，否则犹如“火上浇油”。因为阿司匹林本身对胃黏膜就有刺激作用，而参茸中含有皮质样激素，能促进胃酸、胃蛋白酶的分泌，同时使胃液分泌减少，以致加剧病情。再有，含参的中成药（如党参再造丸），不宜与单胺氧化酶抑制剂呋喃唑酮、帕吉林、异烟肼、苯乙肼等同用，因为这些西药可抑制单胺氧化酶的活性，使去甲肾上腺素、多巴胺、5－羟色胺等单胺类神经递质不被酶破坏，贮存于神经末梢中。

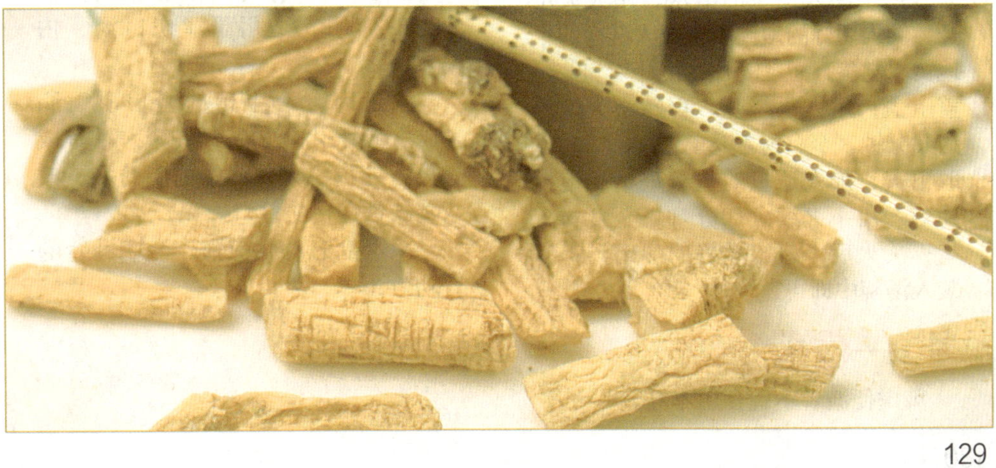

## 常见的党参佳肴

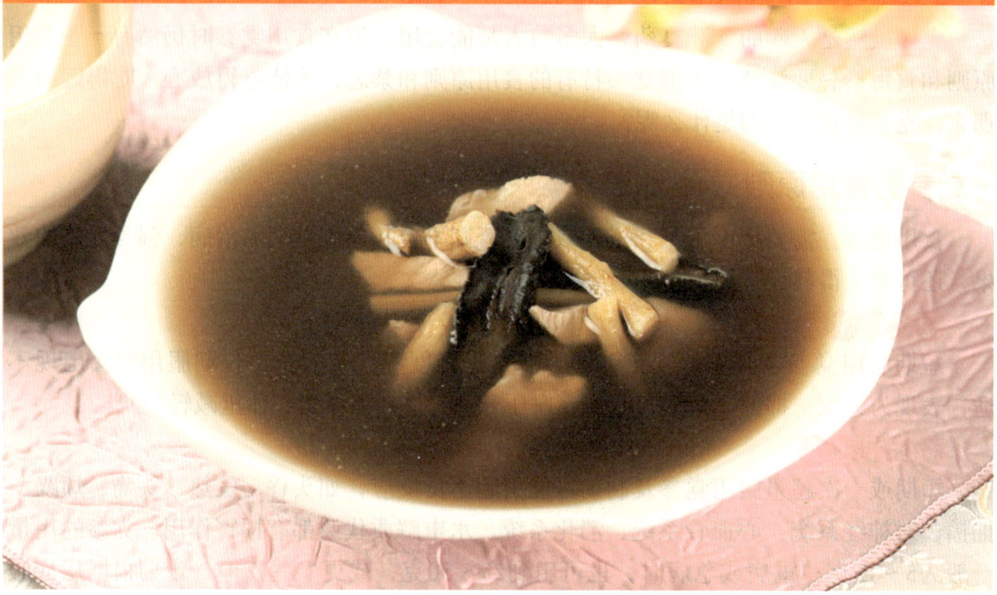

# 生地党参瘦肉汤

**材料** 生地黄10克，党参12克，猪瘦肉120克，姜片少许，盐、鸡精各2克。

**做法**

1. 将猪瘦肉用清水洗净，先切条状，再切成小丁，放入沸水中汆煮片刻，捞起，放入小碟子中；党参、生地黄分别洗净，装入盘中，沥干水分，待用。
2. 向砂锅中注入适量的清水，用大火烧开，倒入切好的瘦肉丁，放入洗净的生地黄、党参，撒上姜片，搅拌均匀。
3. 盖上盖，用大火烧开，再转小火炖煮约40分钟，至食材熟透。
4. 取下盖，加入适量的盐、鸡精，搅拌均匀，用小火续煮10分钟，至食材入味；关火后，盛出煮好的瘦肉汤，并装入汤碗中即可。

**重点提示**

脾虚便溏者不宜食用本品。

**营养功效**

党参所含有效成分对神经系统有兴奋作用，能增强机体抵抗力，又能增加红细胞和血红蛋白，其所含的锌可促进生长发育和提高性功能。同时，还可增强人体免疫力，提高超氧化物歧化酶的活性，增强消除自由基的能力。

生地黄具有清热凉血的功效，以及养阴生津和增强心脏收缩能力的作用，适用于津伤口渴、内热消渴。

猪肉含有丰富的蛋白质、脂肪、碳水化合物、钙、磷、铁等成分，能提供人体必需的脂肪酸，改善缺铁性贫血。

本品有补气凉血、滋阴补肾的功效。

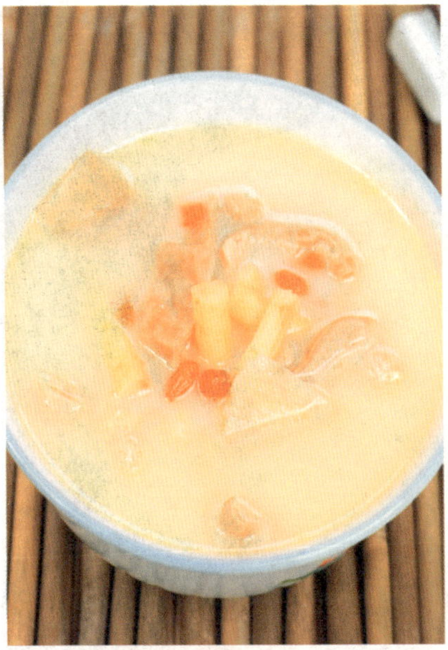

# 党参山药猪肚汤

**材料** 猪肚150克，党参、山药各20克，黄芪5克，枸杞适量，盐6克，姜片10克。

**做法**

1. 将猪肚、党参、山药、黄芪、枸杞洗净备用。
2. 向锅中注入清水，大火烧开，放入猪肚汆透。
3. 将所有材料和姜片放入砂煲内，加清水淹过食材，大火煲沸后改小火煲2.5小时，加入盐调味即可。

**重点提示**

猪肚与莲子（用白茄枝烧）一起食用易中毒。

**营养功效**

山药是虚弱、疲劳或病愈者恢复体力的最佳食品，对于癌症患者治疗后的调理也极具疗效。猪肚具有治泄泻、消渴的功效。本品有补虚健脾的功效。

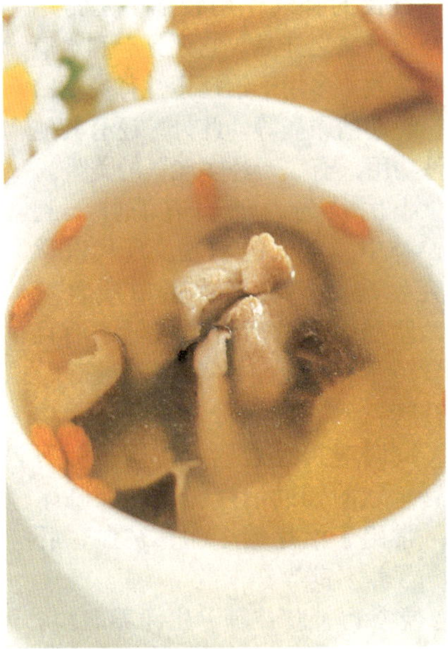

# 参杞香菇瘦肉汤

**材料** 猪瘦肉750克，党参25克，香菇100克，枸杞5克，生姜4片，盐5克，味精适量。

**做法**

1. 将香菇用水浸发之后捞出，沥干水分，剪去蒂备用；将党参、生姜、枸杞洗净，沥干水分待用；将猪瘦肉洗净切块，装入盘中，备用。
2. 将以上材料放入清水锅内，大火煮滚后，改文火煲2小时，调入盐、味精即可。

**重点提示**

本品适宜体质虚弱、抵抗力差者食用。

**营养功效**

枸杞可调节机体免疫功能，具有延缓衰老、抗脂肪肝、调节血脂和血糖、促进造血功能等作用。本品可增强机体免疫功能。

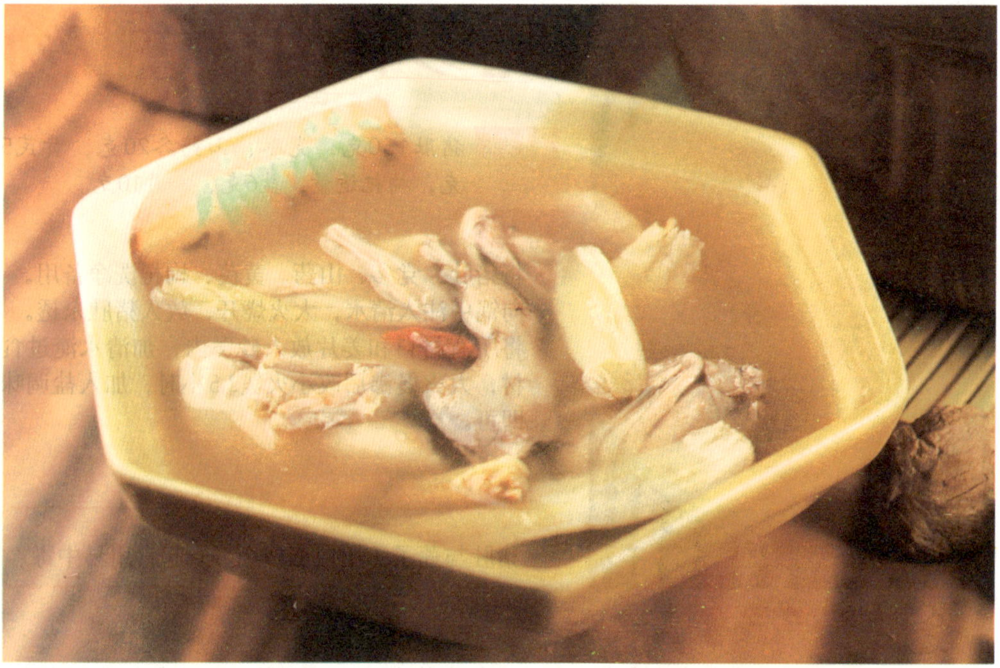

# 黄芪党参炖鹌鹑

**材料** 鹌鹑180克，姜片少许，黄芪20克，党参20克，盐、鸡精各3克，料酒12毫升。

**做法**

1. 将处理干净的鹌鹑斩成块；向锅中注入适量的清水，用大火烧开，放入鹌鹑块，加入少许料酒，搅拌均匀，汆至变色，捞出汆煮好的鹌鹑，沥干水分，然后装入碗中待用。
2. 向砂锅中注入适量清水，烧开，放入洗净的党参、黄芪、鹌鹑，再加入姜片。
3. 倒入适量料酒提鲜。盖上盖，烧开后用小火炖40分钟。
4. 揭盖，加入适量盐、鸡精。搅匀调味。盛出煮好的汤料，装入碗中即可。

## 重点提示

鹌鹑肉不宜与蘑菇、木耳同食。食用黄芪后忌食生冷食物。

## 营养功效

黄芪的补气作用较强，是常用的补益气血之佳品。它还具有利水消肿的功效，多用于治疗慢性肾炎蛋白尿、晚期糖尿病等。此外，还有其他多种功用，有“一药多能”的美誉。

中医认为，鹌鹑有消肿、利水、补中、益气的功效。现代医学研究发现，鹌鹑肉中蛋白质含量高，脂肪、胆固醇含量极低，而且富含芦丁、磷脂、多种氨基酸等，有补脾益气、健筋骨、固肝肾之功效，同时对神经衰弱、胃病、肺病均有一定的辅助治疗作用。在临床上，常用于治疗糖尿病、贫血、肝炎、营养不良等。

党参可补脾益肺、生津养血。

本品具有补气健脾的功效。

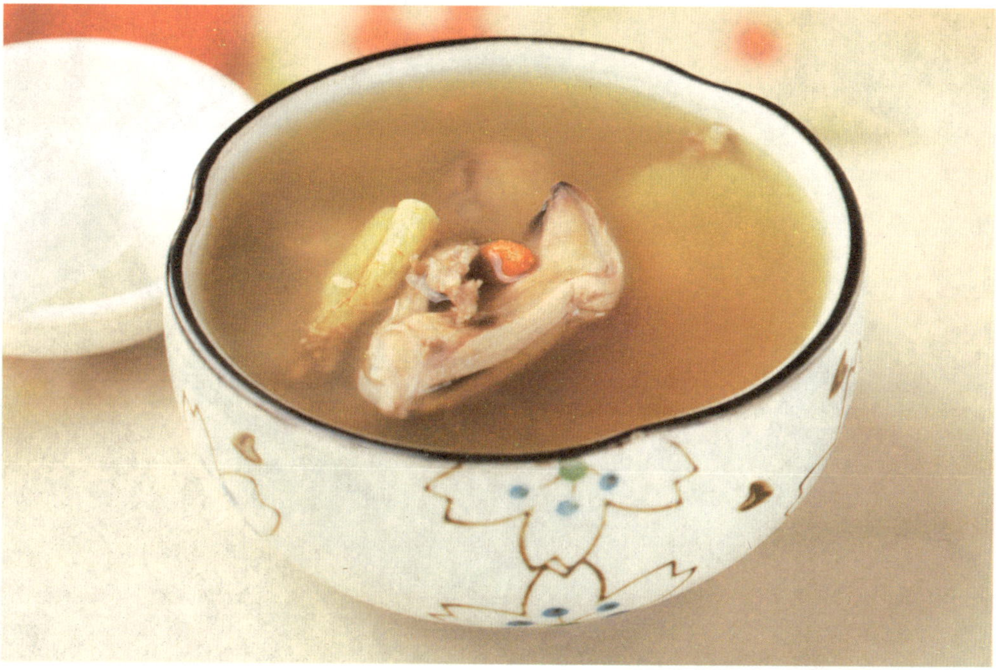

# 山药党参鹌鹑汤

**材料** 鹌鹑肉300克，山药30克，党参20克，姜片15克，枸杞8克，盐3克，鸡精2克，料酒12毫升。

**做法**

1. 将山药、党参、枸杞分别洗净，沥干水分，备用。向锅中注入适量清水，烧热，倒入鹌鹑肉，淋入少许料酒，用大火煮片刻，汆去血渍，捞出汆好的鹌鹑肉，待用。
2. 向砂锅中注入适量清水，烧开，放入备好的姜片，加入洗净的山药、党参、枸杞，倒入汆过水的鹌鹑肉，淋入适量料酒提味。
3. 盖上盖，煮沸后用小火煮约40分钟，至食材熟透。
4. 揭盖，加入少许盐、鸡精，拌匀调味，再转中火续煮片刻，至汤汁入味。关火后盛出煮好的鹌鹑汤，装入碗中即可。

## 营养功效

山药补阴而有清虚热的作用。清代医学家黄宫绣在《本草求真》中指出："山药本属食物，古人用入汤剂，谓其补脾益气除热。"

鹌鹑肉是典型的高蛋白、低脂肪、低胆固醇食物，特别适合中老年人及高血压、肥胖症患者食用。鹌鹑肉中含有维生素P等成分，常食有防治高血压及动脉硬化之功效。

枸杞富含枸杞多糖、维生素C、磷、铁等多种营养成分，具有滋阴补血、益精明目等作用。

本品具有健脾助阳、和胃除烦的功效。

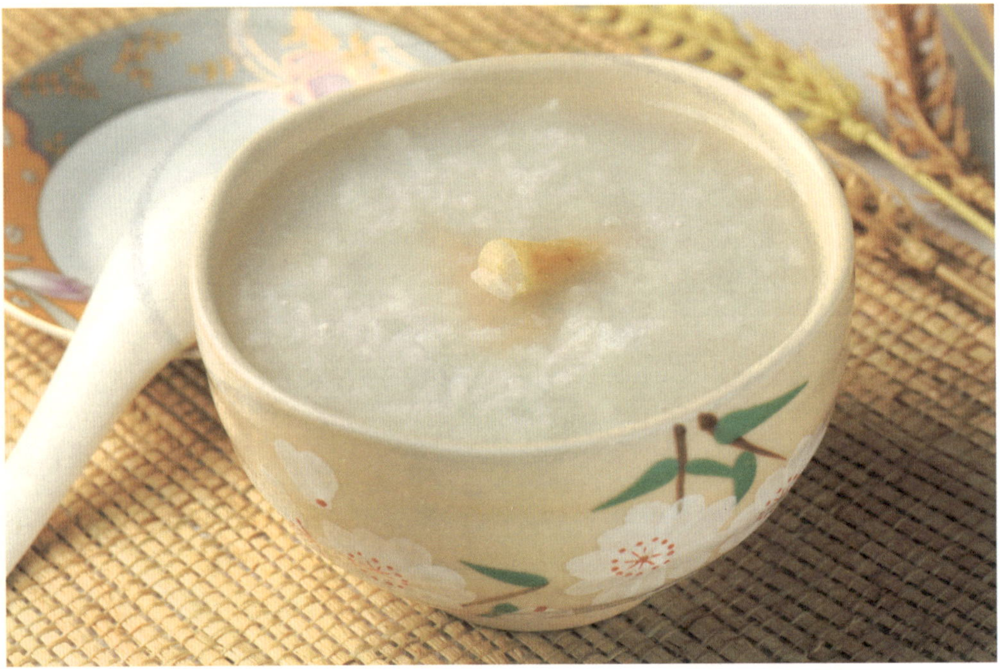

# 参芪粳米粥

**材料** 党参10克，黄芪15克，水发大米120克。

**做法**

1. 将党参、黄芪分别洗净，装入盘中；向瓦煲内注入适量的清水，用大火烧开。
2. 向锅中倒入洗净的党参、黄芪和大米，搅拌均匀，用大火煮沸。
3. 盖上砂锅盖，改为小火煲30分钟，至药材析出营养成分；揭开砂锅盖，搅拌数次，避免粘锅底，再盖上砂锅盖；小火续煲30分钟，至大米熟透。
4. 盛出煲好的米粥，并装入碗中即可。

食疗讲堂 体质辨识 食养指南 药食珍味

扫码查看

## 营养功效

党参含多糖类、酚类、甾醇、挥发油、维生素$B_1$、维生素$B_2$及多种人体必需的氨基酸，能使红细胞、血红蛋白增多，所以贫血患者食用党参很有益处。

黄芪具有补气固表、利水退肿、托毒排脓、生肌等功效。现代研究表明，黄芪含皂苷、蔗糖、多糖、多种氨基酸、叶酸，以及硒、锌、铜等多种微量元素。

大米含蛋白质、糖类、钙、磷、铁、葡萄糖、果糖、麦芽糖、维生素$B_1$、维生素$B_2$等。中医学认为，大米有健脾和胃、补中益气、除烦渴、止泻痢的功效。

本品能补益脾肺之气，适用于肺脾气虚、体倦乏力、气短自汗、少食便溏。

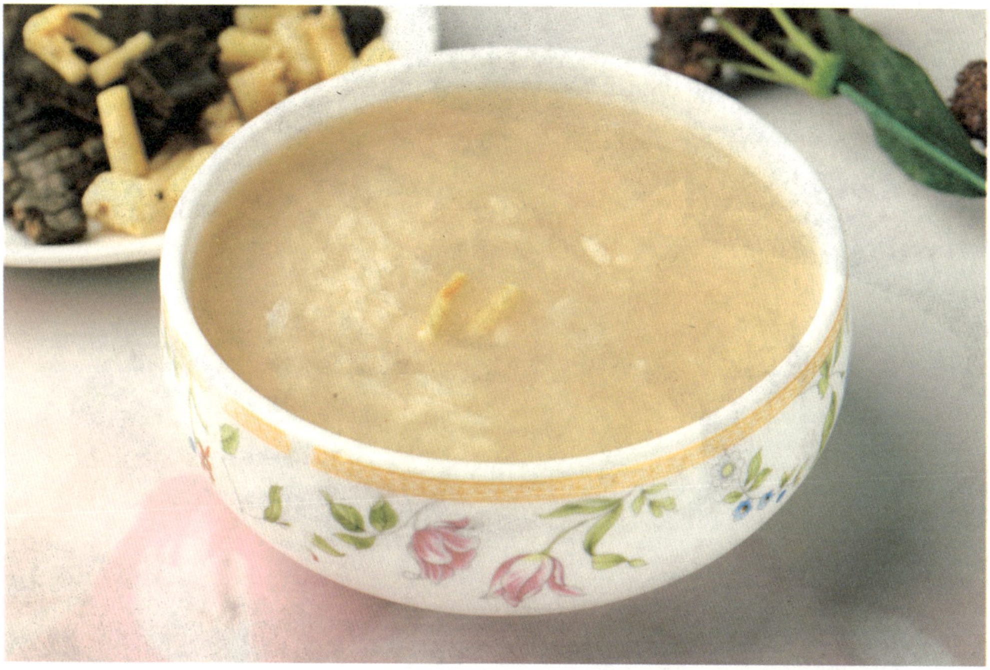

# 党参杜仲糯米粥

**材料** 党参10克，杜仲20克，水发糯米150克。

**做法**

1. 将党参、杜仲分别洗净，沥干水分，装入盘中，备用；将糯米捞出，沥干水分，待用；向汤锅中注入2000毫升清水，用大火烧开。
2. 把洗净的党参和杜仲倒入汤锅中，用大火煮20分钟，至药材析出营养成分；用滤网将党参和杜仲捞出，丢弃。
3. 再向汤锅内放入泡发的糯米，先用大火煮沸，然后改小火煮约1小时，至糯米熟透。
4. 盛出并装入碗中即可。

## 重点提示

党参不宜与藜芦同用。食用杜仲期间，要少吃辛辣、刺激性的食物。

## 营养功效

杜仲具有补肝肾、壮腰膝、强筋骨、安胎的功效，对免疫系统、内分泌系统、中枢神经系统、循环系统和泌尿系统都有不同程度的调节作用。它能刺激垂体-肾上腺皮质系统，增强肾上腺皮质功能。现代研究还发现，杜仲具有与党参、黄芪相同的免疫促进功能。

中医认为，糯米具有补中益气、止泻、健脾养胃、止虚汗、安神益心、调理消化吸收的作用，对于脾胃虚弱、体疲乏力、多汗、呕吐、经常性腹泻、痔疮、产后痢疾等症状有舒缓作用。

党参对神经系统有兴奋作用，能增强机体抵抗力，调节胃肠运动，从而缓解肠胃消化不良。

此粥具有滋阴补气、安胎的作用。

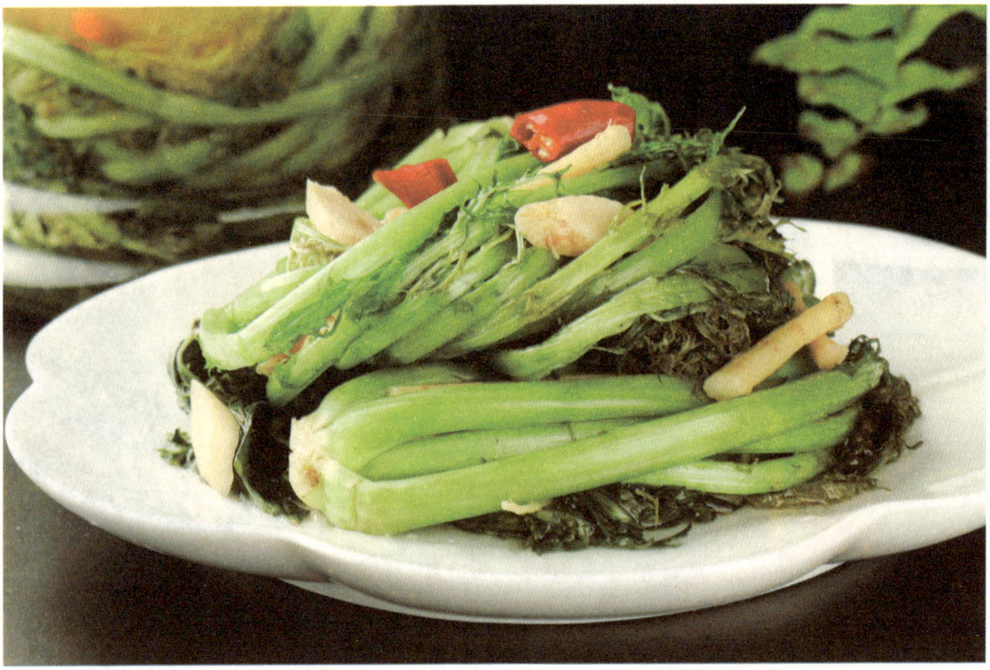

# 黄芪党参泡雪里蕻

**材料** 雪里蕻300克，黄芪5克，党参、干辣椒各少许，盐30克，白酒15毫升，白糖10克。

**做法**

1. 将雪里蕻、黄芪、党参分别洗净，沥干水分，备用。向锅中倒入适量清水，将清水烧开煮沸，倒入黄芪、党参、干辣椒，煮沸后，转小火煮15分钟。
2. 关火后取下锅盖。将煮好的汤汁盛入一个大碗中。
3. 向碗中注入适量清水，使其稍稍冷却。再淋入白酒。加入盐、白糖。搅拌均匀，制成泡汁。
4. 取一个干净的玻璃罐，放入洗好的雪里蕻，压紧实。再倒入调制好的泡汁。盖上瓶盖，扣紧，置于阴凉干燥处泡制约7天。取出泡好的食材，摆好盘即成。

## 营养功效

雪里蕻富含抗坏血酸（即维生素C），是活性很强的还原物质，参与机体重要的氧化还原过程，能增加大脑中氧含量，激发大脑对氧的利用，有醒脑提神、解除疲劳的作用。它有解毒之功，能抗感染和预防疾病的发生，抑制细菌毒素的毒性，促进伤口愈合，可用来辅助治疗感染性疾病。现代医学研究表明，黄芪有增强机体免疫功能、保肝、利尿、抗衰老、抗应激、降压和抗菌的作用。

辣椒中含丰富的维生素E、维生素C，有很好的抗氧化作用。

本品能补益肺脾之气。适用于气虚型心悸气短、气喘、头晕等症。

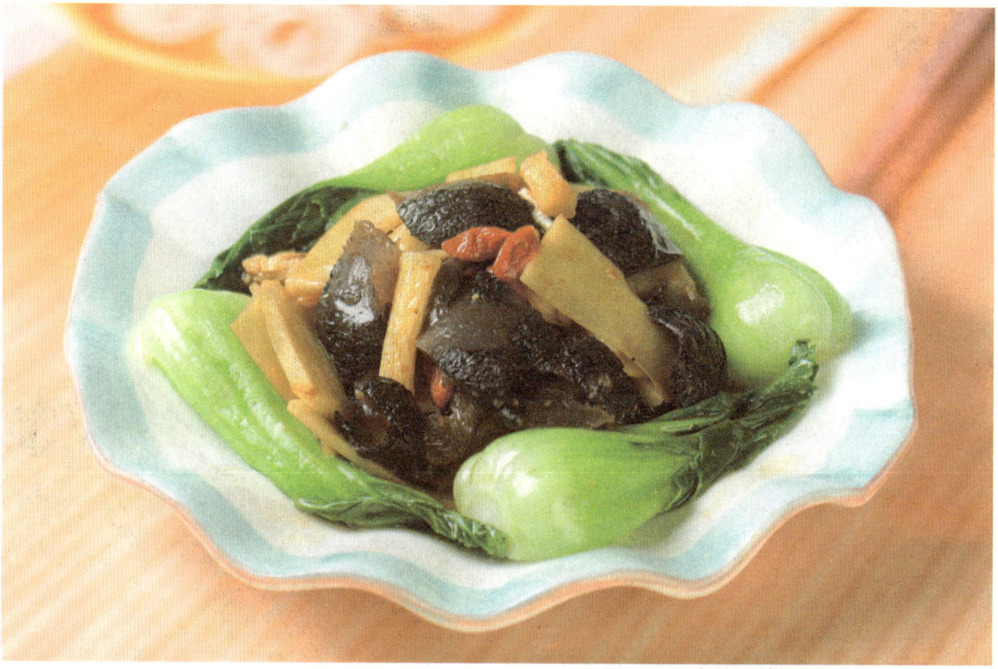

# 参杞烧海参

**材料** 水发海参130克，党参、枸杞各10克，上海青45克，竹笋片40克，姜片、葱段各少许，食用油、盐、蚝油、生抽、水淀粉各适量。

**做法**

1. 将水发海参斜切成片；将上海青切去部分叶子，洗净，沥干水分；将竹笋片、党参、枸杞洗净，沥干水分，装盘备用。
2. 向锅中注入适量清水，烧开，放入上海青、竹笋片、水发海参片，焯煮片刻，捞出。
3. 向锅中注油烧热，爆香姜片、葱段；加入党参，拌炒；再放入竹笋片、水发海参片，淋入清水，调入盐炒匀。
4. 倒入蚝油，拌炒片刻；再淋入生抽，略炒片刻至材料熟透；用水淀粉勾芡，翻炒数次；盛出煮好的菜，装入盘中即可。

## 营养功效

海参是世界上少有的高蛋白、低脂肪、低糖、无胆固醇的营养食品，营养成分不仅丰富，而且均衡、合理，它含有18种氨基酸，其中8种为人体必需氨基酸，还含有多种生理活性物质。中医认为，海参具有滋阴、补血、健阳、润燥、调经、养胎、抗衰老、抗凝血、增强免疫力、防放射线损伤等功效。现代医学表明，海参能增强血管弹性，治疗高血压与冠心病，对核黄疸、水肿、肝炎、胃溃疡及癌症都有一定的药效。

枸杞具有补肝肾、益精气、长肌肉、改善面色、明目安神、祛风治虚、强筋骨之功效。

本品能补肾健脾、益精养血。适合脾肾亏损、腰膝酸软、体倦乏力者食用。

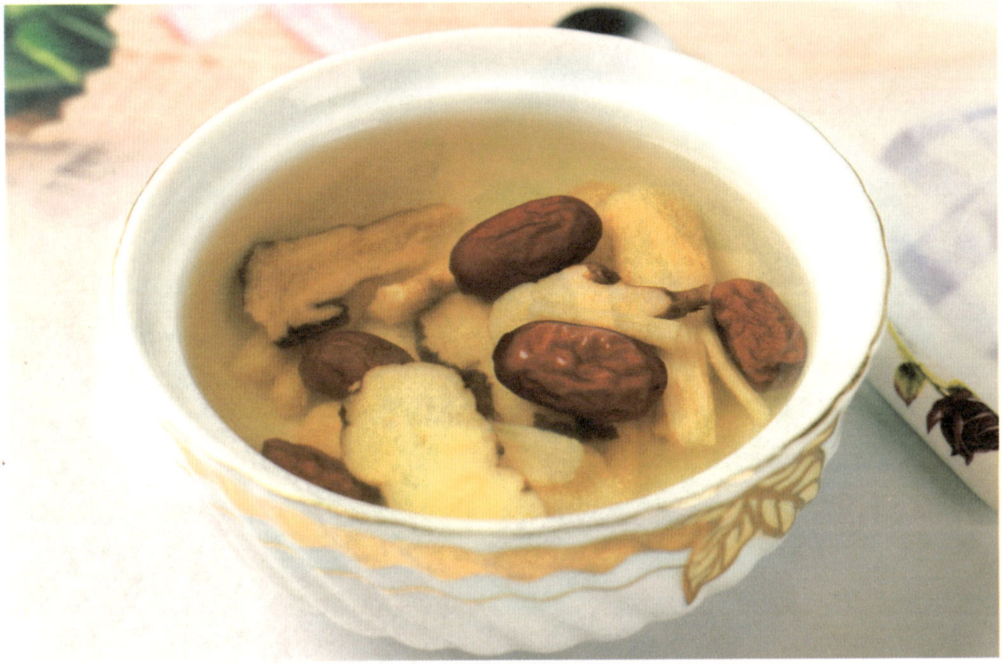

# 党参白术茶

**材料** 党参、黄芪、白术各15克，大枣20克。

**做法**

1. 将党参洗净，沥干水分，再切成小段，备用；将黄芪和白术分别洗净，沥干水分，再切成小片，备用；将大枣洗净，沥干水分，备用；向烧开的汤锅内倒入切好的党参段、黄芪片、白术片、大枣。
2. 盖上盖，用小火煮20分钟，至散发出药材的香味；揭开盖，搅拌数次；再盖上盖，续煮10分钟，至药材析出营养成分。
3. 关火，盛出煮好的党参白术茶，并装入碗中即可饮用。

## 营养功效

白术具有健脾益气、燥湿利水、止汗、安胎的功效，用于治疗脾胃气弱、不思饮食、倦怠少气、虚胀、泄泻、痰饮、水肿、黄疸等症。

党参可镇静安神、提高专注力，加强大脑皮层的兴奋和抑制过程，改善大脑神经传导活动的灵活性，对抗外在压力，控制情绪，缓解紧张、焦虑的情绪，抑制攻击性行动。

孕妇食用大枣可起到养血安神、疏肝解郁的作用，特别是对于心神不安、产后抑郁都有所帮助。

黄芪可补气，对于说话、走路无力，面色苍白等由脾肺气虚引起的症状，都可以使用黄芪进行调理。

本品适宜慢性疲劳综合征患者食用，可缓解畏寒、头晕、贫血等症状。

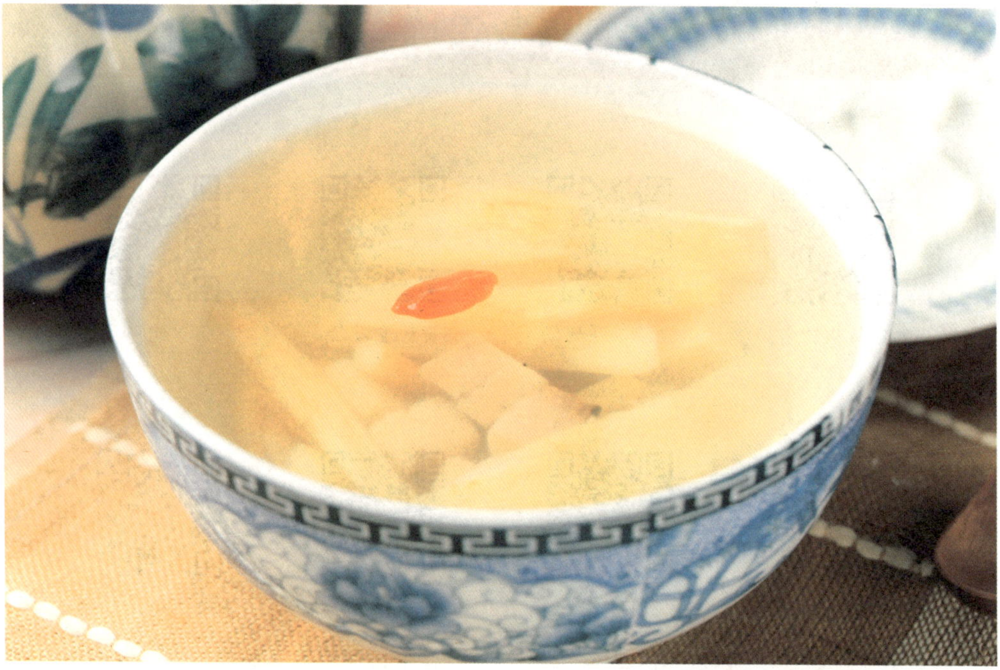

# 党参黄芪茯苓茶

**材料** 党参15克，黄芪、茯苓、白糖各20克。

**做法**

1. 将党参、黄芪、茯苓分别洗净，沥干水分，装入盘中，备用；向锅中注入适量的清水，用大火烧开。
2. 先把洗净的党参、黄芪倒入锅中，搅拌数次，用大火烧开煮沸；然后再倒入洗净的茯苓，搅拌均匀。
3. 盖上砂锅盖，改用小火煮约20分钟，至茶汤中散发出药材的香味；揭开盖，搅拌一下，小火续煮10分钟，至全部药材析出营养成分。
4. 揭开盖，放入适量的白糖，拌匀，略煮片刻，至白糖溶化，盛出煮好的党参黄芪茯苓茶，并装入碗中即可。

**重点提示**

肾虚多尿者须慎服茯苓。

## 营养功效

党参含有党参多糖，此成分可增强人体的免疫能力，对于多种病毒、冷热不调都能起到很好的抵抗作用。

黄芪的补气力强，善补肺气，可治疗肺虚气短、声低懒言、神疲乏力、抵抗力低下。常配党参、白术、山药、炙甘草。用蜜制后的黄芪补益力更强。

茯苓入药具有利水渗湿、益脾和胃、宁心安神的功效。现代医学研究，茯苓能增强机体免疫功能，可治小便不利、水肿胀满、痰饮咳逆、呕逆、恶阻、泄泻、淋浊、惊悸、健忘等症。

本品具有补气、补肾、补脾、助消化的功效。

# 20道党参美食推荐

党参核桃猪肉汤

党参银耳甜汤

黄芪党参汤

猪心党参汤

党参桂圆枸杞汤

党参山药薏米粥

茯苓党参粥

黑米党参山楂粥

党参大枣小米粥

党参猪脾粥

党参黄芪蛋

党参薏米炖猪蹄

西芹党参炒干贝

川芎党参炖鸡蛋

黄精党参炖仔鸡

黄芪党参枸杞茶

麦冬党参红茶

桂花党参山楂茶

玫瑰花党参茶

党参桂圆汁

第十章

# 茯苓

本章全面介绍了茯苓的成分与功效分析、食用原则与禁忌等内容。下面，就让我们通过图文来认识养心安神的药材——茯苓。

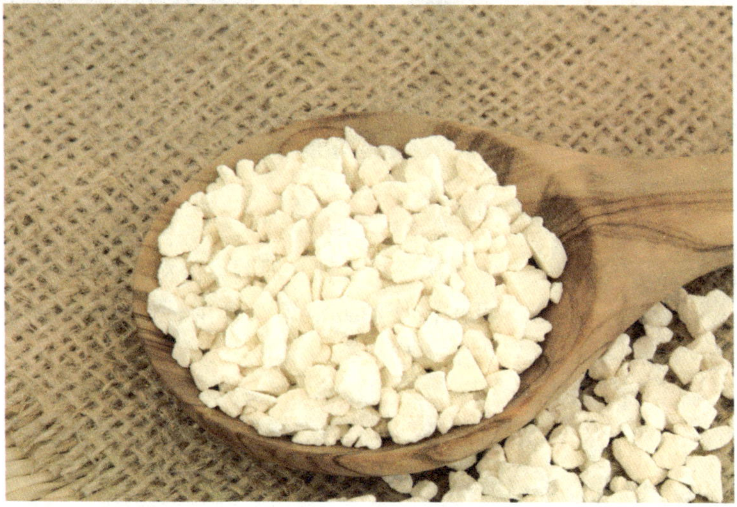

# 茯苓

## 形态特征

茯苓子实体生于菌核上，一年生，平伏贴生；管口面白色，呈多角形至不规则形；菌管单层，白色；菌肉白色至乳黄色。

## 采收加工

茯苓多于7～9月采挖，采后除去泥沙，反复数次“发汗”至现皱纹、内部水分大部分散失后，阴干，切块。

## 性状鉴别

茯苓内部呈白色；嚼之粘牙；断面颗粒性。

**【别名】**云苓、松苓等。

**【生长分布】**主产于云南、安徽、湖北、河南等地。

**【药用部位】**干燥菌核。

**【性味归经】**性平，味甘、淡。归心、脾、肾经。

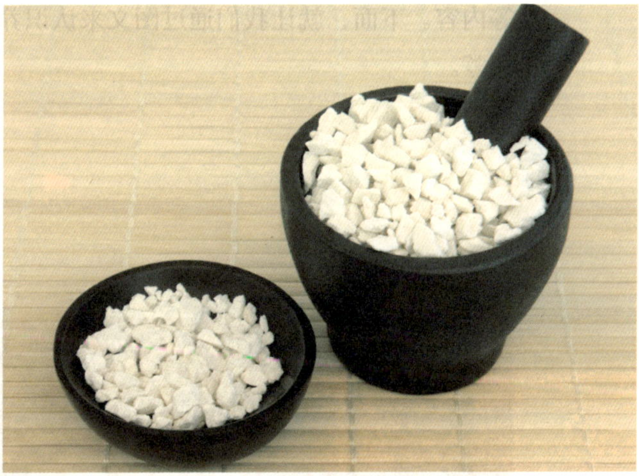

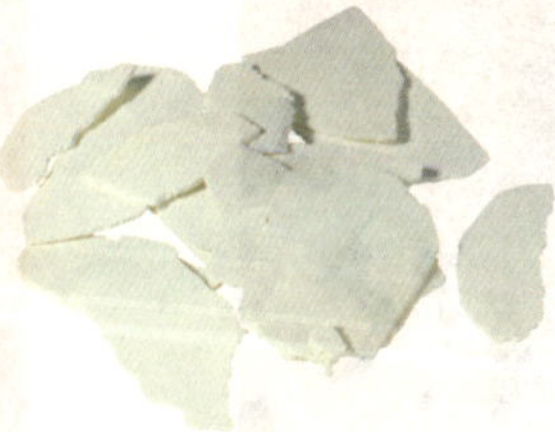

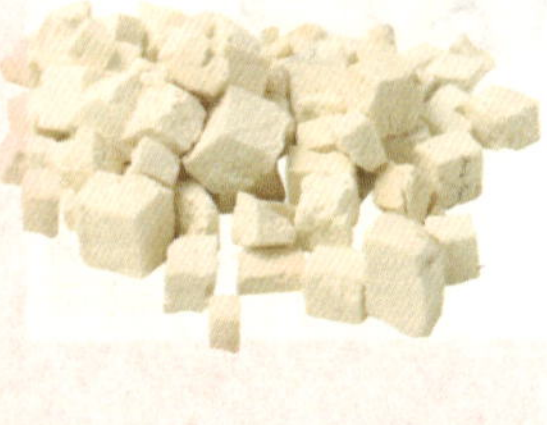

## 功能主治

茯苓具有利水消肿、渗湿、健脾、宁心的功效。可主治便溏或泄泻、食少、倦怠、心神不宁、惊悸失眠、眩晕等。

## 用法用量

茯苓宜煎服，9～15克。

## 使用注意

虚寒精滑者忌用茯苓。

# 茯苓的营养成分

茯苓作为中药材，营养成分丰富，掌握了茯苓中具有哪些成分，以及这些成分分别起到怎样的功效，更有助于增强我们对茯苓的认识。

β-茯苓聚糖是茯苓中所含的主要营养成分，约占茯苓菌核干重的93%，水解以后可转化为葡萄糖。

葡萄糖是生命活动中不可缺少的物质，它在人体中可直接参与新陈代谢的过程。而且葡萄糖较易被人体吸收，被吸收后能直接为人体组织利用，具有补充血糖、供给能量、强心利尿、解毒等作用，适用于低血糖、营养不良、心力衰竭等症的治疗。

实验研究证明，每100克茯苓中所含的蛋白质是1.2克，蛋白质具有提供热量和增强免疫力的作用，尤其是儿童和成长期的青少年，需要吸收更多的蛋白质作为原料，以满足身体的需求。

茯苓中含有多种人体必需的微量元素，包括钾、磷、铁、镁、钙、锰、钠、铜、锌等。

微量元素虽然在人体中的需求量较低，但是作用较大，如果摄入的量不足或缺乏某种微量元素，就会引发疾病，不利于人体健康，比如，缺钙者经常会发生肌肉抽搐；缺锌可能会导致口、眼、肛门或外阴部的红肿；缺铁可能会引起贫血，导致抵抗力低下。

因此，微量元素的摄入和平衡与人体的健康息息相关。

茯苓中的碳水化合物含量较为丰富，每100克茯苓中就约有碳水化合物82.6克。

碳水化合物有助于帮助人体调节脂肪代谢，提供膳食纤维，还能有效储存和提供热量，而且具有解毒和强化肠道功能的作用。

每100克茯苓中还含有烟酸0.4毫克、维生素$B_2$0.12毫克。此外，茯苓中的其余成分还包括胆碱、β-茯苓聚糖分解酶、脂肪酶、蛋白酶、乙酰茯苓酸、茯苓酸、脂肪酸、麦角甾醇、树胶、甲壳质、固醇、卵磷脂、右旋葡萄糖、腺嘌呤、组氨酸等。

| 茯苓的营养成分（每100克） | | | |
|---|---|---|---|
| 脂肪 | 0.5克 | 磷 | 32毫克 |
| 蛋白质 | 1.2克 | 镁 | 8毫克 |
| 钾 | 58毫克 | 锰 | 1.39毫克 |
| 铁 | 9.4毫克 | 锌 | 0.44毫克 |
| 钙 | 2毫克 | 铜 | 0.23毫克 |
| 硒 | 4.6微克 | 烟酸 | 0.4毫克 |
| 维生素$B_2$ | 0.12毫克 | 碳水化合物 | 82.6克 |

# 如何科学食用茯苓

茯苓被认为是养心安神的良药，有降低血糖、增强心肌收缩能力等作用，为了更好地凸显茯苓的疗效，就应该选择合适的药材配伍同食，科学服用茯苓。

## 茯苓的用法用量

### 药用

一般而言，茯苓用于健脾和胃及利尿渗湿时，用量应控制在8～10克，治疗湿重或显著的水肿时，用量可加大为30～45克，但最大用量应该控制在60～90克。一般都是加水煎服，茯苓既可以单味内服，也可以配合其他药材煎煮成剂。

### 食用

烹调入菜肴。茯苓可以用来煮粥、煲汤、做菜、做甜品等，用量为10～20克，可随其他食材的量或食用人数的增加而适量增加茯苓的用量。

## 常见的配伍及功效

### 泽泻

茯苓与泽泻的药性都甘淡平缓，合用能导水下行、通利小便，适用于小便不利、邪热伤阴、热淋涩痛等症。

### 猪苓

茯苓具有抗感染的作用，在利水渗湿之中有健脾之效，利中有补，适用于小便不畅或排尿困难。

猪苓中含有粗蛋白、粗纤维、生物素、可溶性糖分、麦角甾醇等，有利尿渗湿的功效，而且利水之力过于茯苓，渗湿而没有补益之效，主治小便不利、水肿胀满、脚气、泄泻、淋浊、带下，临床应用于治疗水肿，因其药性比茯苓稍凉些，故适用于有水肿而稍偏于热的患者。

二药均为甘淡渗利之品，合用加强了渗湿利水之功，适用于水湿内停、小便不利等症。

### 桂枝

桂枝是温经止痛的发汗良药，具有发汗解肌、温通经脉、助阳化气、平冲降气的功效，常用于风寒感冒、脘腹冷痛、血寒经闭、关节痹痛、水肿、心悸等病症。

二药合用具有温阳利水的功效，适用于外有表寒所致的水肿身重、小便不利、烦渴、泄泻等症。

### 白术

白术中含有挥发油、苍术碱、苍术酮及对人体有补益作用的维生素A，有健脾益气、燥湿利水、止汗、安胎的功效，适用于脾虚食少、腹胀泄泻、痰饮眩悸、水肿、自汗等症。

二药合用，具有利水消肿的功效，适用于高血压水肿、小便不利等症。

# 食用茯苓的注意事项

只要是药材，就存在搭配宜忌。因此，在使用茯苓时，我们也应该遵循一定的食用原则，避免不适宜的搭配方式，这样既可以保持茯苓的疗效，又可以避免潜在的危险威胁到人体健康。

## 哪些人不宜食用茯苓

1.《本草经疏》中记载："病人肾虚，小水自利或不禁或虚寒精滑者，皆不得服。"由此可见，阴虚津液枯乏者不宜食用茯苓，滑精者也应该慎用茯苓。

2.《得配本草》中记载："上有阳虚，气虚下陷，心肾虚寒，汗多血虚，水涸口干，阴虚下陷俱禁服。"由此可见，阴虚而无湿热、虚寒滑精、气虚下陷者需慎服茯苓。

## 哪些食物不宜与茯苓同食

茯苓并没有明显的副作用，但如果食用时，与食材或药材搭配错误，不仅无法发挥茯苓的营养功效，还会影响功效，因此一定要注意哪些食物或药材是不宜与茯苓搭配同食的，应尽量避免。茯苓不可与以下食物搭配。

《药性论》中记载："忌米醋。"

《本草经集注》中记载："恶白敛，畏牡蒙、地榆、雄黄、秦艽、龟甲。"

## 哪些人适宜食用茯苓

### 食欲减退、脾胃失和者

茯苓味甘、淡，性平，归脾经，因此茯苓能起到健脾和胃、开胃的作用，适合有食欲减退、脾胃失和、饮停食滞、腹泻气虚等症状的人食用。

### 小便不畅、尿少者

茯苓归肾经，具有养肾补肾、渗湿利水的功效。而且根据实验研究表明，加入茯苓会促使尿量增加，促进钠、氯、钾等电解质的排出，从而利尿、健肾，所以小便不畅、尿少者宜食。

### 水肿者及肾病患者

茯苓有保护肾脏的作用，肾病患者食用有益，而且肾病常有水肿的症状，服用茯苓有减轻症状之效。此外，茯苓具有渗湿利水的作用，对于妊娠水肿等都有一定的作用，所以肾病患者、水肿胀满者适宜食用茯苓。

### 心悸失眠、健忘者

茯苓归心经，具有宁心安神的作用。此外，茯苓还可以增强心肌的收缩力，令心率加快，对冠心病和心律失常都有一定作用。心悸失眠者、健忘者、冠心病患者等适宜食用。

## 常见的茯苓佳肴

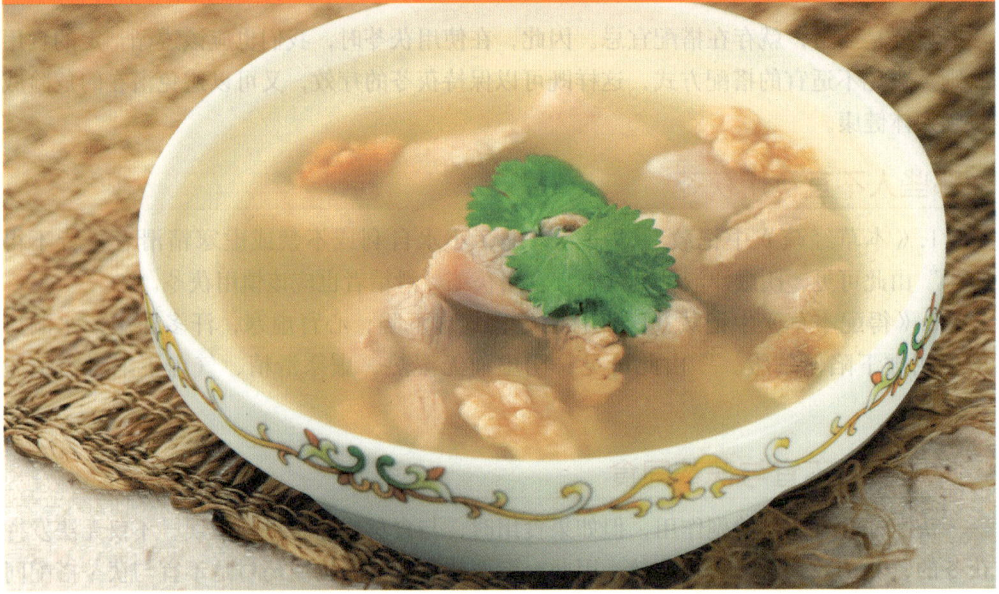

# 茯苓核桃瘦肉汤

**材料** 茯苓15克，核桃仁50克，猪瘦肉300克，盐、鸡精各2克，料酒10毫升。

**做法**

1. 将猪瘦肉洗净，切成丁；茯苓、核桃仁分别洗净，备用。
2. 将锅置于火上，向锅中注入适量的清水，用大火烧开。
3. 向锅中倒入茯苓、核桃仁，再放入瘦肉丁，搅拌均匀。
4. 在煲煮的汤中淋入适量的料酒，再用小火炖1小时左右，炖煮至食材完全熟透，再加入适量的盐、鸡精调味，搅拌片刻，至食材入味即可。
5. 关火，盛出煮好的食材即可。

**重点提示**

核桃仁油腻滑肠，泄泻者慎食；肾虚、滑精者慎用茯苓。

**营养功效**

核桃能健脑益智、增强记忆力，还有润肺、补肾、壮阳等功能，是温补肺肾的理想滋补食品和良药。此外，核桃能润血脉、黑胡须、让皮肤细腻光滑，经常食用有强身益气的作用。

茯苓还含有大量人体极易吸收的多糖物质，对于久病虚弱、食欲减退都有一定的缓解功能，还具备抗氧化和提高免疫力的作用，经常食用对健康有益。

猪瘦肉有滋养脏腑、滋润肌肤、补中益气、滋阴养胃的功效。

本品具有滋养脾胃和提高免疫力的功效，经常食用能够健脾益胃，对健康有一定益处。

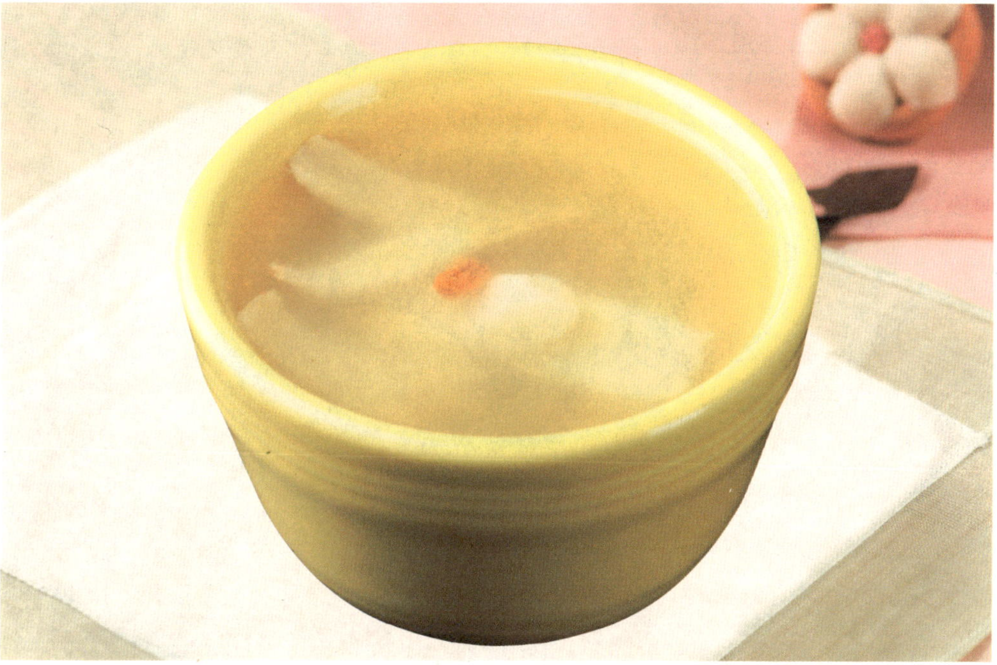

# 黄芪茯苓薏米汤

**材料** 黄芪10克，茯苓12克，水发薏米60克，白糖15克。

**做法**

1. 将黄芪洗净，切成薄片；将茯苓洗净，切片。
2. 将水发薏米淘洗干净。
3. 将准备好的黄芪、茯苓、薏米一起放入锅中，加适量清水，大火煮沸后，改小火熬煮20分钟。
4. 然后再向锅中加入适量的白糖，搅拌均匀即可。

**重点提示**

急性病患者和热毒疮疡、食滞胸闷者不宜食用黄芪；便秘、尿多者及妊娠早期的女性应忌食薏米。

## 营养功效

黄芪中富含氨基酸、胆碱、甜菜碱、苦味素、蔗糖、葡萄糖醛酸、叶酸等，有补气固表、敛汗固脱、利尿脱毒、生肌等功效，可用于缓解气虚乏力、内热消渴、表虚自汗等，适量食用具有益气补中的功效。

茯苓有抗氧化活性和清除超氧阴离子自由基的功效，可增强SOD的活力，提高细胞活性，有延缓衰老的作用。

薏米具有强筋骨、健脾胃、清肺热等功效，而且薏米中含有维生素$B_1$，可改善粉刺、黑斑、雀斑与皮肤粗糙等现象，是皮肤光滑、美白的好帮手。

本品有抗氧化之效，常食还能改善皮肤问题，有美容的作用。

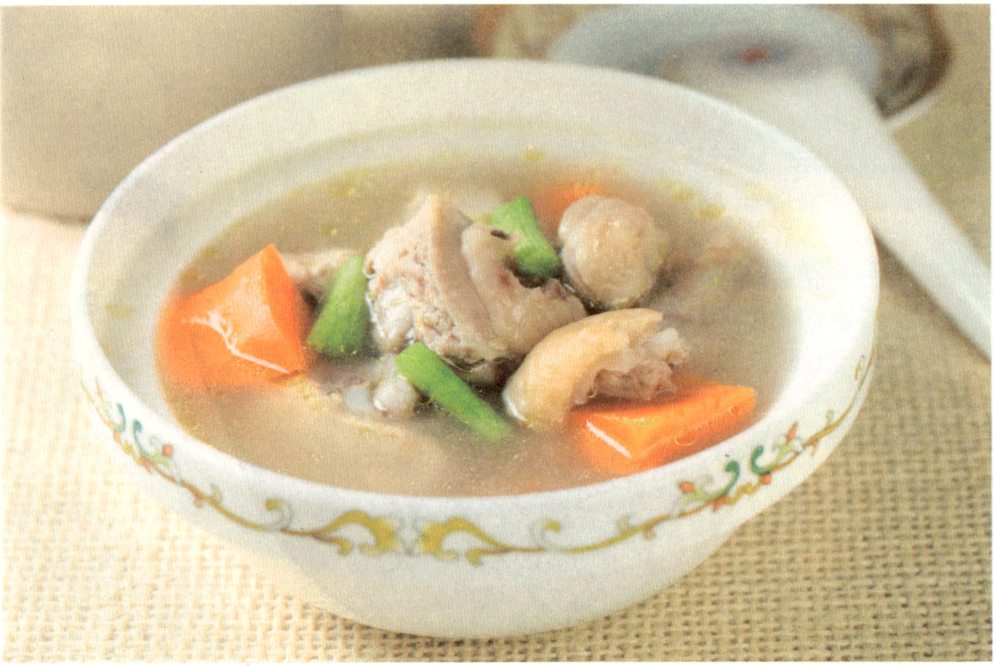

# 茯苓胡萝卜鸡汤

**材料** 鸡肉块500克，胡萝卜100克，茯苓25克，料酒16毫升，盐、鸡精各2克，姜片、葱段各少许。

**做法**

1. 将锅置于火上，再向锅中注入适量清水，用大火烧开，倒入洗好的鸡肉块，搅散，汆去血水后捞出，备用。
2. 向砂锅中注入适量清水，烧开，放入备好的姜片、茯苓。
3. 倒入汆过水的鸡肉块，再放入洗净去皮的胡萝卜块，淋入少许料酒，用小火炖煮1小时至食材熟透。
4. 加盐、鸡精，拌匀调味后即可盛出，装入碗中即可。

**重点提示**

气虚、脱肛、滑精者忌食本品。

## 营养功效

茯苓中含有丰富的碳水化合物、蛋白质、铁、镁、钙、磷、钠等营养素，适当食用有助于增强人体的免疫力，还可缓解多种疾病，适合容易心悸的患者食用。

胡萝卜的食用方法有多种，其营养丰富，含有蔗糖、葡萄糖、淀粉、胡萝卜素等营养成分，还含有钾、钙、磷等多种矿物质，适当食用有助于降压、强心、消炎，对经常出现心悸现象的患者有益。

鸡肉的营养价值很高，含有蛋白质、维生素、矿物质等成分，具有极高的滋补作用，适合心悸患者食用。

本品有助于缓解心悸患者的不良症状。

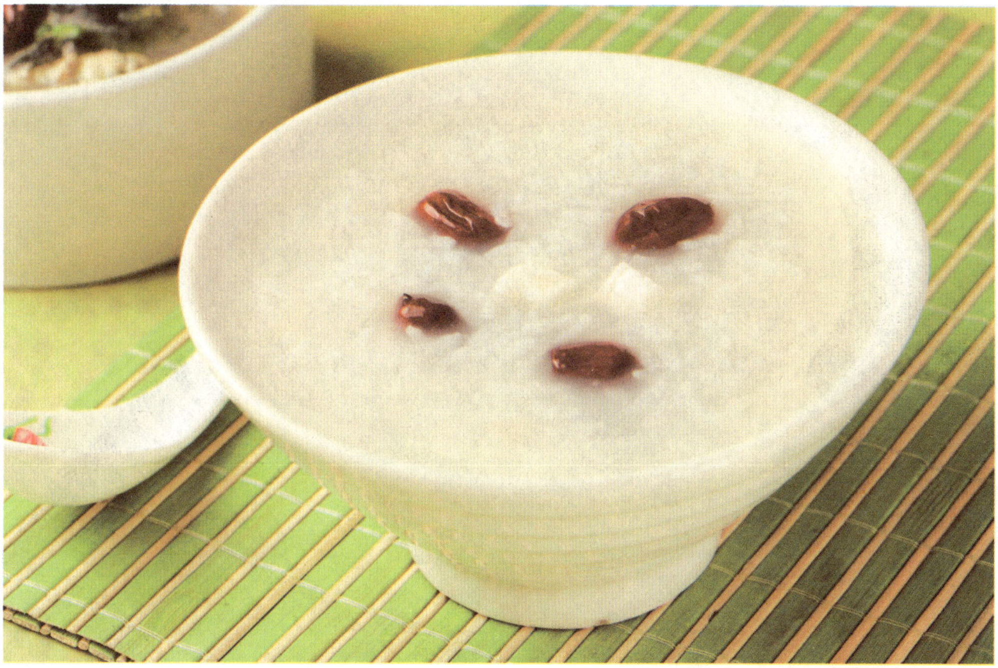

# 茯苓大枣粥

**材料** 水发大米180克，大枣30克，茯苓15克，白糖25克。

**做法**

1. 向砂锅中注入适量清水，烧开，倒入洗净的大米，搅拌均匀。
2. 放入洗好的大枣、茯苓，搅拌均匀，用小火煮30分钟至食材熟透。
3. 加入适量白糖，搅拌匀，煮至溶化。
4. 关火后盛出煮好的粥，装入汤碗中即可。

**重点提示**

阴虚火旺、气虚下陷、脾胃虚弱者不宜食用本品。

**营养功效**

茯苓含有茯苓多糖、葡萄糖、氨基酸、有机酸、卵磷脂、胆碱、麦角甾醇等成分，具有养心安神、健脾和胃、渗湿利水等功效。

大枣含有糖类和多种维生素，具有健脾益胃、补气养血、安神等功效，适用于贫血、维生素C缺乏病、慢性肝炎、营养不良等症。

本品具有健脾益胃、养心安神、补气补血、渗湿利水的功效，适量食用对身体有益。

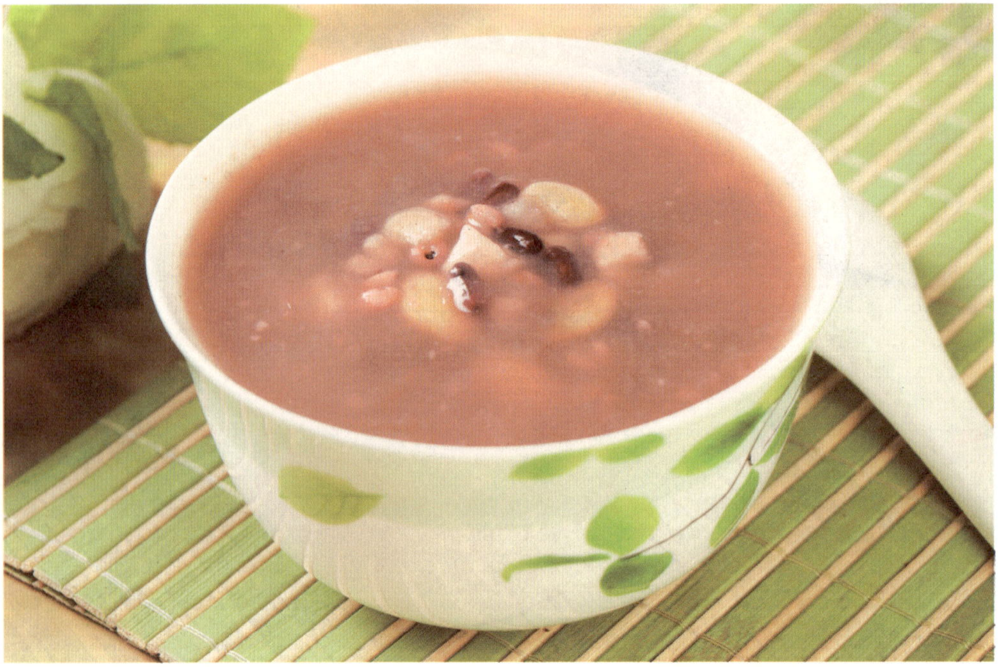

# 茯苓祛湿粥

**材料** 水发赤小豆120克，盐2克，白扁豆、薏米、芡实、茯苓各少许。

**做法**

1. 将锅置于火上，再往锅中注入适量的清水，大火烧开。
2. 将白扁豆、薏米、芡实、茯苓分别用清水洗净后捞出，沥干水分，再一起放入锅中，搅拌均匀。
3. 向锅中放入洗干净、泡发好的赤小豆，用勺子轻轻搅拌均匀，先用大火煮至沸腾，然后转用小火，煲煮约40分钟，至锅中的食材全部熟软。
4. 最后加入适量的盐，搅匀调味后即可盛出，装入碗中。

**重点提示**

尿多者及蛇咬伤者不宜食用赤小豆；便秘、尿多者及妊娠早期的女性不宜食用薏米。

## 营养功效

赤小豆中含有蛋白质、脂肪、碳水化合物、粗纤维、维生素A、B族维生素、维生素C等，有滋补强壮、健脾养胃、抗菌消炎的功效，还能增进食欲、促进胃肠消化吸收。

白扁豆既可作为滋补珍品，又可用来制作盛暑清凉饮料，白扁豆中含蛋白质、脂肪、碳水化合物、粗纤维、灰分、钙、磷、铁、维生素$B_2$、维生素A、烟酸、氨基酸等，有健脾和中、解毒清热的功效。

芡实有补脾益肾、收敛止泻、镇痛镇静的作用。

本品具有健脾和胃、镇静安神和抗衰老的功效，是一道营养丰富的粥品，可经常在家中煲煮食用。

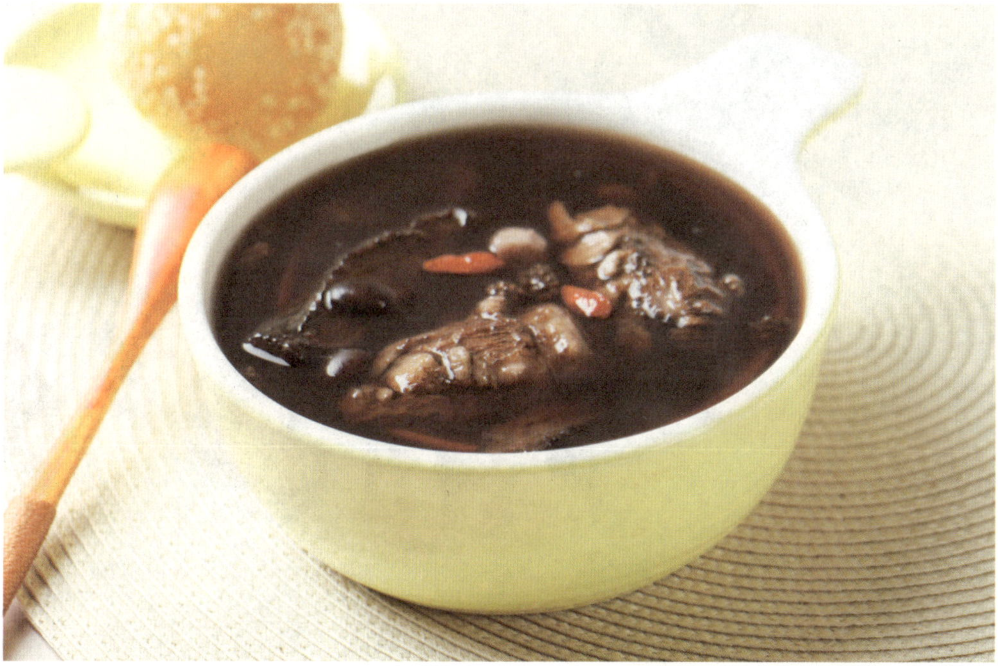

# 茯苓秘制黑豆

**材料** 水发黑豆120克，茯苓、当归、桑椹、熟地黄、黑芝麻、盐各少许。

**做法**

1. 将砂锅置于火上，再向砂锅中注入适量清水，用大火烧开。
2. 将茯苓、当归、桑椹、熟地黄、黑芝麻分别洗净，捞出，沥干水分，再一起放入砂锅中，稍煮片刻。
3. 倒入洗好的黑豆，大火烧开后用小火煮约40分钟至黑豆熟透。
4. 加盐，搅拌均匀，至食材入味后即可出锅装碗，待稍微放凉后即可食用。

**重点提示**

儿童不宜过多食用桑椹，因为桑椹内含有较多的胰蛋白酶抑制物——鞣酸，会影响人体对铁、钙、锌等物质的吸收。

**营养功效**

黑豆具有祛风除湿、调中下气、活血、解毒、利尿、明目、补肾阴的功效，适用于补虚损、生肌肉和消水肿，对于糖尿病、小便频数、头晕目眩、视力模糊，或须发早白、脚气水肿、贫血等症都有很好的食疗作用。

熟地黄有滋阴补血、益精填髓的功效，对于肝肾虚、腰膝酸软、内热消渴、血虚萎黄等症都有一定作用，可用于治疗慢性肾炎、高血压、神经衰弱等，有助于缓解水肿。

茯苓中含有蛋白质、水、脂肪等营养物质，具有渗湿利水的功效，可帮助孕妇消除水肿的症状，因此十分适合出现水肿症状的孕妇食用。

本品具有利解毒、补虚损的功效，适合妊娠水肿患者食用。

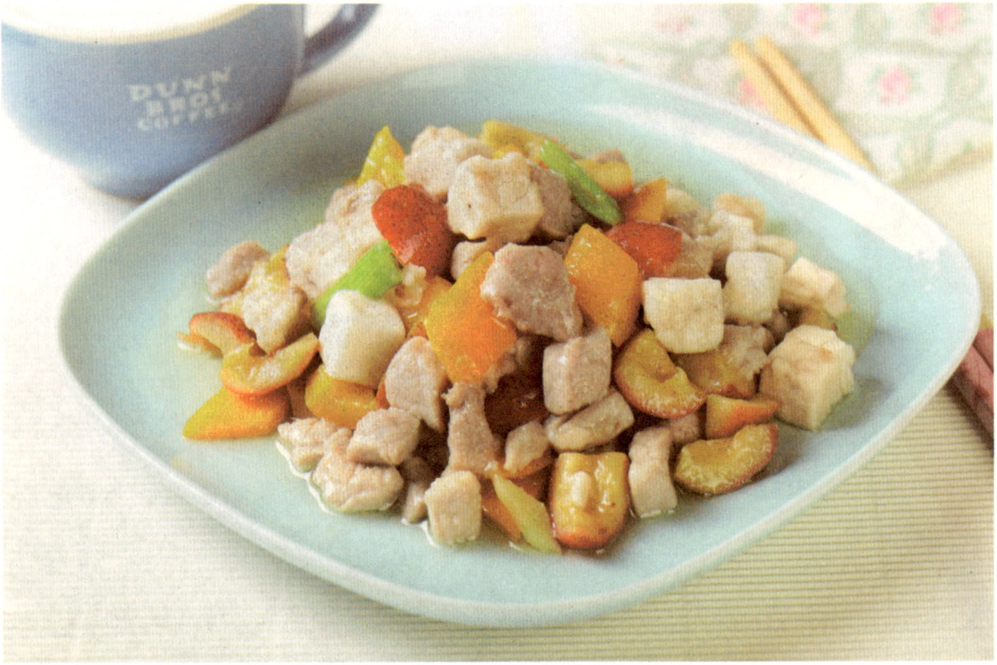


# 茯苓山楂炒肉丁

**材料** 猪瘦肉150克，山楂30克，彩椒40克，茯苓15克，姜片、葱段各少许，盐、鸡精、料酒、水淀粉、食用油各适量。

**做法**

1. 将猪瘦肉洗净，切丝，入碗，加盐、鸡精、水淀粉、食用油拌匀，腌渍10分钟。
2. 将锅置于火上，再向锅中加入适量清水，大火烧开，放入茯苓、切块的彩椒和山楂，搅拌均匀，煮至断生后捞出，备用。
3. 在热锅中爆香姜片、葱段，放入肉丝翻炒，淋入适量料酒，炒匀提味。
4. 倒入山楂、茯苓、彩椒，加鸡精、盐调味，淋入水淀粉勾芡即可。

**重点提示**

滑精、脱肛、便溏者忌食本品。

## 营养功效

山楂中含有的总黄酮具有扩张血管和持久降压的功效，经常食用能活血化瘀、降压减脂。

猪瘦肉营养丰富，蛋白质和胆固醇含量高，还富含维生素$B_1$和锌等，有滋养脏腑、滋润肌肤、补中益气、滋阴养胃的功效，高血压患者经常食用可改善记忆力减退，帮助补充营养。

茯苓中含有丰富的碳水化合物、水、蛋白质、脂肪、铁、镁、钙、磷等营养元素，常食用不仅可增强人体的免疫力，还可有效防治高血压。

本品具有提高免疫力和防治高血压的功效，常食用对于高血压病情有减轻的作用。

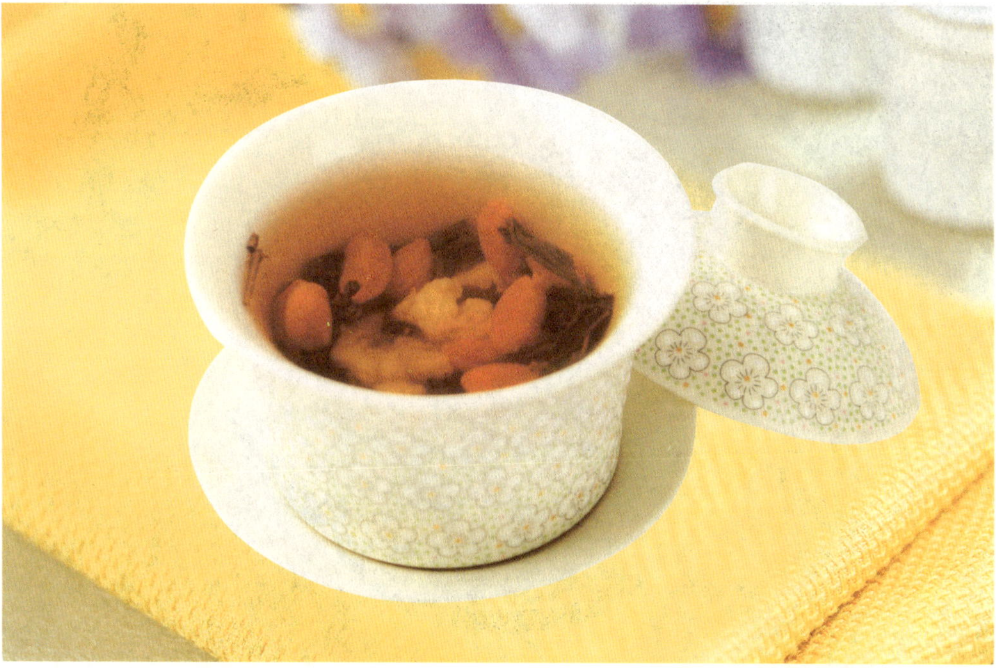

# 枸杞茯苓红茶

**材料** 茯苓15克，枸杞8克，红茶4克，冰糖适量。

**做法**

1. 将茯苓洗净，沥干水分，然后切成小块，备用。
2. 将枸杞用清水洗净，再捞出，沥干水分，备用。
3. 将锅置于火上，在锅中加入适量的清水，烧开，加入茯苓、枸杞，先用大火煮沸，煮沸后再转用小火煮约15分钟。
4. 揭盖，搅拌一小会儿，将红茶放入茶杯中，先用清水将茶叶洗一遍，然后向杯中冲泡进刚刚煎好的茯苓枸杞水，稍凉即可饮用。

**重点提示**

脾虚泄泻和感冒发热者不宜食用枸杞；肾虚和滑精者慎服茯苓；糖尿病患者不宜服用本品。

**营养功效**

红茶有暖胃、提神益思、消除疲劳、消除水肿、止泻、抗菌、增强免疫等功效。此外，红茶还有助肠胃消化，能促进食欲，可有效强壮心肌，并能预防蛀牙、食物中毒等。

枸杞中含有亚油酸、维生素$B_1$、维生素$B_2$、维生素C及多种氨基酸，具有补精气、强筋骨、滋肝肾、止消渴、明目、抗衰老的作用，经常食用还能提高机体免疫力，对身体健康有益。

茯苓中含有碳水化合物、蛋白质、脂肪、微量元素等，具有利水渗湿、健脾和胃的作用。

本品有健脾胃的作用，是一道美味的健康茶饮。

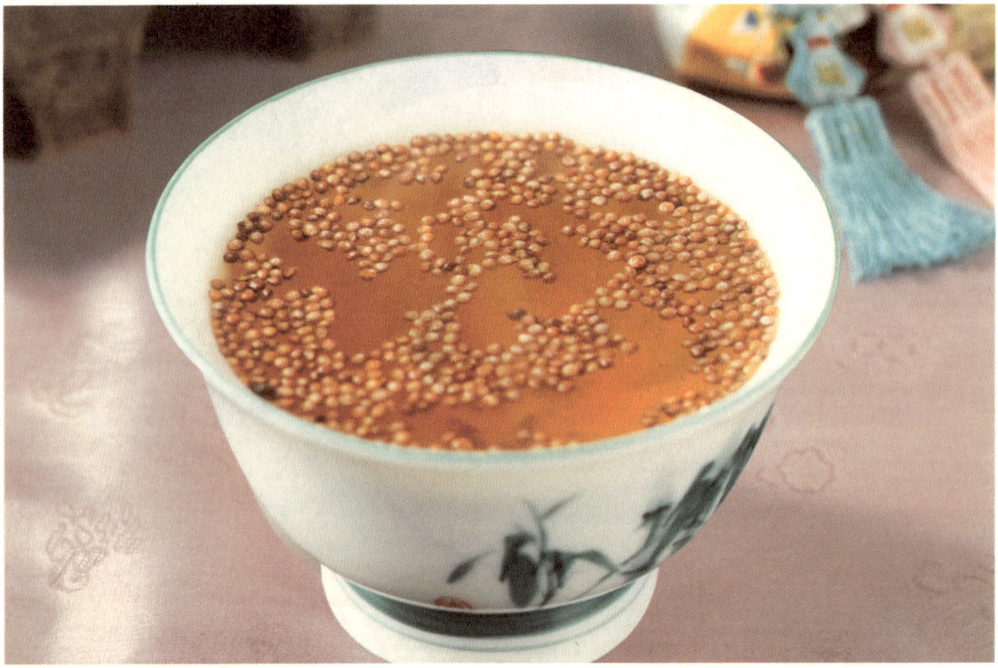

# 荷叶茯苓茶

**材料** 茯苓15克，荷叶5克，决明子15克，紫苏子6克，干山楂20克，乌龙茶叶7克。

**做法**

1. 将茯苓、荷叶、决明子、干山楂分别用清水洗净，再捞出，沥干水分，分别装入碗中，备用。
2. 向砂锅中注入适量清水，大火烧开，然后放入洗净备好的茯苓、荷叶、决明子、干山楂，再加入洗净备好的乌龙茶叶，继续用大火煮沸，煮沸后用小火煮20分钟至药性析出，过滤去渣，取药汁。
3. 将紫苏子装入茶杯中，倒入煮好的药汁，闷泡10分钟后，即可饮用。

**重点提示**

胃寒疼痛和体虚气弱者不宜服用荷叶；虚寒滑精者不宜服用茯苓。

**营养功效**

荷叶中含莲碱、荷叶碱等多种碱类物质，另含槲皮苷、莲苷、酒石酸、鞣质及葡萄糖酸，具有清热解毒、凉血止血的作用。此外，从荷叶中提取的生物碱，能扩张血管、清热解暑，还有降血压的作用。

茯苓中含有碳水化合物、水、蛋白质、脂肪、钾、钙、磷、铁、镁、锌、烟酸、铜、维生素$B_2$、脂肪酸、树胶、固醇、卵磷脂、腺嘌呤等，具有渗湿利水、健脾和胃、宁心安神等作用，能很好地改善失眠、健忘等，可适量食用。

本品具有清热解暑、利尿解毒、宁心安神的功效，经常适量饮用对身体健康有一定的好处。

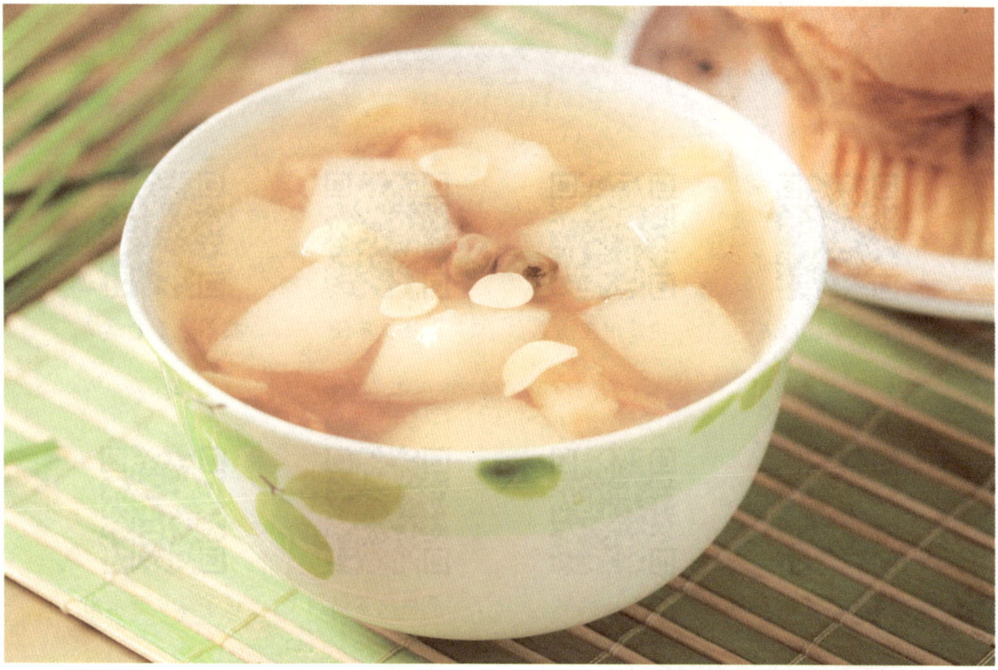

# 茯苓雪梨饮

**材料** 雪梨150克，茯苓20克，杏仁10克，甘草5克，款冬花8克，白糖6克。

**做法**

1. 将雪梨放入清水中洗净，再捞出，沥干水分，去皮，再用刀切开，去核，再切成小块，备用。
2. 向锅中注入适量清水，烧开，倒入备好的茯苓、杏仁、甘草、款冬花，用小火煮约15分钟至药材析出有效成分。
3. 倒入切好的雪梨，用小火续煮约10分钟至食材熟透。
4. 最后倒入少许白糖，煮至溶化，即可盛出，装碗。

**重点提示**

梨性寒，不宜多食，否则会引发腹泻。因含糖量高，过食会引起血糖升高，加重胰腺负担，所以糖尿病患者应尽量避免食用雪梨。

## 营养功效

雪梨水分充足，富含多种维生素、矿物质和微量元素，能帮助器官排毒、净化。中医认为，梨有生津止渴、止咳化痰、清热降火、养血生肌、润肺去燥等功效，经常食用还能促进食欲，帮助消化，并有利尿通便和解热作用。

甘草中富含甘草酸、甘草次酸等有效成分，有解毒、祛痰、止痛、抗癌等作用。中医学认为，甘草补脾益气、滋咳润肺、缓急止痛，对于食物中毒、咽喉肿痛、乏力心悸等都有一定的作用。

茯苓有健脾和胃、渗湿利水的作用，经常适量服用可提高人体免疫力。

本品有清热解毒、生肌润养的功效，适量饮用本品还能改善身体的多种不适。

# 20道茯苓美食推荐

| | | | |
|---|---|---|---|
| 甘蔗茯苓瘦肉汤 | 茯苓甲鱼汤 | 三棱茯苓汤 | 茯苓笋干老鸭汤 |
| 芡实茯苓筒骨汤 | 茯苓核桃粥 | 桑椹茯苓粥 | 茯苓绿豆薏米粥 |
| 茯苓枸杞山药粥 | 茯苓粉蒸排骨 | 桂圆百合茯苓粥 | 茯苓鹌鹑蛋 |
| 茯苓炒虾仁 | 参麦茯苓炖甲鱼 | 茯苓炒三丝 | 灵芝茯苓茶 |
| 人参茯苓茶 | 茯苓鸡蛋饮 | | |

## 第十一章

# 山楂

本章全面介绍山楂的分类及其性味归经、成分与功效、食用原则与食用禁忌等内容。

在这一章里，我们将带大家全面认识药食两用佳品——山楂。

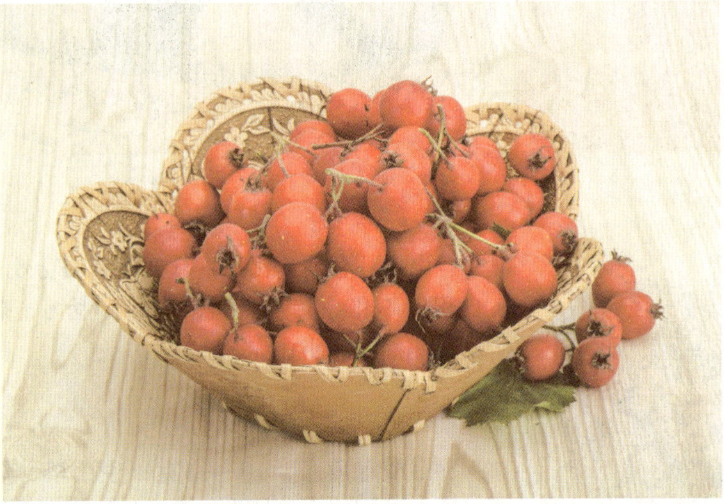

# 山楂

【别名】山里红、红果子等。

【生长分布】主产于河南、山东、河北等地。

【药用部位】成熟果实。

【性味归经】性微温，味酸、甘。归脾、胃、肝经。

## 形态特征

山楂为落叶乔木；叶片宽卵形或三角状卵形，先端短渐尖，边缘有不规则重锯齿；伞房花序，花白色。

## 采收加工

山楂常于秋季果实成熟时采收，切片，干燥。

## 性状鉴别

山楂表面有灰白色小斑点；皱缩不平；气微清香，味酸；顶端有花萼残迹。

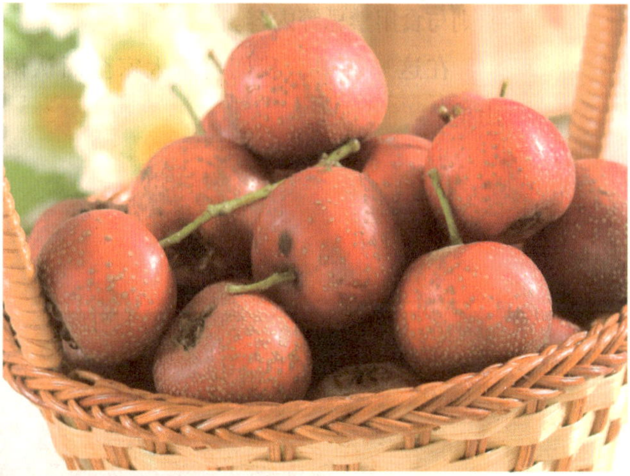

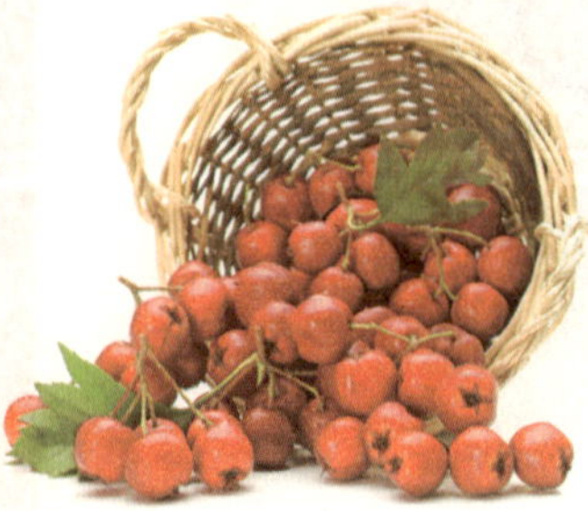

## 功能主治

山楂具有消食化积、行气散瘀的功效。可主治肉食积滞不化、脘腹胀满、痢疾、泄泻、痛经、产后瘀血腹痛、高脂血症等。

## 用法用量

山楂宜煎服，10～15克；生山楂、炒山楂多用于消食散瘀，焦山楂多用于止泻痢。

## 使用注意

气虚便溏、脾虚者忌用；孕妇慎用山楂。

# 山楂的营养成分

现代医学研究表明，山楂中含有丰富的维生素、胡萝卜素、碳水化合物、蛋白质、膳食纤维及多种矿物质元素，具有消食健胃、活血化瘀、降血压、降血脂、防癌抗癌、防治心血管疾病、提高免疫力等功效。

山楂中所含的营养成分十分丰富。每100克山楂中含有水分73000毫克、脂肪600毫克，还含有丰富的碳水化合物、膳食纤维、蛋白质、维生素A、维生素C、维生素E、钠、铁、烟酸、柠檬酸、山楂酸、苹果酸、绿原酸、齐墩果酸、表儿茶素、维生素$B_1$和咖啡酸等，还含有黄酮类、内酯等。

在山楂中，维生素C的含量尤其丰富，在水果中仅次于番石榴、大枣和猕猴桃，位居第四。

| 山楂的营养成分（每100克） | | | |
|---|---|---|---|
| 膳食纤维 | 3.1克 | 维生素$B_2$ | 0.02毫克 |
| 钾 | 299毫克 | 碳水化合物 | 25.1克 |
| 维生素A | 17微克 | 蛋白质 | 0.5克 |
| 钙 | 52毫克 | 胡萝卜素 | 0.1克 |
| 镁 | 19毫克 | 磷 | 24毫克 |
| 钠 | 5.4毫克 | 硒 | 1.22毫克 |
| 铁 | 0.9毫克 | 烟酸 | 0.4毫克 |
| 锌 | 0.28毫克 | 锰 | 0.24毫克 |
| 铜 | 0.11毫克 | 维生素$B_1$ | 0.02毫克 |

# 如何科学食用山楂

山楂除了具备食用价值之外，还有药用功效，只有搭配正确，才能够起到相应的对症疗效。因此，只有了解山楂的用法，才能使其在疾病的治疗中起作用。

## 必须掌握用量

山楂既可以生吃，也可以经过多种方式加工、炮制，还可以泡茶、煎汁、煲汤、煮粥、制酒等，活血化瘀止痛可以食用生山楂，消食导滞宜食用焦山楂。

但是，山楂食用过少可能起不到一定的食疗功效，食用过量则会导致胃痛、恶心，甚至胃结石等，影响健康，因此，食用山楂必须掌握用量。

一般来说，山楂的适宜食用量是每日10～15克，最大用量也必须控制在25～110克之间。

## 常见的配伍及疗效

### 白菜

白菜含蛋白质、脂肪、多种维生素、粗纤维、钙、磷、铁、锌等营养成分，具有通利肠胃、清热解毒、止咳化痰、利尿养胃的食疗作用。

山楂与白菜配伍食用，能起到帮助消化的作用，非常适合食积不化、脂肪堆积的人食用。

### 芹菜

芹菜具有清热除烦、平肝、利水消肿、凉血止血的作用，对高血压、头痛、头晕、黄疸、水肿、小便热涩不利、女性月经不调、赤白带下、腮腺炎等病症有食疗作用。

山楂与芹菜配伍食用，具有补血、消食、通便的功效。对于消化不良、食欲减退、贫血和便秘患者具有一定的疗效。

### 鸡肉

鸡肉具有温中益气、补精添髓、益五脏、补虚损、健脾胃、强筋骨的食疗作用。

山楂与鸡肉配伍同食，有助于促进蛋白质的吸收，搭配在一起熬汤或煮粥，适合营养不良、食欲不佳、肠胃吸收弱者食用。

### 兔肉

兔肉富含卵磷脂，有健脑益智的功效；兔肉中含有多种维生素和8种人体所必需的氨基酸，因此，常食兔肉可防止有害物质沉积。

山楂与兔肉配伍同食，可起到补益气血、凉血解毒、养胃消食的作用，尤其适合食欲减退的患者适量食用。

# 食用山楂的注意事项

山楂不宜多食，必须掌握用量，否则不但对健康无益，还可能会诱发疾病。食用山楂应了解山楂的适宜和不适宜人群、食用量、食用原则和食用禁忌，以避免搭配错误引起身体不适。

## 哪些人不宜食用山楂

山楂不适合孕妇食用，因为山楂可刺激子宫收缩，有可能会诱发流产。

脾胃虚弱者尽量少吃山楂，因为山楂有助于消化是通过“破气”消食去滞的，食之过多，则会伤人元气。

此外，胃及十二指肠溃疡和胃酸过多者、气虚便溏者也不宜食用。

平时食用山楂不可贪多，而且食用后还要注意及时漱口，以防对牙齿有害。

## 哪些食物不宜与山楂同食

吃山楂时如果搭配错误，不仅无法发挥山楂的营养功效，而且还可能对身体造成更大伤害，因此要特别注意。

### 海鲜食品

海鲜类食品一般不与山楂搭配食用。

因为海鲜中除了含钙、磷、铁、碘等矿物质外，还含有丰富的蛋白质，而山楂中含有鞣酸，这两者搭配食用容易引起生化反应，形成鞣酸蛋白。

这种物质对胃肠里的食物有收敛的作用，易形成便秘，也可能会增加肠内有毒物质，引起腹痛、恶心、呕吐等不适症状。

### 牛奶、豆浆

山楂中含有丰富的果酸，如果与牛奶、豆浆同吃，牛奶、豆浆中的蛋白质会与果酸很快结合，然后形成较硬的凝块，不易消化吸收，因此，在喝牛奶、豆浆后最好1小时以后再吃山楂。

此外，牛奶和山楂长期一起食用，还会损害消化功能。

### 猪肝

山楂富含维生素C，猪肝中富含铜、铁、锌等成分。这些金属离子一旦与维生素C结合，会加速金属离子的氧化而破坏原本的营养价值。因此食用猪肝后，不宜再食山楂。

### 柠檬

柠檬与山楂搭配容易破坏维生素C的吸收，还会影响消化，所以食用柠檬后，最好不要食用山楂。

## 常见的山楂佳肴

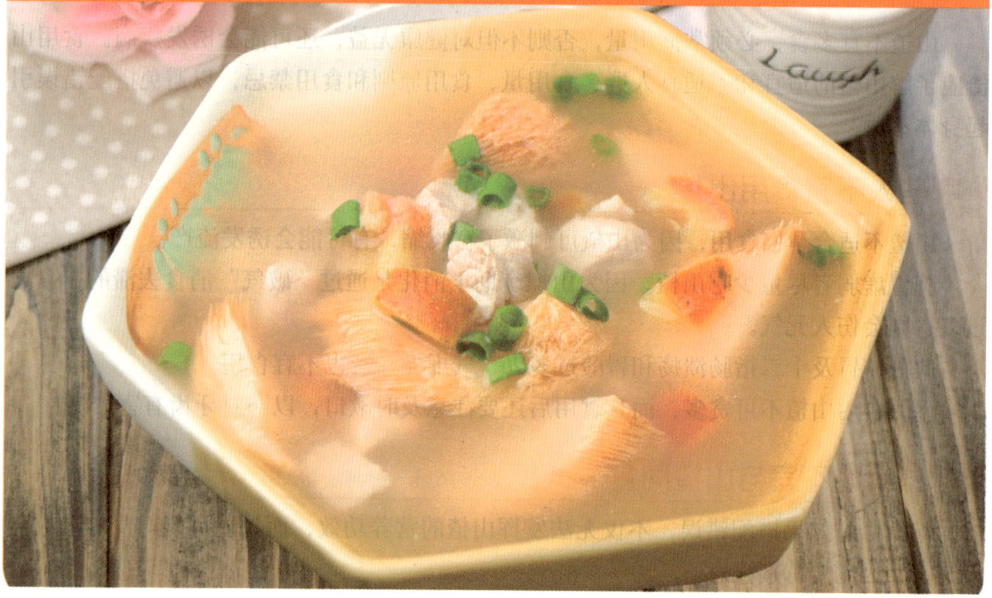


# 猴头菇山楂瘦肉汤

**材料** 水发猴头菇80克，山楂80克，猪瘦肉150克，料酒8毫升，盐、鸡精各2克，葱花少许。

**做法**

1. 将水发猴头菇洗净，沥干水分，切成小块；将山楂洗净，沥干水分，去核，切成小块。
2. 将瘦肉洗净，切成条，然后再切丁。向锅中加适量的水，煮至水沸腾，再把瘦肉放入沸水中。
3. 向锅中加入切好的猴头菇和山楂，淋料酒拌匀，先用大火稍煮，然后转小火慢炖30分钟至熟。
4. 最后再加入适量的盐、鸡精调味，再拌匀，撒上葱花即可。

**重点提示**

菌类食品过敏者尽量避免食用猴头菇。

**营养功效**

猴头菇中含有的多肽、多糖和脂肪族的酰胺物质，具有健胃、补虚、促进食欲等多重功效。

此外，猴头菇还有提高机体免疫力的作用，经常食用对人体健康有一定益处。

猪瘦肉的营养丰富，其蛋白质和胆固醇含量较高，还富含维生素$B_1$和锌等营养成分，是人们最常食用的动物性食品，具有补中益气、生津润肠的功效。

山楂中含有维生素C、维生素E等，有增强免疫力作用。

此汤具有补充营养和强身健体的功效。

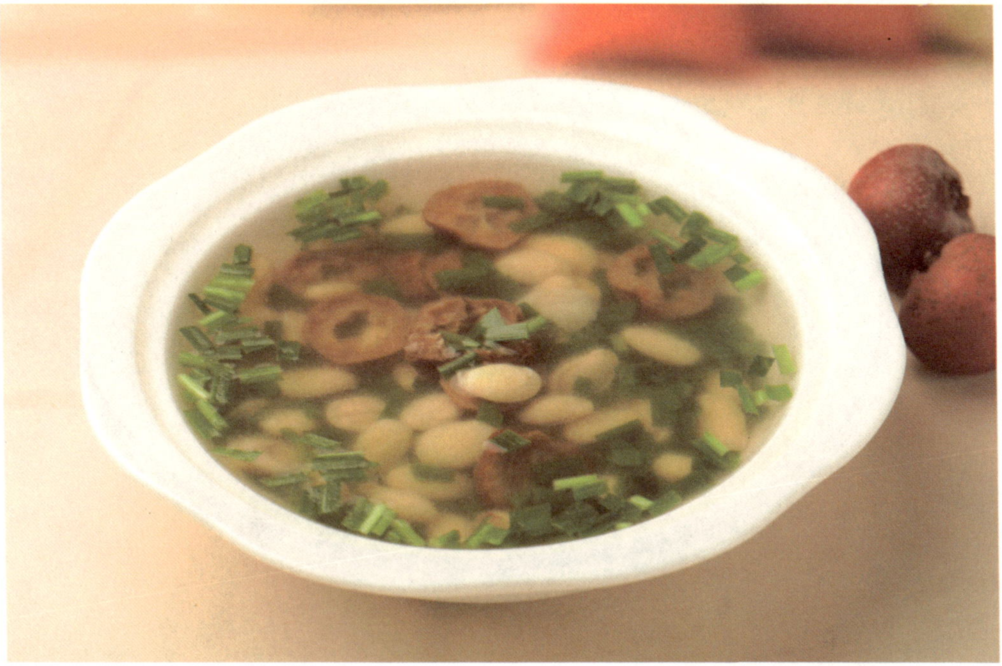

# 山楂白扁豆韭菜汤

**材料** 水发白扁豆150克，韭菜80克，山楂干15克，盐、鸡精各2克，食用油少许。

**做法**

1. 将韭菜洗净，沥干水分，然后切成小段，备用；将山楂干和白扁豆分别用清水洗净，沥干水分，备用。
2. 将砂锅置于火上，在砂锅中加入适量的清水，大火烧开，然后倒入洗净的山楂干、白扁豆，用大火煮开，然后转小火煲煮约40分钟，煮至食材熟透。
3. 加入盐、鸡精，然后注入适量食用油，继续烹煮，直至入味。
4. 最后向锅中倒入洗好的韭菜段，用中火煮至韭菜段熟透即成。

**重点提示**

韭菜不适宜与蜂蜜、牛肉、白酒配伍同食。

**营养功效**

白扁豆中含蛋白质、脂肪、碳水化合物、钙、磷、铁、锌、维生素$B_1$、维生素$B_2$等，营养丰富，既可作为滋补珍品，又可用来制作盛暑清凉饮料，具有消暑清热、解毒消肿的作用。

韭菜能温肾助阳、益脾健胃、行气理血。多吃韭菜，可养肝，增强脾胃之气。韭菜中的含硫化合物，可起到助消化、促食欲、健脾胃的功效。

山楂含有丰富营养素，具有健脾益胃的作用。

此汤具有健脾和中、消暑清热的功效，尤其适合盛夏时节经常饮用。

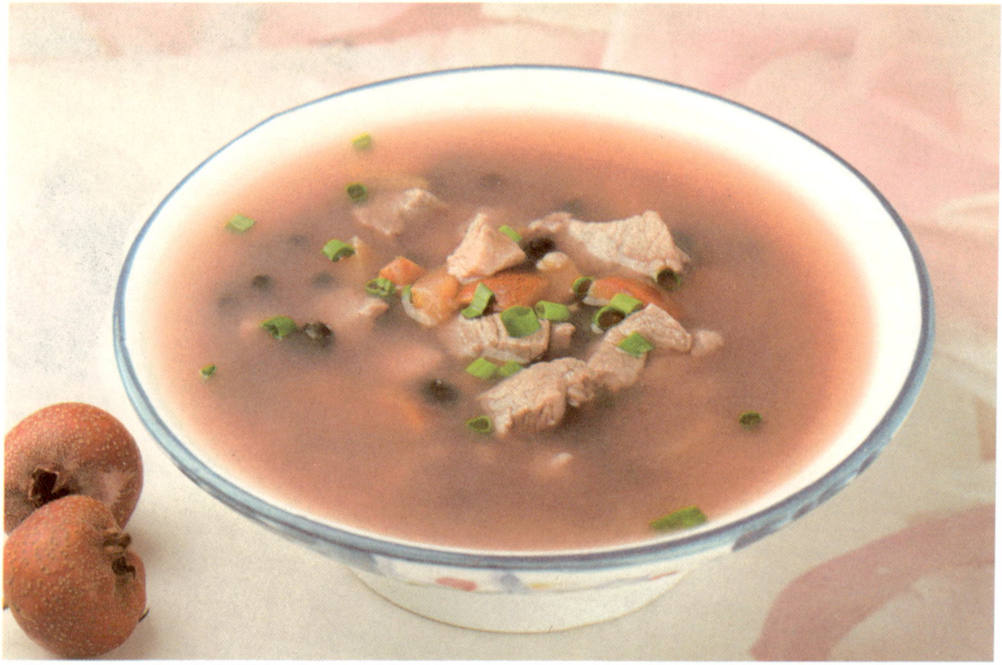

# 山楂黑豆瘦肉汤

**材料** 山楂80克，水发黑豆120克，猪瘦肉150克，料酒10毫升，盐、鸡精各2克，葱花少许。

**做法**

1. 将瘦肉洗净，沥干水分，然后切成长条状，再切成肉丁，备用；将黑豆洗净，沥干水分，备用；将山楂洗净，去核，切块，备用。
2. 将砂锅置于火上，加入适量清水，烧开，然后倒入黑豆、瘦肉丁、切块的山楂，再淋入料酒，用大火稍煮。
3. 大火煮沸后转小火慢炖30分钟至熟。
4. 向锅中放入适量的盐、鸡精调味，再用锅勺反复搅拌均匀，使汤汁更入味，最后撒上葱花即可。

**重点提示**

黑豆生食容易造成肠道阻塞。

## 营养功效

黑豆中含有的不饱和脂肪酸，有促进脂肪和胆固醇代谢的作用，并且黑豆的纤维质含量高，可促进肠胃蠕动，预防便秘，是不错的减重佳品。此外，黑豆中还含有丰富的维生素E，能清除体内的自由基，减少皮肤皱纹，达到养颜美容的目的。

猪瘦肉是日常生活中常食用的肉类，营养丰富，能为人体补充一定的能量。

山楂在日常生活中很常见，可以作为零食、点心食用，也能入菜，其中含丰富的维生素，可促进消化。

适当饮用此汤，具有美容、补充营养的功效。

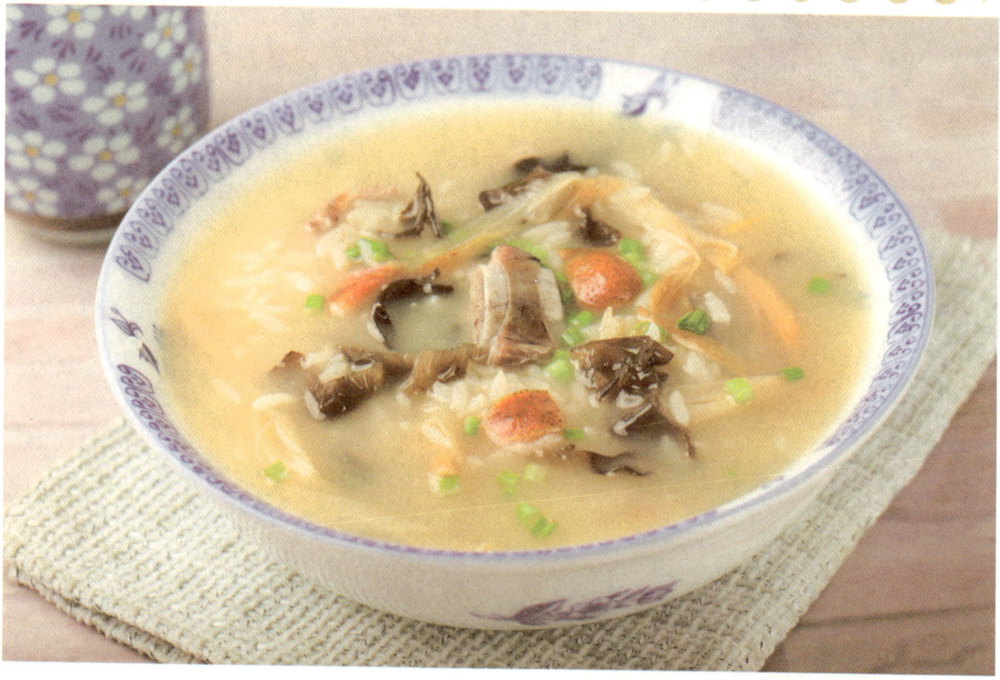

# 木耳山楂排骨粥

**材料** 水发木耳40克，排骨300克，山楂90克，水发大米150克，水发黄花菜80克，料酒8毫升，盐、鸡精各2克，胡椒粉、葱花各少许。

**做法**

1. 将木耳用清水洗净，切成小块。
2. 将砂锅置于火上，再加入适量的清水，用大火烧开，然后倒入大米、排骨，淋入料酒，煮至沸腾。
3. 倒入木耳、切块的山楂、黄花菜拌匀，小火煮30分钟至熟。
4. 最后加盐、鸡精、胡椒粉调味，搅拌均匀，然后撒上葱花即可。

**重点提示**

高胆固醇患者不适宜食用排骨；腹泻者不宜食用本品。

**营养功效**

木耳的营养价值很高，含有蛋白质、铁、胡萝卜素、维生素$B_1$、磷脂、固醇等，具有滋润、强壮和通便的功效。

排骨经常被用于烹饪，其中含有脂肪、碳水化合物等，其营养十分丰富，适当食用，可滋阴壮阳、补充能量，也能够有效增强人体免疫力，帮助抵御各种疾病。

山楂常被当作零食、点心食用，其中含有大量的维生素C和酸类物质，可促进胃液的分泌，帮助消化和吸收。

此粥味道鲜美、营养丰富。

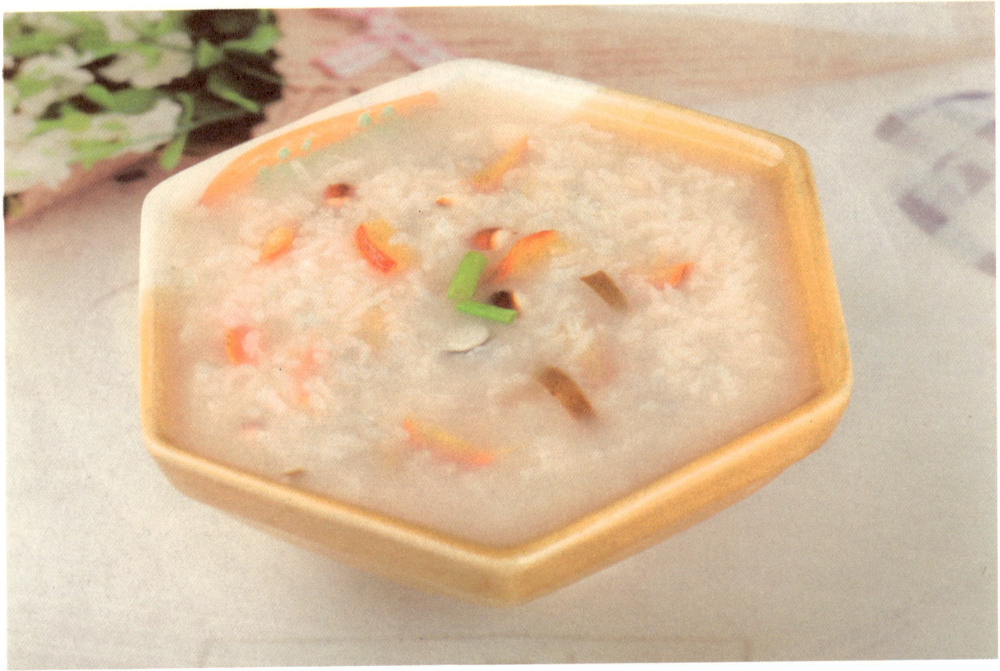

# 山楂芡实陈皮粥

**材料** 水发大米130克，山楂85克，芡实25克，陈皮8克，盐、鸡精各少许。

**做法**

1. 将山楂洗净，去头、尾，从中切开，再去除核，沥干水分，改切成小块；将大米洗净；将芡实洗净；再将陈皮洗净，浸软，切丝，备用。
2. 向砂锅中加水，烧开，倒入洗净的大米、芡实和切丝的陈皮，小火煲煮约30分钟，至米粒变软。
3. 倒入准备好的山楂，拌匀，小火续煮约10分钟至熟。
4. 最后加盐、鸡精调味，搅拌均匀，然后中火续煮至米粥入味即成。

**重点提示**

气虚、阴虚燥咳的患者不宜过多食用陈皮。

## 营养功效

芡实含有蛋白质、维生素$B_2$、维生素$B_1$、烟酸、膳食纤维，以及钙、钾、磷、镁、铁、锌等营养物质，有补中益气、滋养强壮之功效。

长期食用芡实，能使面色红润，还可以聪耳明目、美化肌肤。

陈皮味道酸甜，可增进食欲；芡实与陈皮一起煮粥，不仅味美，而且对缓解疲劳有很大的作用。

山楂中含有非常丰富的营养素，可促进消化，帮助增进食欲，适合煮粥食用。

此粥具有滋补和润燥作用，适合在干燥季节食用。

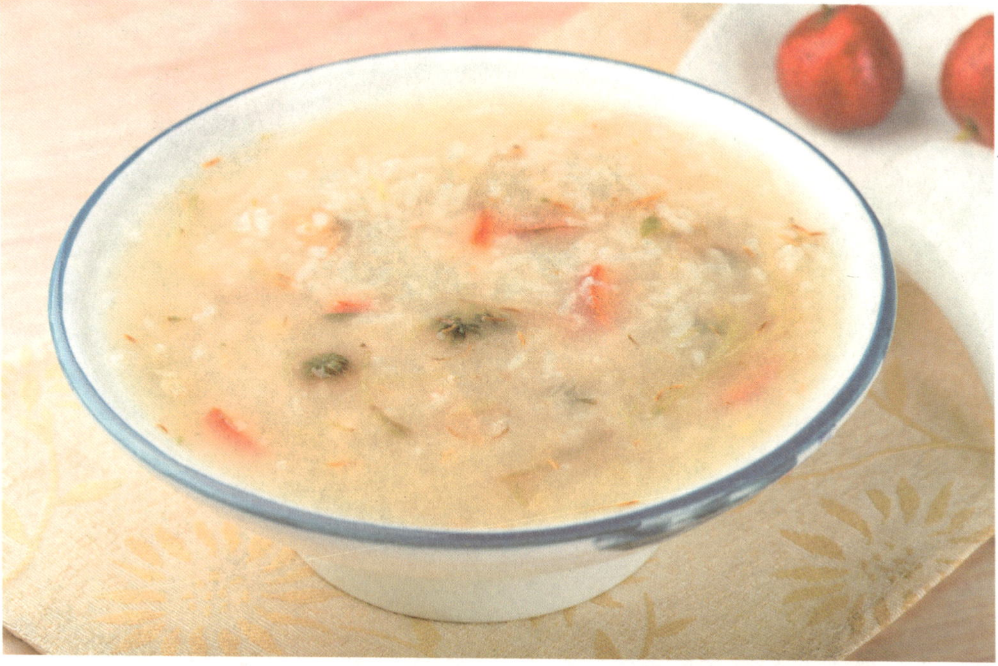

# 山楂菊花金银花粥

**材料** 水发大米130克，山楂50克，金银花、菊花各10克，盐少许。

**做法**

1. 将山楂洗净，然后去头尾、核，切成小块备用；将大米淘洗净备用；将金银花和菊花洗净，滤干水分备用。
2. 将砂锅置于火上，加入适量的清水，烧开，倒入洗净的大米、菊花、金银花拌匀，然后大火煮开，再转小火煮约30分钟至米粒熟软。
3. 倒入山楂，拌匀，再用小火续煮约10分钟至熟。
4. 最后再加盐调味，用中火续煮至米粥入味即成。

**重点提示**

腹泻便溏者及脾胃虚寒者不宜食用本品。

## 营养功效

菊花常被用于泡茶，其中含有水苏碱、刺槐苷、大波斯菊苷、腺嘌呤、胆碱、葡萄糖苷等成分，具有清肝明目、散风清热等功效，菊花冲茶饮用能缓解疲劳，适合常常饮用。

金银花能清热解毒，菊花与金银花一起煮粥有预防中暑的作用，还能帮助降低燥热。

山楂中含有多种维生素和营养素，可增强人体免疫力。

此粥营养美味，能起到降低燥热、增强抗病能力的作用，非常适合在炎热的夏季食用。

食疗讲堂 体质辨识 食养指南 药食珍味

扫码查看

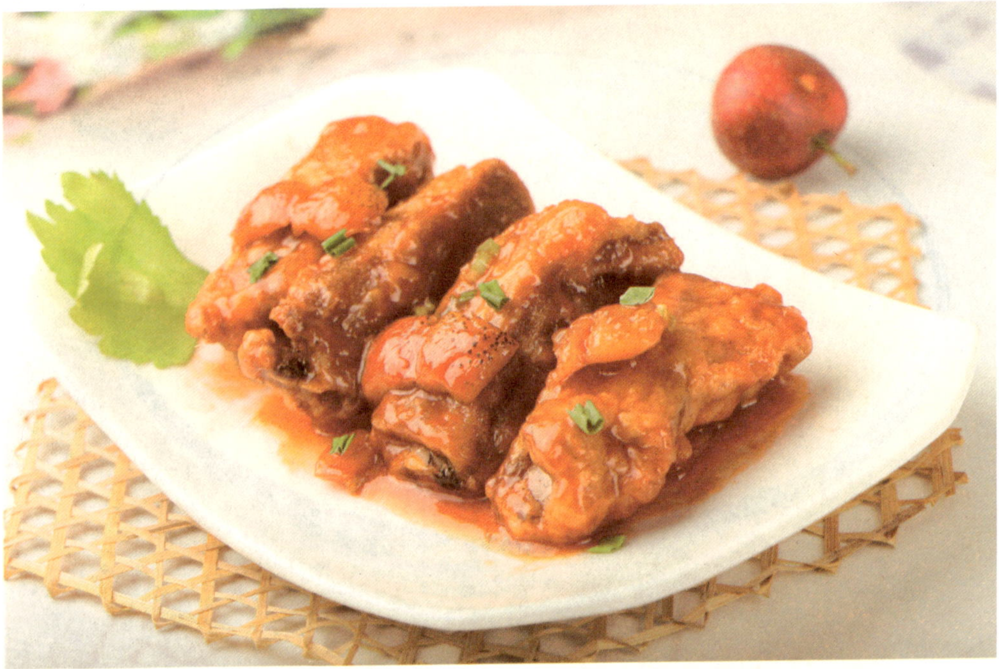

# 山楂猪排

**材料** 山楂90克，排骨400克，蛋黄1个，葱花、盐各少许，生粉10克，白糖30克，番茄酱25克，水淀粉10毫升。

**做法**

1. 将山楂洗净，沥干水分，去核，切成小块，入开水中煮5分钟，取汁和肉，备用；将排骨洗净，沥干水分，切成块，备用。
2. 将蛋黄打散，然后将切块的排骨与蛋黄、盐、生粉搅拌均匀，腌渍10分钟左右；将油锅置于火上，将排骨放入油锅炸至金黄色，捞出，备用。
3. 向锅中倒入山楂肉和汁，加白糖、番茄酱煮溶，再用水淀粉勾芡。
4. 倒入排骨反复翻炒均匀，撒葱花即可。

**重点提示**

胃酸过多者忌食本品。

## 营养功效

排骨的营养价值很高，富含多种营养物质，包括蛋白质、脂肪、碳水化合物等，有补虚和养血的功效，是滋阴润燥的佳品，经常食用能为人体补充一定的营养需求。

山楂中含有丰富的维生素，以及酒石酸、柠檬酸、苹果酸等，经常被当成零食、点心食用，而且用山楂榨成山楂汁饮用，还能促进消化，增强人体免疫力。

蛋黄的营养丰富，含有较多的蛋白质，是日常生活中营养价值最高的天然食品之一。

本品有开胃健脾、增进食欲的功效，尤其适合女性和儿童食用。

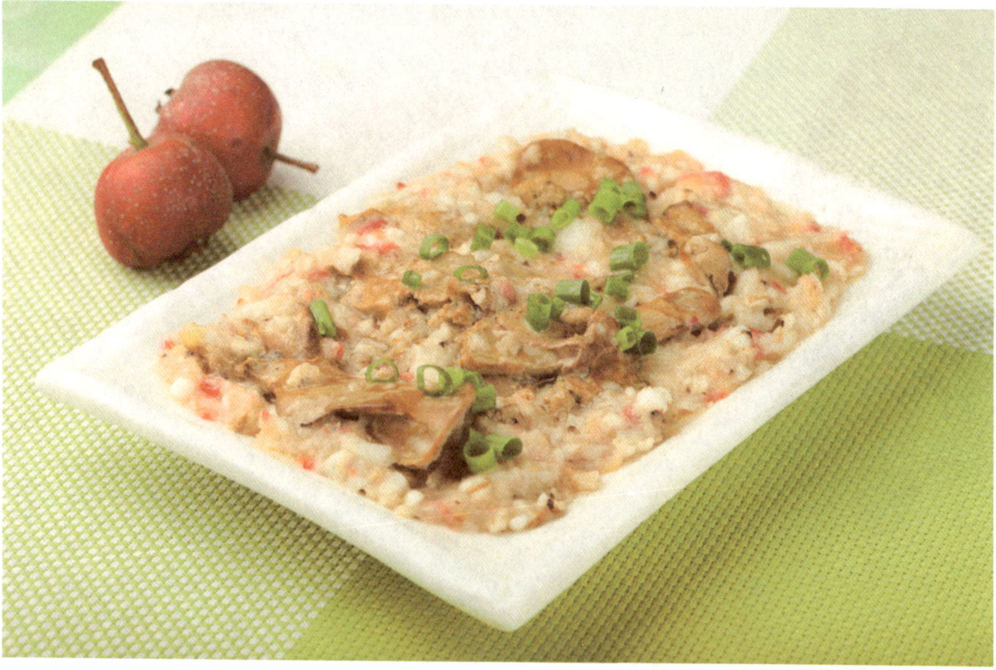

# 山楂蒸鸡肝

**材料** 山楂50克，山药90克，鸡肝100克，水发薏米80克，盐2克，白醋4毫升，葱花少许，香油2毫升。

**做法**

1. 将鸡肝处理干净，切成片状，备用；将山药去皮，洗净，切成丁，备用；将山楂去核，洗净，切块，备用；将薏米洗净，沥干水分，备用。
2. 将切丁的山药、切块的山楂和水发薏米混合后磨碎。
3. 将磨碎的食材与鸡肝混合，加适量的盐、白醋、香油搅拌均匀。
4. 把备好的食材装进盘子中，将锅置于火上，加适量的清水烧开，把盘子放入烧开的蒸锅，大火蒸5分钟至熟，撒葱花即可。

**重点提示**

孕产妇不宜食用鸡肝。

**营养功效**

鸡肝含有丰富的蛋白质、钙、磷、铁、锌、维生素A、B族维生素，其中维生素A能保护眼睛，维持正常视力，防止眼睛干涩、疲劳。而且鸡肝铁质含量丰富，是补血食品中常用的食物，经常食用可维持健康的肤色，起到保健美容的作用。

山楂中含有维生素、苹果酸等多种有效成分，常被作为零食、点心食用，有一定的美容和保健功效。

薏米能强筋骨、健脾胃、消水肿、祛风湿、清肺热。

本品适当食用，能起到美容保健、清热除烦的功效，是一道理想的补养佳品。

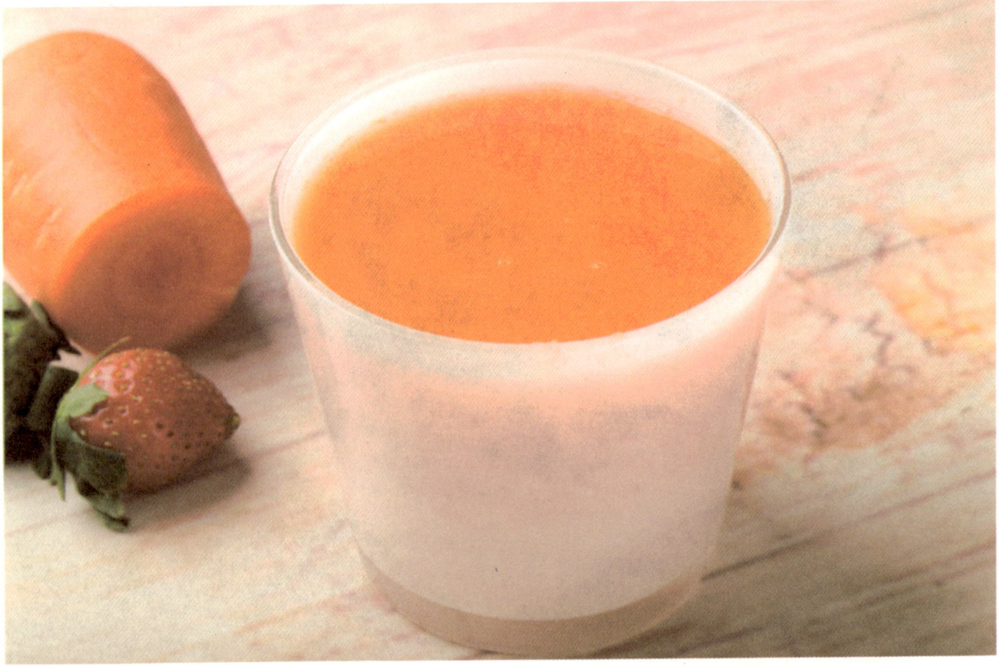

# 山楂果茶

**材料** 胡萝卜120克，鲜山楂90克，冰糖15克。

**做法**

1. 将胡萝卜洗净，沥干水分，去皮，切成小块，备用；将山楂洗净，沥干水分，去核、去蒂，切小块，备用。
2. 将洗净备好的胡萝卜、山楂一起放入榨汁机中，加入适量的清水，榨成萝卜山楂蔬果汁，备用。
3. 将锅置于火上，在锅中加少许清水，然后再将蔬果汁倒入锅中，先用大火煮沸，然后再用小火稍煮片刻。
4. 最后放入冰糖拌匀，用中火续煮至冰糖溶化，装入杯中即成。

**重点提示**

产妇需在产后2周方可饮用本品。

## 营养功效

胡萝卜含有蔗糖、葡萄糖、淀粉、胡萝卜素、镁、钙、锌等成分，有促进肠胃消化、保护视力的作用。此外，胡萝卜还含有钾、磷、铁，对预防高血压有一定的作用。

冰糖具有补中益气、和胃润肺、止咳化痰、祛烦消渴、清热降浊、养阴生津、止汗解毒等功效，对治疗中气不足、咳嗽等有一定作用。

山楂中含有多种营养成分，包括维生素、矿物质等，具有活血化瘀、滋养脾胃、促进食欲的作用。

本品具有健脾养胃、养阴止渴、润喉的作用，尤其适合老年人经常饮用。

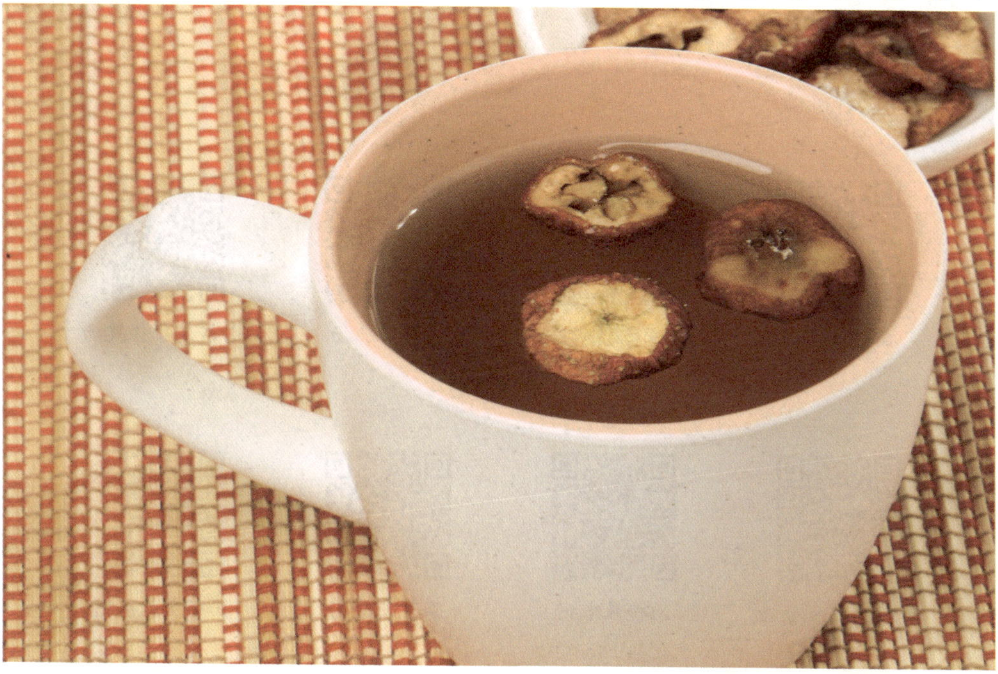

# 山楂陈皮茶

**材料** 生山楂、炒山楂各6克，炒陈皮8克，红茶适量。

**做法**

1. 将生山楂用清水洗净，去蒂，去核，备用；将炒山楂用清水洗净，备用；将炒陈皮用清水洗净，备用。
2. 将备好的茶叶、生山楂、炒山楂和炒陈皮一起放入茶壶中。
3. 将锅置于火上，加入适量水，用大火烧开，然后将烧开的沸水冲入茶壶中，盖紧盖子，静置10分钟即可滤取茶水饮用。
4. 可根据个人喜好，在冲好的茶中加入适量的白糖或红糖调味，搅拌均匀即可。

**重点提示**

孕妇、处于换牙期的儿童、脾胃虚寒者不适宜饮用此茶。

## 营养功效

山楂中富含维生素C、维生素E，还含有胡萝卜素、酒石酸、柠檬酸、苹果酸，以及钙、铁等多种矿物质，是生活中常见的食物，可当作零食、点心食用。经常食用山楂，除了能消滞和助消化之外，还有助于美容养颜及抗衰老。

炒陈皮中含有的挥发油成分较低，具有理气健脾、燥湿化痰的功效，而且陈皮冲茶饮用还能有效消化积食，帮助提神和缓解疲劳。

此款茶饮具有消食理气、促进食欲和养颜美容的作用，尤其适合女性适量饮用，具有瘦身美容的效果。

# 20道山楂美食推荐

山楂双耳汤

茯苓山楂养肤瘦脸汤

山楂四味汤

山楂麦芽猪腱汤

雪梨山楂百合汤

山楂焦米粥

菠菜山楂粥

罗布麻山楂粥

丹参山楂大米粥

山楂莱菔子粥

山楂木耳蒸鸡

山楂菠萝炒牛肉

麦芽山楂鸡蛋羹

菠萝山楂鸡

南瓜番茄山楂煲瘦肉

金银花山楂茶

山楂陈皮麦芽茶

山楂红糖水

洛神花山楂话梅饮

胡萝卜山楂汁

# 第十二章

# 灵芝

被誉为“仙草”的灵芝自古就被医家视为无上珍品。灵芝归心、肝、肺、肾经，既可补益肝、肺、肾，又可安心养神、健脾助消化，用途广泛。

本章全面介绍灵芝的相关知识，不仅涉及形态特征，还包括成分与营养功效、食用方法与适宜人群等内容。下面就让我们一起全面认识药食两用的佳品——灵芝。

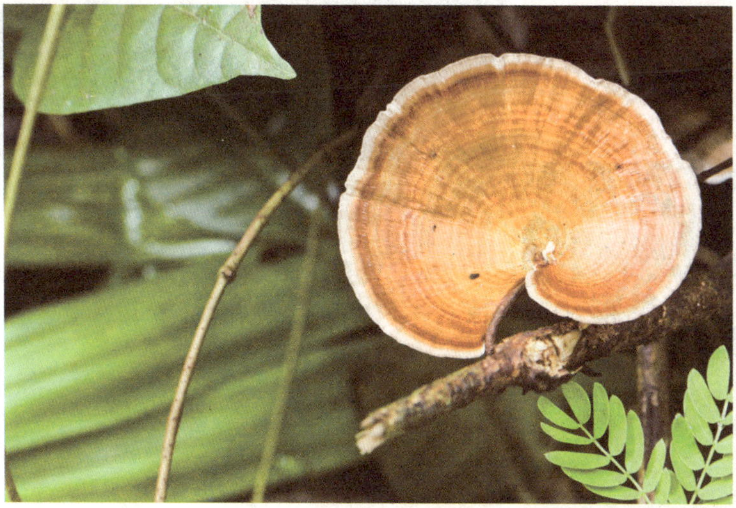

# 灵芝

【别名】灵芝草、赤芝等。

【生长分布】主产于广东、浙江、江西、湖南等地。

【药用部位】子实体。

【性味归经】性平，味甘。归心、肺、肝、肾经。

## 形态特征

灵芝菌盖呈肾形、半圆形或近圆形，表面紫黑色或紫褐色；菌肉锈褐色；菌柄侧生，与菌盖同色或更深。

## 采收加工

灵芝全年可采，除去杂质，剪除附有朽木、泥沙或培养基的下端菌柄，阴干。

## 性状鉴别

灵芝皮壳坚硬，有光泽；具环状棱纹和辐射状皱纹；气微香，味苦涩。

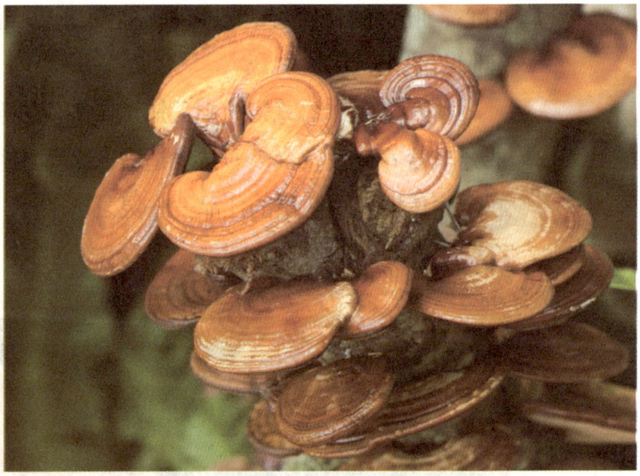

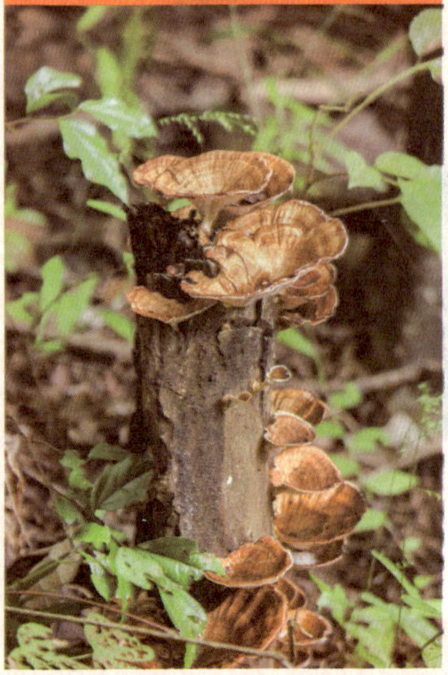

## 功能主治

灵芝具有补气安神、止咳平喘的功效。可主治心神不宁、体倦神疲、食少、惊悸、手足逆冷等。

## 用法用量

灵芝宜煎服，6～12克。

## 使用注意

皮肤瘙痒者忌用灵芝。

# 灵芝的营养成分

科学研究表明，灵芝的营养成分非常丰富，其中有效成分可分为10大类，包括灵芝多糖、灵芝多肽、三萜类、17种氨基酸、蛋白质、甾类、甘露醇、香豆精苷、生物碱、有机酸（主含延胡索酸），以及矿物元素锗、磷、铁、钙、锰、锌等。灵芝对人体具有双向调节作用，所治病种涉及心脑血管、消化、神经、内分泌、呼吸、运动等各个系统，尤其对肿瘤、肝脏病变、失眠及衰老的防治作用十分显著。

现代医学对灵芝有效成分的分析表明，在灵芝的药用保健功效与其成分之间有紧密的关联性。研究证明，灵芝菌丝体的药效价值最高，其活性成分有高分子多糖、有机锗、小分子蛋白质、腺苷、氨基酸、三萜等，是名副其实的营养宝库。

灵芝中最有效的营养成分是灵芝多糖。由于采用了高科技生物技术，现在的优质灵芝产品可以在最大程度上保有这种成分。从低等动物（如细菌）到高等动物（如人）的细胞表面上，都有复杂多样的糖链，当这些糖链缺失或发生异化时，会引发人体的各种疾病，从这个意义上讲，百余种疾病都可通过调整和补充细胞表面的糖链而得到根治。

多糖具有多种药理作用，主要有免疫调节、抗肿瘤、降血糖、抗辐射、抗氧化及促进核酸和蛋白质合成作用。

| 灵芝的营养成分（每100克） | |
|---|---|
| 蛋白质 | 26.4克 |
| 水 | 6.9克 |
| 膳食纤维 | 0.1克 |
| 钾 | 3.59克 |
| 磷 | 832毫克 |
| 铁 | 82.6毫克 |
| 烟酸 | 61.9毫克 |
| 维生素$B_2$ | 17.1毫克 |
| 维生素$B_6$ | 0.71毫克 |

# 如何科学食用灵芝

灵芝自古以来就有“仙草”“瑞草”之称，所以很多人走亲访友也会买些灵芝作为礼品。可不少人却不知道该如何“吃”这个好东西。那么，灵芝该怎样科学服用呢?

## 灵芝用量应对症

灵芝一般可用煎剂，用量为5～12克；也可研粉冲服，用量为每次3克。服用灵芝孢子粉时，不同人群、不同用途的用量不同。

1.中老年人一天的用量在6克左右。每日2～3次，一次2～3克即可。根据自身的健康状况，酌情调节，持续有规律地服用，效果最好。

2.年轻人一天的用量为2～4克。每日1～2次，一次1～2克。年轻人身体状况好，免疫力相对来讲更好，用量应当少一些。

## 常见的配伍及功效

### 酸枣仁、柏子仁

灵芝能“安神”“增智慧”“不忘”；柏子仁、酸枣仁均养心血、安心神。三者合用有养心安神之功效，用于治疗气血不足、心神失养之心悸、怔忡、心烦意乱、失眠等症。

### 人参

灵芝与人参都是滋补圣品，人参大补元气、复脉固脱、补脾益肺、生津、安神，灵芝对于增强人体免疫力、调节血糖、控制血压有效。二者相伍为用，能补益强壮，治疗神经衰弱及其他慢性阳虚病引起的头昏耳鸣、心悸失眠、食欲减退等症，尤其适宜大病初愈及术后的应用。

### 刺五加、淫羊藿

刺五加为中药上品，久服可以轻身、延年益寿而无害，淫羊藿可补肾阳、强筋骨、祛风湿。二者与灵芝配伍，具有壮筋骨、强心力的作用，对于老年人体衰乏力、健忘等症有效。

### 五味子

五味子具有收敛固涩、益气生津、补肾宁心的作用，主要用于久咳虚喘、梦遗滑精、遗尿、尿频、久泻不止、自汗、盗汗等。灵芝有显著的镇咳祛痰及平喘作用，与五味子煎液，能补虚强身，对于头晕头痛、咳嗽哮喘、体虚乏力等症有效。

# 食用灵芝的注意事项

灵芝是我国中医药宝库中珍贵的药用植物，它具有安神养精、滋补强壮、止咳平喘之功效。那么，灵芝该如何食用呢？食用时应该注意哪些事项？下面让我们一起来了解一下吧。

1.内服研末或浸酒，每次2～3克。现代多改为片剂，每次3～4粒，每日3次；或用针剂，肌内注射，每日1～2次。忌超量，因实验表明大量食用会产生副作用，严重影响人体健康。

2.久服：若治病，一般需1个月以上；若预防衰老，则应连服3个月以上，停药3个月，再服，用这种间歇服药法，效果才佳。

3.有极少数人对灵芝过敏，这类人不宜吃灵芝。

4.灵芝在以下情况下不建议使用：患者手术前、后一周内，或大出血的患者。

5.服用灵芝无效，事出有因。正常情况下，服用1～2周后即有病症改善的表现，继续服用则可让身体恢复健康，但也有无效的情况出现，其原因可能如下：

（1）没有定时、定量食用。

（2）分量不够。

（3）有排毒反应时，因担忧和不了解而中断食用。

（4）饮食、运动、生活没有好好配合。

（5）病程过长，而所服用药物太多，体内毒素无法短时间内彻底排出；或先前用药不当，反而积毒成疾。

（6）病情时好时坏，过于心急、缺乏耐性而失去信心，没有继续食用。

（7）心理因素，接受别人消极的建议，不再食用。

6.灵芝对多种慢性病均有相当好的功效，最好与维生素C一起长期服用。

7.老年人、儿童、孕妇服用也安全吗？原则上，任何人都可以服用灵芝。儿童与老年人的身体抵抗力比成年人弱，容易患各种疾病，服用灵芝，抵抗力就会大为增强，不易患病，因此，儿童与老年人更应该服用灵芝。学龄儿童，食量为成年人的2/3；体重轻而虚弱型的老年人，食量为成年人的2/3。孕妇如果是妊娠3个月之内，请勿服用，以免影响胎儿成形；妊娠4个月以上，胎儿已经成形，则可以服用。事实上，也有相当多的报告指出，灵芝对妊娠性肾盂肾炎有效，能使妊娠呕吐得以减轻。

8.疾病痊愈后，可否立即停用？如果患感染症之疾病（如肺炎、结核、化脓性疾病等），痊愈后就完全不需要再服用灵芝了。但如是慢性病，则完全不同。纵使慢性病因服用灵芝而痊愈，若完全停止服用的话，不久后，这些慢性病又会再度来袭。因此，即使已经痊愈，也应该继续服用（量稍减无妨），以便预防疾病复发。

# 常见的灵芝佳肴

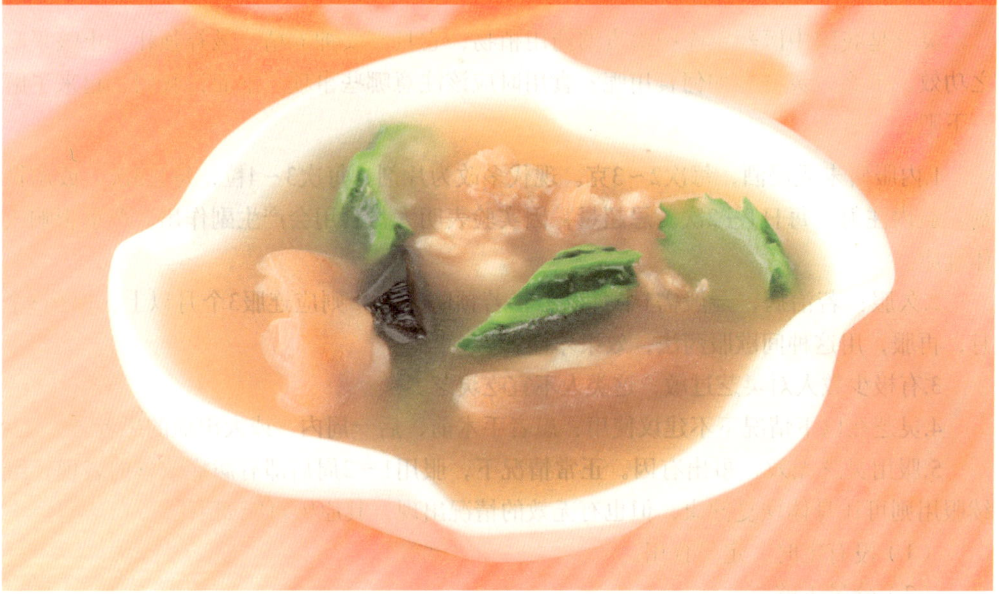

## 灵芝煲猪蹄

**材料** 猪蹄块500克，丝瓜150克，灵芝20克，盐3克，鸡精2克，料酒15毫升，姜片少许。

**做法**

1. 将洗净的丝瓜切滚刀块。
2. 向锅中注入适量清水，烧热，倒入洗净的猪蹄块，淋入少许料酒，转大火，煮约半分钟，去除血渍，捞出汆煮好的猪蹄，沥干水分，待用。
3. 向砂锅中注入适量清水，烧开，倒入汆过水的猪蹄块，放入洗净的灵芝，加入备好的姜片，淋上少许料酒，拌匀提味，盖上盖子，煮沸后用小火煮约60分钟，至食材熟透。
4. 揭盖，倒入切好的丝瓜，搅拌匀，转中火续煮约2分钟，至其熟软，再加入少许盐、鸡精，拌煮片刻，至汤汁入味，关火后盛出煮好的猪蹄汤，装入碗中即成。

### 营养功效

灵芝对于增强人体免疫力、调节血糖、控制血压、辅助肿瘤放化疗、保肝护肝、促进睡眠等方面均具有显著疗效。

丝瓜含有蛋白质、钙、磷、铁、维生素$B_1$、维生素C，还含有皂苷、植物黏液、木糖胶、瓜氨酸等物质，有益智健脑的作用。

猪蹄含有丰富的胶原蛋白质，脂肪含量也比肥肉低，它能防治皮肤干瘪起皱，增强皮肤弹性和韧性。猪蹄对于经常性的四肢疲乏、下肢抽筋、麻木、消化道出血、失血性休克有一定辅助疗效。

本品可改善气血不足、失眠健忘、神经衰弱等症状。

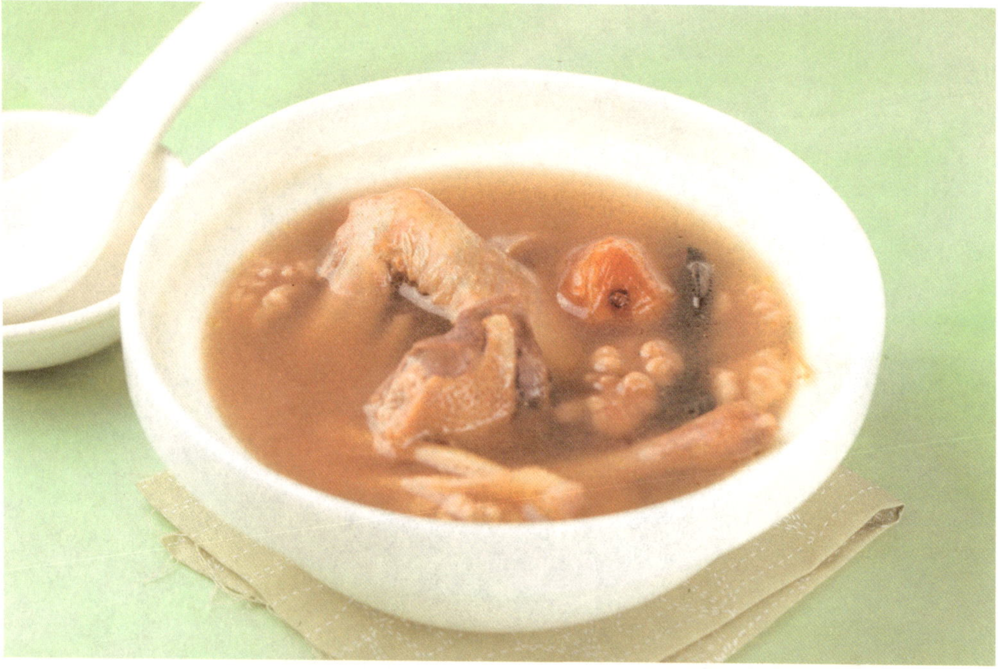

# 灵芝核桃乳鸽汤

**材料** 乳鸽肉200克，蜜枣35克，灵芝25克，核桃仁20克，党参15克，姜片、盐、鸡精各少许，料酒9毫升。

**做法**

1. 向锅中注入适量清水，烧开，倒入洗净的乳鸽肉，淋入少许料酒，搅拌匀；用大火煮约30秒，去除血渍，捞出汆好的乳鸽肉，沥干水分，待用。
2. 向砂锅中注水，倒入乳鸽肉，放入姜片、蜜枣，加入灵芝、核桃仁、党参，淋入少许料酒提味，煮沸后用小火煮约60分钟，至食材熟透。
3. 揭盖，加入少许盐、鸡精，拌匀调味，转中火再煮片刻，至汤汁入味。
4. 关火后盛出煮好的乳鸽汤，装入汤碗中即成。

**重点提示**

核桃不宜一次食用过多。

**营养功效**

鸽肉有补肝壮肾、益气补血、清热解毒、生津止渴等功效，还可健脑补神，补虚强体，降低血压，调理人体血糖，养颜美容。

灵芝能补虚强身，具有补益气血、生精填髓作用。能治疗气血精津不足、神经衰弱、头晕、失眠、体虚乏力等症。亦可用于癌症患者的辅助治疗，还可降低胆固醇。

核桃能补肾助阳、补肺敛肺、润肠通便，还可补虚强体，提供营养。

本品对体虚乏力有很好的辅助治疗作用，食之可强身健体，提高免疫力。

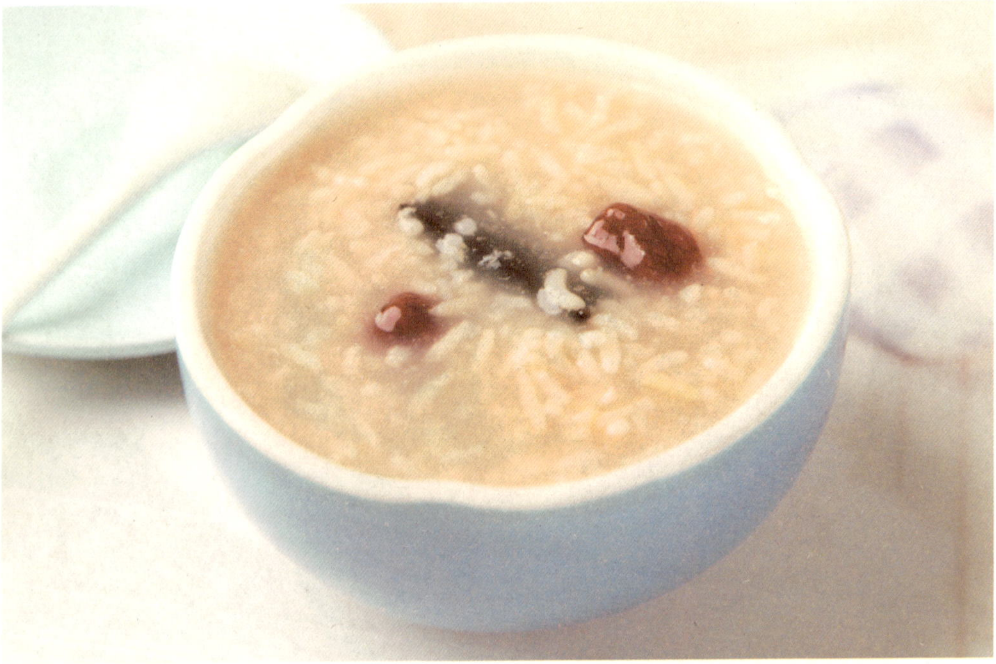

# 大枣灵芝粥

**材料** 水发大米80克，灵芝、大枣各少许。

**做法**

1. 将大米、大枣分别清洗干净，沥干水分，备用。将灵芝洗净，沥干水分，切成片，备用。向砂锅中注入适量清水，将清水大火烧开煮沸，放入灵芝片。
2. 向砂锅中加入大枣和大米，用大火烧开煮沸。
3. 盖上砂锅盖，转文火熬煮成粥，使灵芝的有效成分完全析出。在熬煮过程中要经常用锅勺搅拌，以免糊锅。
4. 最后关火，将粥盛出，装入碗中即可。

**重点提示**

大枣不宜多吃，否则易生痰损齿。

**营养功效**

中医认为大米具有补中益气、健脾养胃、益精强志、和五脏、通血脉、聪耳明目、止渴止泻的功效，被誉为“五谷之首”。肺阴亏虚所致的咳嗽、便秘患者可早晚用大米煮粥服用。经常食用大米粥有助于津液的生发，可在一定程度上缓解皮肤干燥等不适。

大枣中含有非常丰富的维生素C和环磷酸腺苷，能促进人体肌肤细胞的新陈代谢，防止黑色素沉着，达到美容护肤的功效，还同时具有养颜补血的作用，能促进人体造血，可有效预防贫血。

大枣灵芝粥也对预防癌症起到很好的辅助作用。

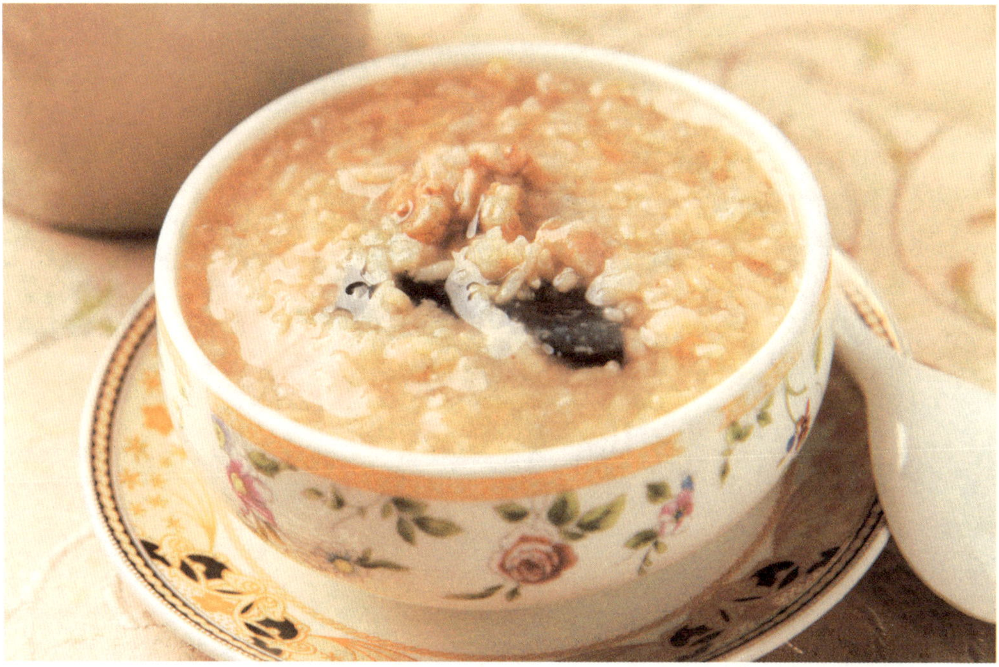

# 核桃灵芝粥

**材料** 水发大米90克，灵芝、核桃各少许，盐适量。

**做法**

1. 将大米、核桃分别洗净，沥干水分，备用。将灵芝洗净，沥干水分，切成片，备用。向砂锅中注入适量的清水，再分别放入大米、灵芝、核桃。
2. 用大火烧开煮沸，盖上砂锅盖，转文火熬煮至米烂稠，使灵芝的有效成分完全析出。在熬煮过程中要经常用锅勺搅拌，以免糊锅。
3. 向粥中加入适量盐调味，并拌匀，盛出，装入碗中即可。

**重点提示**

核桃不能与野鸡肉、鸭肉同食。核桃因含有较多脂肪，所以一次食用过多会影响消化。

**营养功效**

核桃富含铜、镁、钾、维生素$B_6$、叶酸、维生素$B_1$，以及磷、烟酸、铁、维生素$B_2$和维生素$B_5$，可补肾、固精强腰、温肺定喘、润肠通便，对动脉硬化、高血压和冠心病患者有益。用于肠燥便秘的大便难解、苦泄散瘀有较强的活血调经、祛瘀生新之功，适于血分瘀滞较重者食用。此外，兼有润肠、止咳、补虚强体之功。

灵芝可扶正固本，增强免疫力，提高机体抵抗力，在整体上双向调节人体功能平衡，调动人体内部活力，调节人体新陈代谢功能。

核桃灵芝粥具有补肺肾、止咳喘之功效。

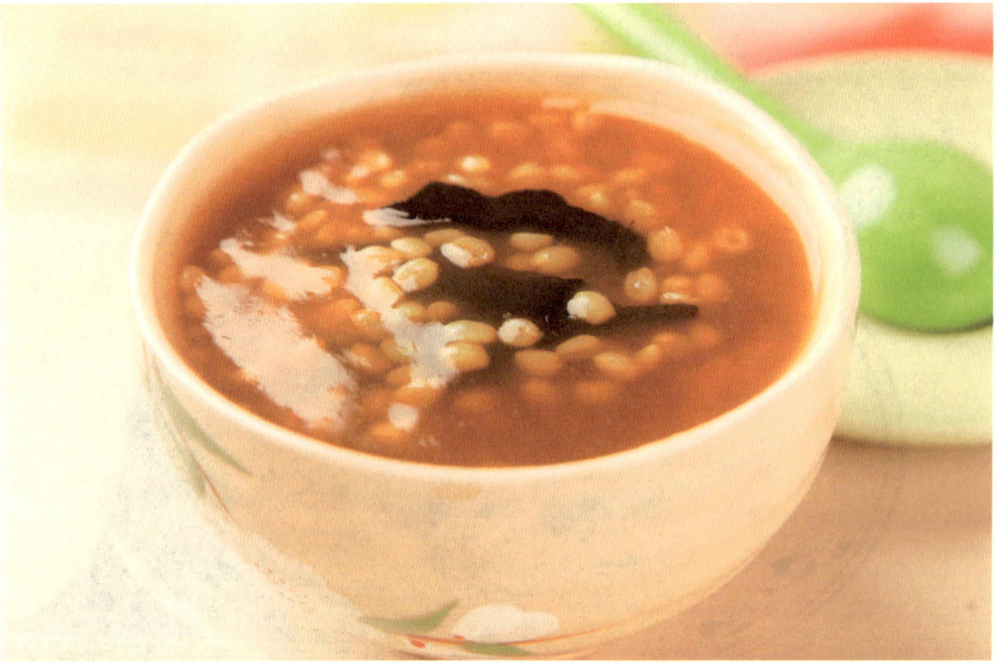

# 小麦灵芝甜粥

**材料** 水发小麦120克，灵芝少许，黄糖10克。

**做法**

1. 将小麦洗净，沥干水分，备用。将灵芝洗净，沥干水分，切成片，备用。向砂锅中注入适量的清水，放入灵芝。
2. 盖上砂锅盖，用大火烧开煮沸，再转中火熬煮20分钟，至灵芝的有效成分完全析出。
3. 揭开砂锅盖，加入小麦，用小火将其熬煮至成粥。
4. 向粥中加入适量的黄糖调味，并用锅勺搅拌均匀，关火后，将粥盛出，装入碗中即可。

**重点提示**

小麦不适宜特禀体质（即指由于遗传因素和先天因素所造成的特殊状态的体质，主要包括过敏体质、遗传病体质、胎传体质等）的人食用。

## 营养功效

小麦能健脾消食、除热止渴、利小便，含淀粉、蛋白质、钙、磷、尿囊素等成分，其中尿囊素可促进溃疡的愈合。用于脾胃虚弱、食积饱满、胀闷、烦热口渴、小便不利，亦可用于治疗胃与十二指肠溃疡、慢性胃炎等。

黄糖除了具备糖的功能外，还含有维生素和微量元素，如铁、锌、锰、铬，营养成分比白砂糖高，具有清热去火的功效。

灵芝对于中枢神经系统有较强的调节作用，具有镇静安神的功效，对于神经衰弱和失眠患者是必备佳品。

本品具有缓解神经衰弱、降血压、降血脂的作用。

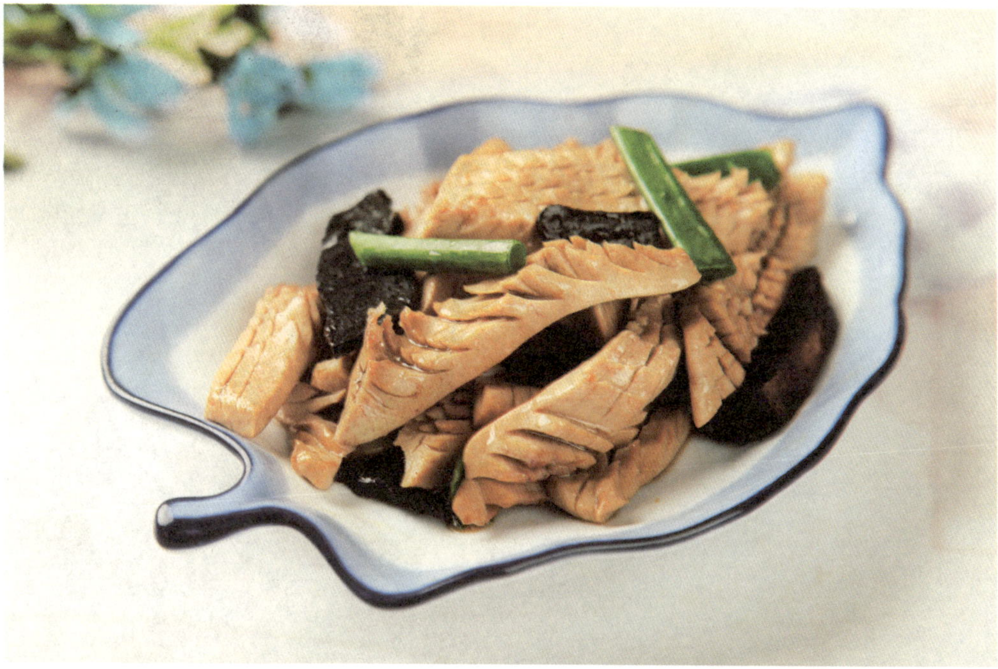

# 灵芝爆炒猪腰

**材料** 猪腰300克，灵芝15克，盐、生抽、姜片、葱段、食用油各适量。

**做法**

1. 将姜片、葱段分别洗净，沥干水分，备用。将灵芝洗净，沥干水分，切成片，备用。将猪腰洗净，剥去薄膜，剖开，剔去筋，切片并划出花。
2. 将猪腰焯水，去除血水，将其捞出，沥干水分，备用。
3. 向炒锅中注入适量食用油，将其烧热，放入姜片和灵芝片快速翻炒。
4. 加入猪腰片、葱段，翻炒均匀，倒入生抽，加入适量盐，炒匀调味。关火，将炒好的菜肴盛出，装入盘中即可。

**重点提示**

血脂偏高者忌食猪腰。烹调猪腰菜肴时最好使用鲜猪腰，冷冻后的猪腰会影响成菜的效果。

**营养功效**

猪腰含有蛋白质、维生素、磷、钙、碳水化合物等营养成分，具有补肾气、通膀胱、消积滞、止消渴、强腰、益气之功效，主治肾虚所致的腰酸痛、肾虚遗精、耳聋、水肿、小便不利。

生姜中含有的姜辣素和二苯基庚烷类化合物的结构均具有很强的抗氧化和清除自由基的作用；食用生姜还具有抗衰老的功效，老年人常吃生姜可除“老人斑”。还有在炎热的气温下吃一些生姜能起到兴奋、排汗、降温、提神的作用。

葱含有丰富的蛋白质、脂肪、糖类、维生素A、维生素$B_1$、维生素$B_2$、维生素C、钙、磷、铁、镁，具有散寒、健胃、发汗、去痰、杀菌的功效。

本品有补肝肾、强腰背的作用。

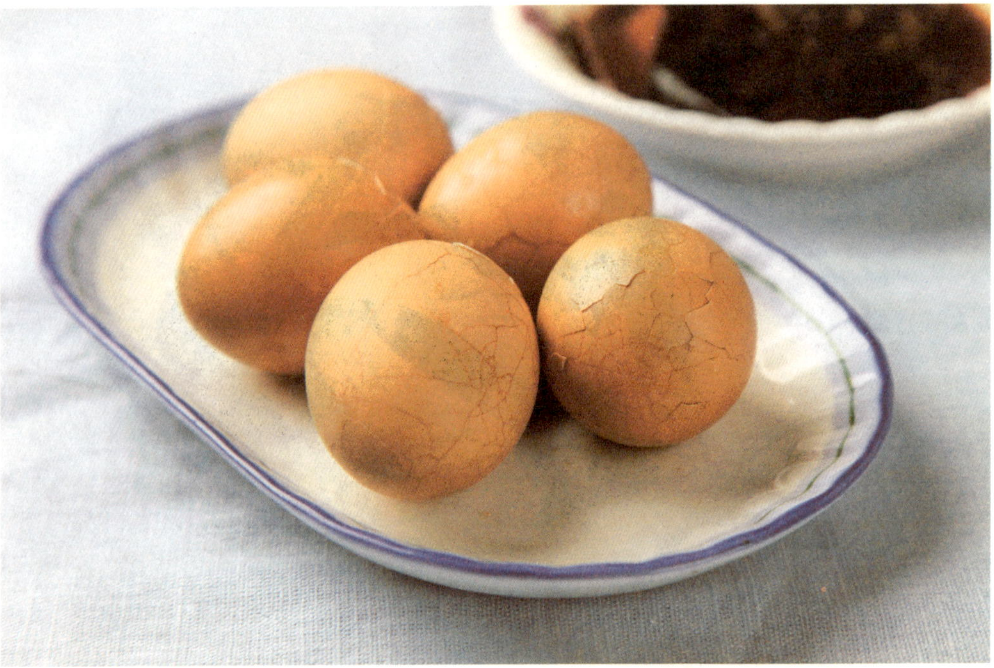

# 灵芝卤鸡蛋

**材料** 鸡蛋10个，灵芝少许，卤水料（甘草、八角、桂皮、陈皮、小茴香、香草、花椒）适量，生抽、老抽、盐各适量。

**做法**

1. 将灵芝洗净，沥干水分，备用。将卤水料洗净，沥干水分，备用。将鸡蛋洗净，备用。向砂锅中注入适量的清水，放入洗净的鸡蛋、灵芝和卤水料。
2. 向锅中淋入适量老抽、生抽，加入适量盐调味，搅拌均匀。
3. 大火煮沸，转中火煮10分钟，煮至鸡蛋熟透，用锅勺轻敲蛋壳，敲至鸡蛋壳表面出现少许的裂痕。
4. 盖上砂锅盖，转小火煮约2小时，煮至鸡蛋入味。关火，将卤好的鸡蛋装入盘中即可。

## 营养功效

鸡蛋可补肺养血、滋阴润燥，用于气血不足、热病烦渴、胎动不安等，是扶助正气的常用食品。能补阴益血，除烦安神，补脾和胃。用于血虚所致的乳汁减少，或眩晕，夜盲；病后体虚，营养不良；阴血不足，失眠烦躁，心悸；肺胃阴伤，失声咽痛，呕逆等。

灵芝能促进肝脏对药物、毒物的代谢，对于中毒性肝炎有良好的疗效。尤其是慢性肝炎，灵芝可明显消除头晕、乏力、恶心、肝区不适等症状，并可有效改善肝功能，使各项指标趋于正常。所以灵芝可用于治疗慢性中毒、各类慢性肝炎、肝硬化、肝功能障碍。

本品具有安神助眠、益气养阴、悦色养颜之功效。也非常适合孕妇食用，有安胎滋补的作用。

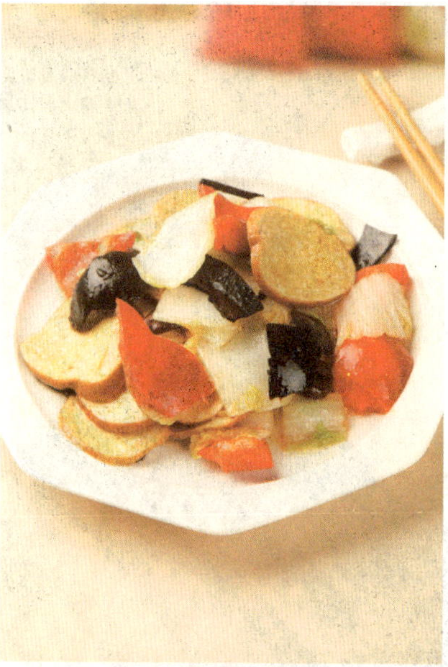

# 灵芝素鸡炒白菜

**材料** 白菜70克，素鸡120克，灵芝、罗汉果各少许，彩椒20克，盐、食用油各适量。

**做法**

1. 将所有材料洗净，沥干水分。将白菜、彩椒切块，将素鸡切片，将罗汉果剥开。
2. 将白菜、素鸡、灵芝、罗汉果、彩椒焯水。
3. 起油锅，将材料入锅中翻炒。加适量盐调味，关火盛出即可。

**重点提示**

体质虚寒者不适合大量吃生冷的白菜，如泡菜。

**营养功效**

白菜含有丰富的粗纤维，有益胃生津、清热除烦之功效，能通利肠胃、除胸烦、解酒毒。本品具有润肺化痰的作用。

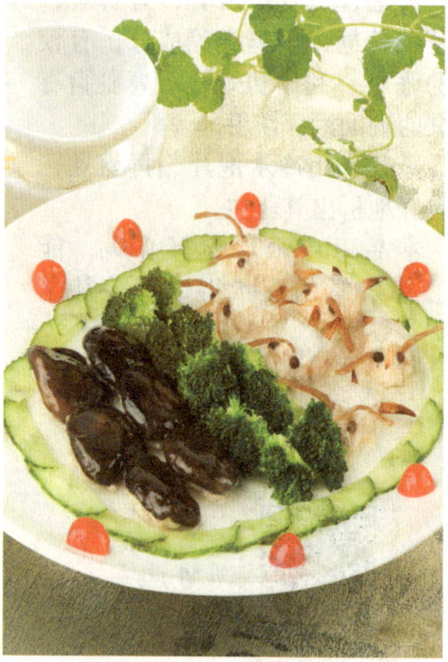

# 灵芝恋玉蝉

**材料** 虾仁100克，西蓝花、香菇、猪肉、虾尾、鸭蛋清、熟火腿、灵芝粉、盐、生粉、水淀粉、食用油各适量。

**做法**

1. 将虾仁、猪肉剁泥混合，用盐、生粉、灵芝粉腌制。将火腿切丝；将西蓝花切朵；将香菇去蒂；将上述材料焯熟。
2. 鸭蛋清煎成蛋皮切长块；用蛋皮包裹肉泥，插上虾尾、火腿丝，将肉丸、西蓝花、香菇均蒸熟；油起锅，加盐、水淀粉调汁浇盘。

**营养功效**

虾仁具有补肾壮阳、健胃的功效，可作为久病体虚、短气乏力、面黄肌瘦者的食疗补品。本品具有健胃保肝的作用。

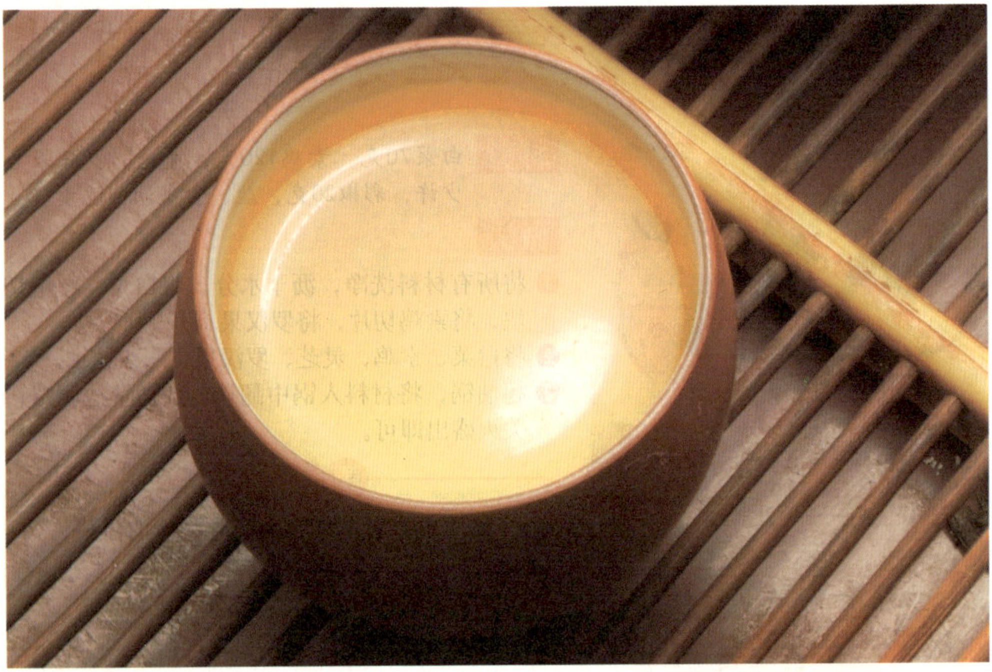

# 灵芝茶

**材料** 灵芝7片。

**做法**

1. 将灵芝清洗干净，用刀切碎，备用。
2. 向砂锅中注入适量的清水，放入切好的灵芝碎末，用大火煮沸，再盖上砂锅盖，转中火煮10分钟，煮至灵芝的有效成分完全析出。
3. 将灵芝渣滤除，茶装入杯中即可。

## 营养功效

灵芝含有麦角甾醇、有机酸、氨基葡萄糖、多糖类等成分，有较好的强心、利尿功效，对高血脂有较好的辅助治疗作用。

灵芝先用冷水泡片刻再熬煮，能更好地析出其药性。

本品可用于治疗冠心病，能使心律失常的症状得以好转甚至消失。



## 重点提示

灵芝冲泡时适合搭配丹桂、金银花、山楂、枸杞。

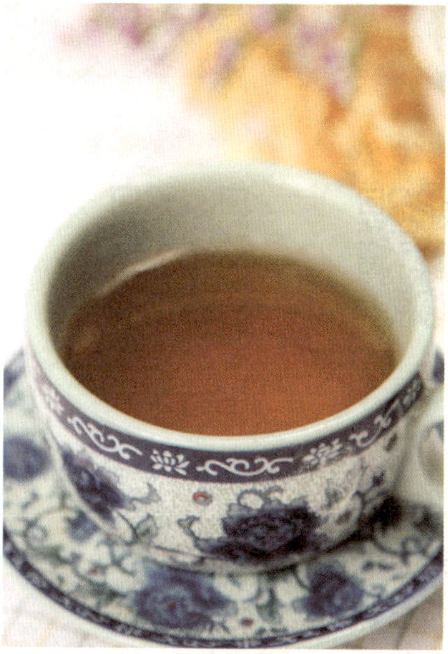

# 灵芝玉竹麦冬茶

**材料** 灵芝5克，麦冬4克，玉竹6克，蜂蜜适量。

**做法**

1. 将灵芝、麦冬、玉竹洗净放锅中，加600毫升清水，大火煮开转小火续煮10分钟关火。
2. 将煮好的灵芝玉竹麦冬茶滤去渣，倒入杯中，待茶稍凉后加入蜂蜜，搅拌均匀，即可饮用。

**重点提示**

凡脾胃虚寒泄泻、胃有痰饮湿浊及暴感风寒咳嗽者均忌服麦冬。

**营养功效**

麦冬能滋阴润肤、抗皱抗衰老、改善皮肤松弛症状；玉竹可滋阴润燥，改善面色苍白、萎黄现象。

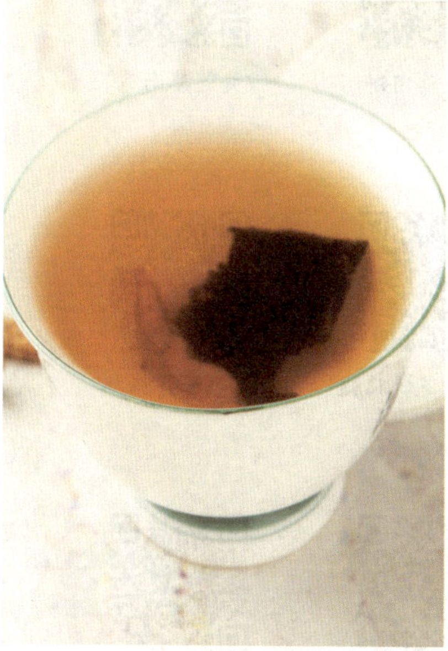

# 灵芝天麻茶

**材料** 灵芝20克，天麻15克。

**做法**

1. 向砂锅中注入适量的清水，用大火烧开。
2. 将灵芝、天麻倒入锅中，拌匀，盖上盖，用小火煮30分钟，至药材析出有效成分。
3. 揭开盖，搅拌片刻，将煮好的药茶盛出，装入杯中，待稍微放凉即可饮用。

**重点提示**

高血压、心脏病、肝病、糖尿病、肾病等慢性病患者应在医生指导下服用天麻。

**营养功效**

天麻可治眩晕眼黑、头风头痛、肢体麻木、半身不遂、语言謇涩、小儿惊痫动风。本品可消除头晕眼黑症状。

# 20道灵芝美食推荐

灵芝薏米瘦肉汤

灵芝猪脾汤

三七灵芝瘦肉汤

灵芝香菇土鸡汤

灵芝猪脚汤

灵芝鸡汤

灵芝麦片粥

何首乌灵芝糯米粥

灵芝大蒜粥

花生灵芝大枣粥

灵芝蒸肉饼

灵芝蒸南瓜

灵芝炖蘑菇

灵芝茶树菇煲鸡

花菇灵芝煲鸡腿

灵芝银耳糖水

灵芝冬瓜茶

灵芝养肝茶

灵芝甘草茶

灵芝大枣茶

第十三章

# 燕窝

燕巢呈半月形，形似元宝，窝外壁由横条密集的丝状物堆垒成不规则棱状，窝内壁由丝状物织成不规则网状。整个燕窝洁白晶莹，富有弹性，附着于岩石峭壁。

燕窝历来有“稀世名药”“东方珍品”之美称，是中国传统名贵食品之一。

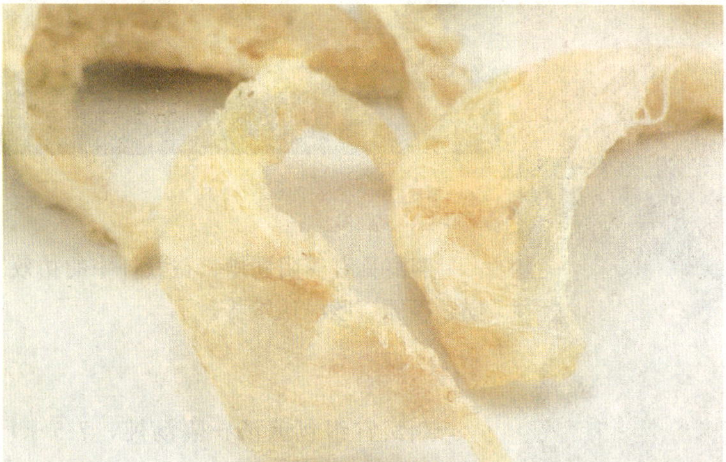

# 燕窝

【别名】燕菜、燕根等。

【生长分布】产于印度尼西亚、泰国、缅甸、日本等地。

【药用部位】金丝燕及多种同属燕类用唾液或唾液与绒羽等混合凝结所筑成的巢窝。

【性味归经】性平，味甘。归肺、胃、肾经。

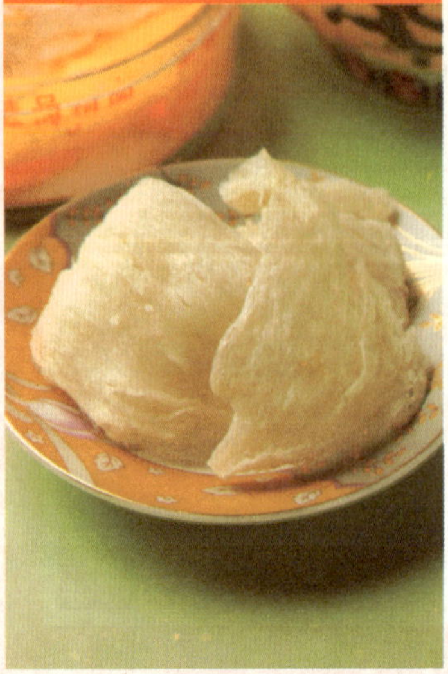

## 形态特征

金丝燕体长约9厘米；嘴暗褐色，形短，稍带弯曲；背褐黑色，略有光泽；腰部较淡；腹部灰白色。

## 性状鉴别

燕窝呈不整齐的半月形，凹陷成兜状，常附着于岩石的一面较平，外面微隆起，附着面黏液凝成层排列较整齐、较隆起面细致，呈波状，窝的内部粗糙，呈丝瓜络样。燕窝质硬而脆，断面微似角质，入水则柔软而膨大。

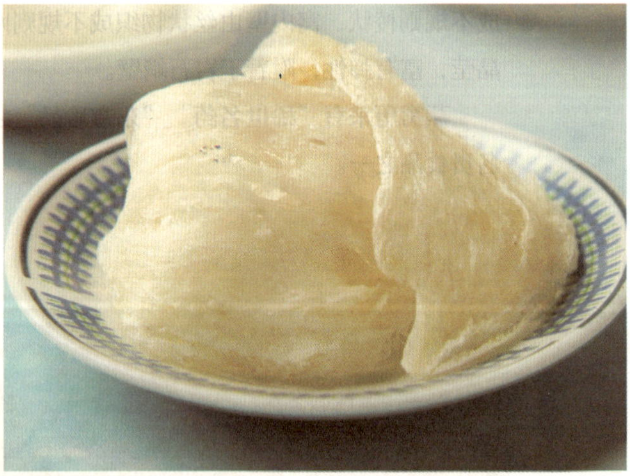

## 功能主治

燕窝具有养阴润燥、益气补中的功效。可主治虚损、痨瘵、咳嗽痰喘等。

## 用法用量

燕窝宜绢包煎汤，隔汤炖，7.5～15克；或入膏剂。

## 使用注意

肺胃虚寒、湿痰停滞及有表邪者忌用燕窝。

# 燕窝的营养成分

燕窝是常见的滋补佳品，既可作为中药材，也可用于日常食疗。如果掌握了燕窝中含有的具体成分，以及这些成分分别起到怎样的功效，再结合燕窝发挥的具体功效，就更有助于增强我们对燕窝的认识，将燕窝的作用最大化。

燕窝含有丰富的蛋白质、碳水化合物，还有钙、磷、铁、钠、钾等多种微量元素，以及胱氨酸、天门冬氨基酸、丝氨酸、谷氨酸、赖氨酸、精氨酸等氨基酸。

燕窝中含有水溶性蛋白质，具有生物活性分子，可以帮助人体组织的生长、发育及病后复原。

燕窝中含有碳水化合物，碳水化合物是身体热量的主要来源，与蛋白质相辅相成，可使蛋白质发挥提供热量以外的作用，而且还可促进人体脂肪的代谢。

燕窝中含有的表皮生长因子和燕窝的水溶性物质可直接刺激细胞分裂、再生、组织重建，因此燕窝对人体的滋补、复原起着很大的作用。

燕窝中含有丰富的钙质，不仅可以增强血液在皮肤破损时的凝结能力，还可以帮助人体吸收维生素$B_{12}$。

| 燕窝的营养成分（每100克） | |
|---|---|
| 蛋白质 | 58.62克 |
| 水分 | 9.25克 |
| 钠 | 1.38克 |
| 镁 | 180毫克 |
| 总糖 | 24.62克 |
| 钙 | 710毫克 |

# 如何科学食用燕窝

燕窝是高级滋补品，也是高级宴席上的美味佳肴，与鱼翅、熊掌齐名。了解燕窝的科学用法，有利于更好发挥燕窝的药用价值。

## 掌握燕窝的用量

燕窝是比较昂贵的滋补食物。食用燕窝要讲究少吃多餐的原则，如果经济条件允许，还可以保持定期定量地进食燕窝。

一般来说，成年人每次食用燕窝宜3～5克，儿童每次食用燕窝宜2～3克。

## 食用燕窝的最佳时间

进补燕窝要讲究最佳时机，一般是早上7~9点，晚上10~11点，最好是饭前或饭后2小时空腹食用。

传统中医认为，燕窝在早上空腹或晚上睡觉前食用吸收效果最佳。空腹的时候食用燕窝，对营养成分的吸收能达到很好的效果。

晚上临睡前空腹食用燕窝加少许牛奶，既有利于营养的吸收，又可帮助睡眠，且有美容滋养的效果。

食用燕窝最好为早晚各一次，如果经济条件允许可以每天食用一次，或者每周食用2～3次。只有连续食用燕窝3～4个月，才会看到比较明显的效果。

## 哪些人适宜食用燕窝

**病后体弱者**

病后体弱者食用燕窝后可增强免疫力。

**工作劳碌者**

工作劳碌者食用燕窝后可消除疲劳、舒缓压力。

**孕妇**

孕妇在产前服食燕窝，可促进胎儿脑部发育，有安胎、补胎的功效。

**产妇**

产妇食用燕窝后可迅速复原身体，增强身体抵抗力。

**儿童**

燕窝含多种氨基酸，儿童适量食用燕窝可增强体质，有助于身体发育。

**青少年**

青少年可适量食用燕窝，不仅可加速体内新陈代谢，强壮身体功能，还可使皮肤细腻光滑。

# 食用燕窝的注意事项

作为一种食品，如果没能正确健康地食用燕窝，那么燕窝的功效将会大打折扣。那么，在食用燕窝的同时，需要注意什么?

## 哪些食物不宜与燕窝同食

### 辛辣类食物

辛辣食物是指刺激而强烈的、能冲击人的感觉器官的食物，如辣椒、蒜、葱、韭菜、生姜、酒、花椒、胡椒、八角。燕窝与这些辛辣食物同食，会抵消燕窝的滋补功效。

### 酸性类食物

因为燕窝里含有营养丰富的蛋白质，所以在食用燕窝时建议不要吃酸性食物，以免破坏燕窝中的营养成分。

### 茶

茶中含有茶酸，不但会破坏燕窝的营养，而且会影响身体对蛋白质的吸收。所以吃燕窝时最好不要喝茶。有饮茶习惯的人，建议在食用燕窝后的一两个小时后再饮茶。

### 烟和酒

在吃燕窝期间，最好避免抽烟和喝酒，否则会影响燕窝营养的吸收。

### 药物

吃燕窝的期间可以吃药，但是注意不能同服进食，两者需隔开1小时以上。

## 哪些人不宜食用燕窝

### 新生儿

刚出生的婴儿，特别是未满4个月的新生儿，最好不要食用燕窝。

因为新生儿的器官发育还不完全，不能全部吸收燕窝的营养，如果食用燕窝还会导致消化不良，因此不适合吃燕窝。

4月龄以上的婴儿就可以食用燕窝，可以食用炖得久一点的燕窝粥。燕窝粥不仅能增加婴儿的体质和食欲，而且还可以促进婴儿身体和智力的健康发育。

### 感冒发热者

当人在感冒发热的时候，身体的大部分免疫系统功能都会下降，各器官功能均会受到影响。

食用燕窝不仅不利于感冒的恢复，而且还会延长感冒病期，并且不利于人体的吸收，同时还会造成燕窝的浪费。

感冒期间，最好将燕窝等补品暂停，等康复后，再进行燕窝等食补调理，可以增强人体抵抗力和免疫力。

# 常见的燕窝佳肴

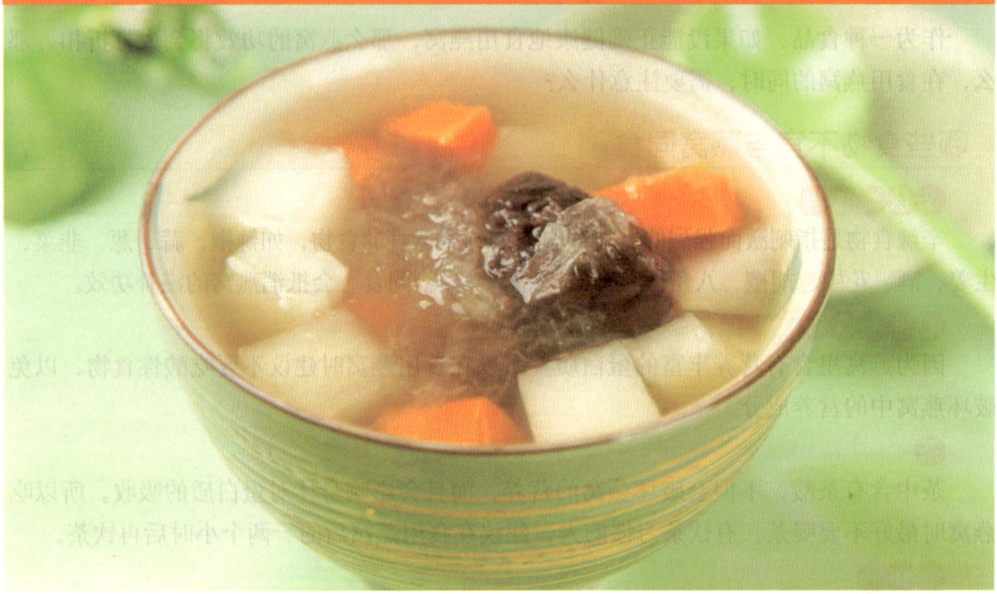

## 燕窝萝卜香菇汤

**材料** 胡萝卜20克，白萝卜15克，燕窝5克，香菇2朵，盐、鸡精、胡椒粉各适量。

**做法**

1. 将洗好的白萝卜切片，再切成条形，改切成丁块；将胡萝卜切成片，再切成条形，改切丁块；将香菇洗净，浸泡一会儿，捞出，沥干水分，切成小块。
2. 向砂锅中注入适量清水，烧热，倒入白萝卜、胡萝卜，放入香菇，拌匀，盖上盖子，烧开后用小火煮约15分钟。
3. 揭开盖，倒入泡发洗好的燕窝，拌匀。
4. 加盖，用中小火再煮约15分钟至食材熟透。
5. 揭开锅盖，加入盐、鸡精、胡椒粉搅拌均匀，调味。
6. 最后关火，盛出装入碗中即可。

### 营养功效

胡萝卜营养丰富，含较多的胡萝卜素、糖、钙等营养物质，对人体具有多方面的保健功能，常食用能健脾、化滞，而且胡萝卜的芳香气味是挥发油造成的，能促进消化，并有杀菌作用。

白萝卜中富含维生素C，而维生素C为抗氧化剂，能抑制黑色素合成，阻止脂肪氧化，防止脂肪沉积。白萝卜热量少，纤维素多，吃后易产生饱胀感，因而有助于减重。

香菇是一种高蛋白、低脂肪的健康食品，有补肝肾、健脾胃、益智安神、美容养颜之功效。此外，香菇含有丰富的维生素D，能促进钙、磷的消化吸收，有助于骨骼和牙齿的发育。

本品具有健胃补肺、瘦身美容的功效，是一道美味营养的汤品。

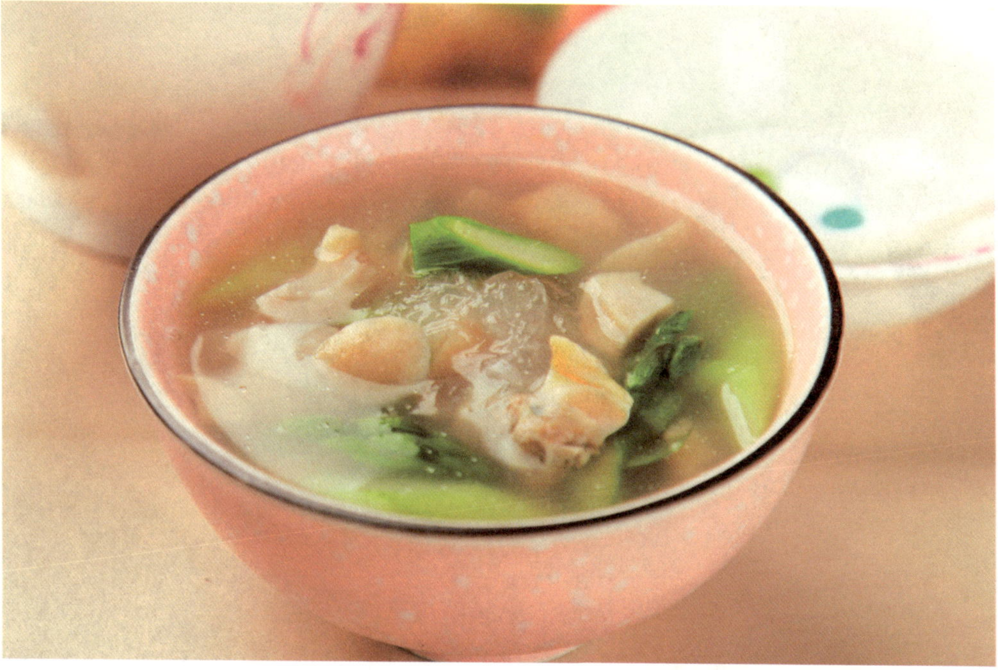

# 燕窝芦笋蚬肉汤

**材料** 芦笋80克，蚬肉45克，草菇25克，燕窝、姜片、盐、鸡精各少许。

**做法**

1. 将洗净的草菇切成条形，再改切成小块；洗净去皮的芦笋斜刀切段。
2. 将锅置于火上，向锅中注入适量的清水，大火烧开，倒入芦笋，煮约1分钟，倒入草菇、蚬肉，焯水，备用。
3. 向砂锅中注入适量的清水，用大火烧开，然后倒入焯过水的草菇、芦笋、蚬肉等，撒上姜片，煮10分钟左右。
4. 揭开盖，加入燕窝，搅拌均匀，续煮10分钟左右，再加入适量的盐、鸡精调味，再搅拌均匀稍煮即可。

**重点提示**

痛风和糖尿病患者不宜多食芦笋。

**营养功效**

芦笋所含蛋白质、碳水化合物、维生素和微量元素的质量优于普通蔬菜，经常食用，有利于防治多种疾病。而且芦笋中含有丰富的叶酸，约5根芦笋就含有约100微克叶酸，已达到每日需求量的1/4。所以多吃芦笋能起到补充叶酸的作用，夏季食用还有清凉降火、消暑止渴的作用。

燕窝中含有丰富的营养物质，适量食用具有强胃健脾、滋阴养颜的功效，还能帮助增强人体免疫力，经常适量食用对人体健康有一定益处。

本品具有健养脾胃、美容养生的作用，尤其适合孕妇适量食用。

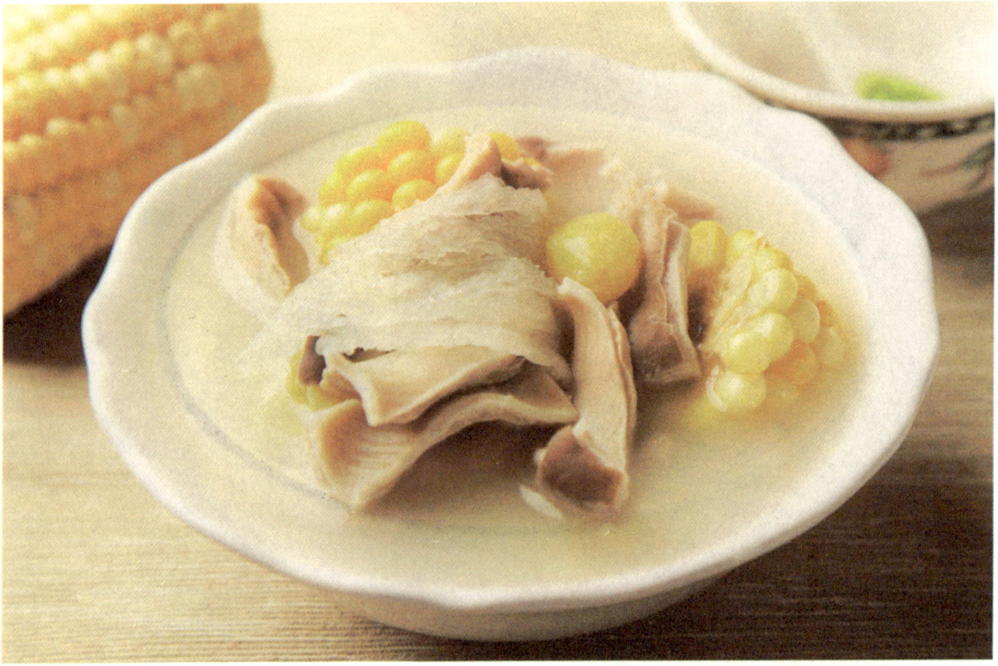

# 燕窝玉米银杏猪肚汤

**材料** 玉米块160克，银杏60克，猪肚230克，燕窝、姜片、盐各少许。

**做法**

1. 将燕窝放入清水中浸泡6小时，去掉杂质，捞出沥干水分，再入锅隔水炖20分钟，炖熟，备用。
2. 将玉米洗净，沥干水分，备用；将银杏去壳，去衣，取肉，洗净，备用；将猪肚处理干净，入沸水中汆烫，捞出，沥干水分，切成小长块，备用。
3. 将玉米、银杏、猪肚洗净，切好，然后和姜片一同放入锅中，加适量的清水，大火煮沸，然后改小火煮2小时30分钟，再放入燕窝煮3分钟，加适量的盐调味即可。

**重点提示**

高胆固醇症患者及感冒发热患者不宜食用本品。

## 营养功效

玉米中含蛋白质、糖类、钙、磷、铁、硒、镁、胡萝卜素、维生素E等，具有开胃益智、宁心活血、调理中气等功效，而且玉米中富含维生素，经常食用可促进肠胃蠕动，加速有毒物质的排泄。

银杏果的果仁中含有丰富的淀粉、粗蛋白、核蛋白、脂肪、蔗糖、矿物元素、粗纤维等，具有敛肺气、定喘咳的功效，而且实验证明，银杏果中含有的白果酸、白果酚具有抑菌和杀菌的作用。

猪肚的营养成分为蛋白质、碳水化合物、脂肪、钙、磷、铁、维生素$B_2$、烟酸等，具有补虚损、健脾胃的功效，尤其适合脾虚腹泻和身体虚弱的人食用。

本品具有健脾胃和增强免疫力的作用，经常适量食用对身体有好处。

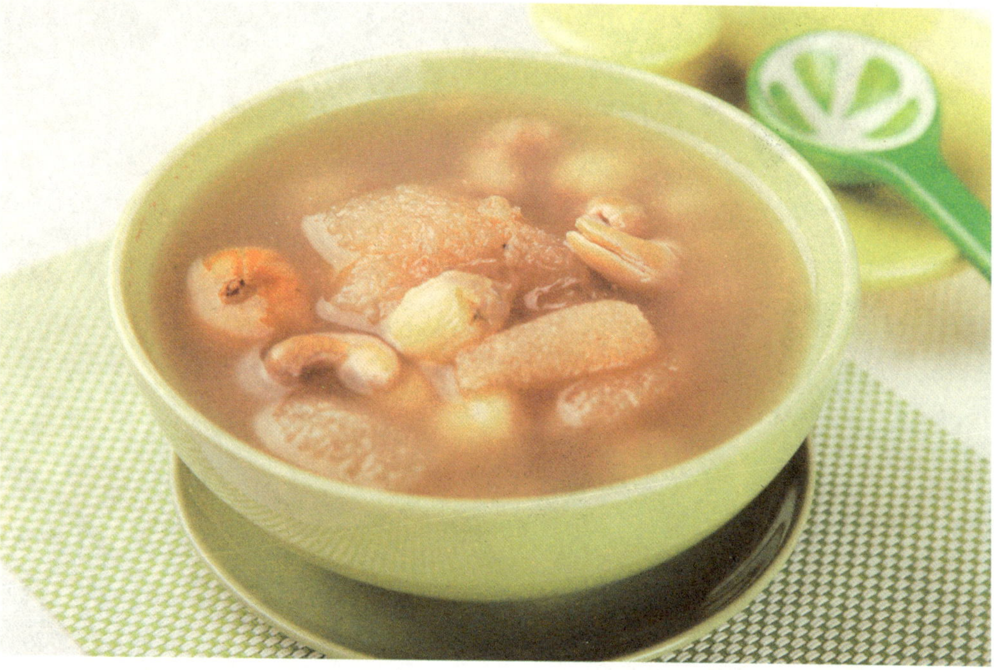

# 燕窝四宝汤

**材料** 水发燕窝少许，腰果85克，板栗60克，水发莲子70克，水发竹荪60克，盐适量。

**做法**

1. 将燕窝去掉杂质，再捞出沥干水分，再入锅隔水炖20分钟。
2. 将板栗洗净，汆水，去壳、衣；将莲子、腰果洗净，浸泡30分钟；将竹荪洗净，浸透，切段。
3. 将板栗入锅，加入适量的清水，先用大火煮沸，然后改小火煮1小时，再放入腰果、莲子煮30分钟，随后放入竹荪、燕窝煮10分钟，加盐调味即可。

**重点提示**

糖尿病、风湿病患者和脾胃虚弱者不宜食用本品。

## 营养功效

燕窝是滋补作用极佳的珍品，能起到养心补虚、壮脾健胃等作用，有助于调理失眠患者的身体。

板栗中的维生素、矿物质含量较高，具有养心益气的良好功效，适合失眠患者食用。

莲子中含有碳水化合物、蛋白质、脂肪酸、钙、磷、铁等多种有效成分，能起到养心、降火气、安神补虚的作用，对失眠患者有益。

竹荪中含有蛋白质、脂肪、碳水化合物、菌糖、粗纤维等多种营养成分，能起到养心清热、润肺止咳、祛湿滋补、益气润燥的作用。

本品具有补虚损、养心安神、健脾、止泻、补肾的作用，适用于失眠患者，而且经常适量食用具有增强人体抵抗力的作用，对健康十分有利。

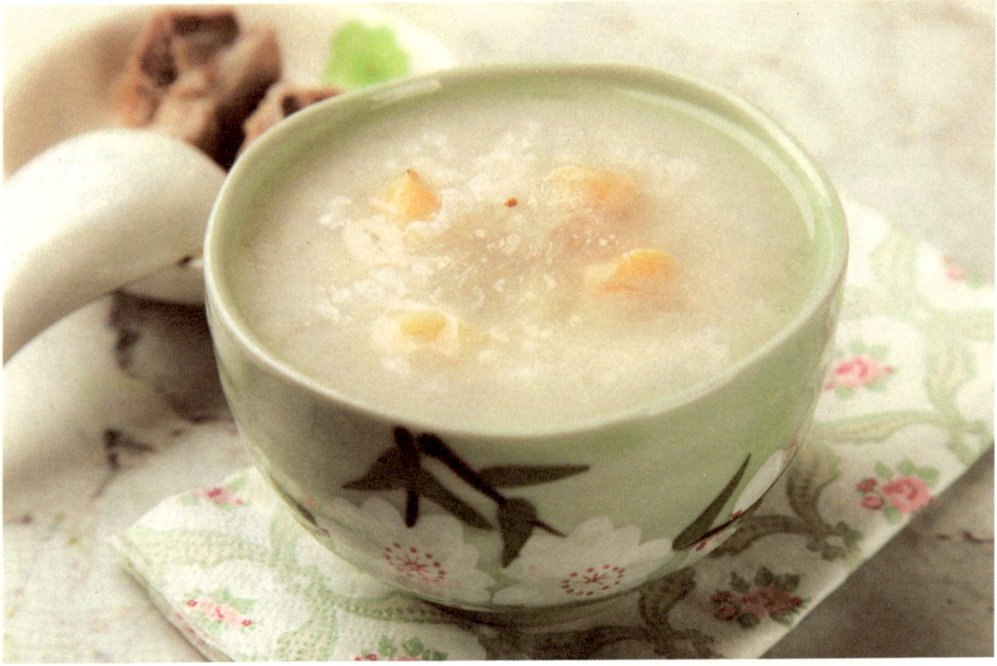

# 燕窝鲜贝粥

**材料** 水发大米120克，猪骨块80克，水发干贝30克，姜汁20毫升，水发燕窝少许，盐、胡椒粉各2克，料酒少许。

**做法**

1. 向锅中注入适量清水，烧开，淋入少许料酒，倒入洗净切好的猪骨块，拌匀，汆约1分钟去除血水，捞出，沥干水分，装盘待用。
2. 向砂锅中注入适量清水，烧开，倒入大米。
3. 放入洗净备好的排骨、干贝，反复搅拌均匀，然后盖上锅盖，再用大火烧开，然后转小火煮约40分钟。
4. 最后揭开盖，加入适量的盐、胡椒粉，倒入适量洗净浸泡好的燕窝，反复搅拌均匀，略煮片刻。

## 营养功效

鲜贝中含有丰富的蛋白质、脂肪、碳水化合物、钠、镁、磷、钙、维生素E等多种成分，经常适量食用，能起到补虚、强身健体的功效。

大米中含蛋白质、糖类、钙、磷、铁、葡萄糖、果糖、麦芽糖、维生素$B_1$、维生素$B_2$等，具有健脾和胃、补中益气、聪耳明目、除烦渴、止泻痢的功效，而且大米中还富含维生素E，具有消融胆固醇的作用。

燕窝中含有蛋白质、维生素等，具有补肺养阴、润燥、使皮肤光滑有弹性的作用，而且经常适量食用燕窝还能补虚养胃和滋阴，尤其对身体虚弱者有较好的补益作用。

本品具有养胃滋阴的良好功效，对于女性还有较好的养颜作用。

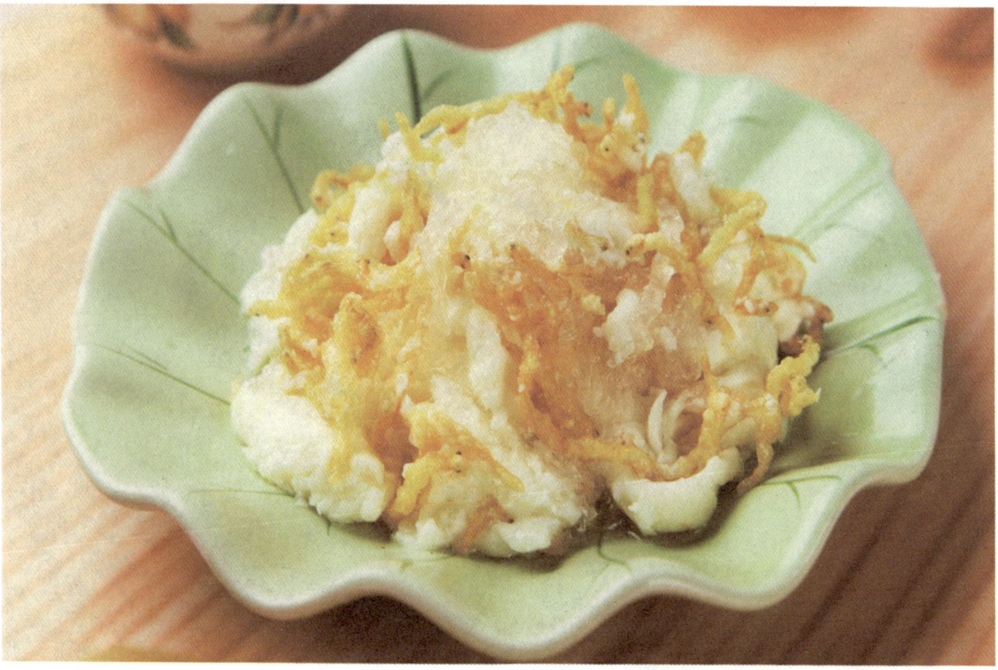

# 银鱼鲜奶炒燕窝

**材料** 银鱼干35克，牛奶75毫升，鸡蛋清65克，水发燕窝30克，蛋黄25克，盐2克，生粉、食用油各适量。

**做法**

1. 将银鱼干放在小碗中，分次倒入蛋黄，搅拌均匀，撒上适量生粉，拌匀，装盘待用。
2. 取适量生粉，注入少许牛奶，拌匀；取一大碗，倒入余下的牛奶、蛋清，放入拌好的生粉，加盐，搅拌均匀。
3. 向热锅中注油，烧至五成热，放入银鱼干，拌匀，炸约1分钟至色泽金黄，捞出。
4. 锅留底油，烧热，倒入拌好的蛋清，大火炒匀，转小火，倒入银鱼干和燕窝，炒匀即可。

**重点提示**

鸡蛋营养价值很高，但是过量食用会加重肾脏负担。

**营养功效**

银鱼肉含有丰富的蛋白质、脂肪、碳水化合物、维生素、矿物质等，无论干鲜，都具有益脾、润肺、补肾、增阳等功效，是上等滋补品。

中医上认为银鱼善补脾胃，且可宣肺、利水，还具有抗衰老的营养功效。

鸡蛋中含有丰富的蛋白质，具有清热、解毒、消炎、保护黏膜的作用。此外，鸡蛋中含有多种维生素和氨基酸，比例与人体很接近，利用率达99.6%。鸡蛋中的铁含量尤其丰富，利用率达100%，是人体铁的良好来源，是儿童、老年人、孕产妇，以及各类疾病患者、身体虚弱者的良好补品。

本品具有润肺止咳、补益脾胃的良好功效，是一道健康的佳肴。

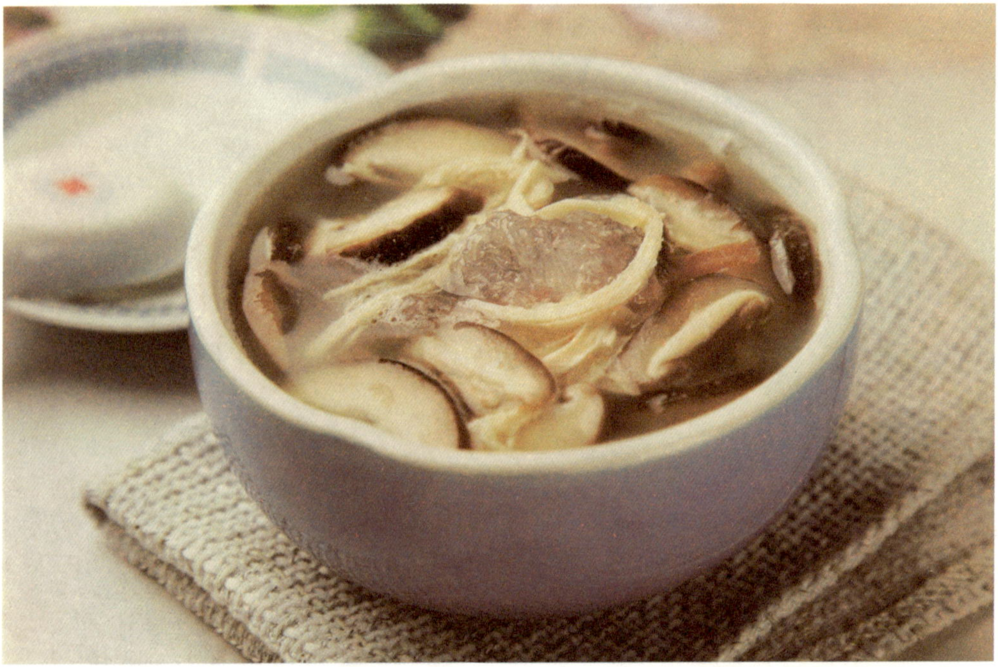

# 三丝燕菜

**材料** 熟鸡胸肉300克，火腿肉200克，鲜香菇30克，燕窝少许，盐2克，鸡汤适量。

**做法**

1. 将火腿切成细片；将鸡胸肉拍裂，撕成细丝；将洗好的香菇切片。
2. 向锅中注入适量清水烧开，倒入香菇，焯煮约30秒去除杂质，捞出焯好的材料，沥干水分，待用。
3. 取一蒸碗，倒入鸡丝、火腿片、香菇，注入适量鸡汤，放入燕窝，加入少许盐，拌匀，待用。
4. 将蒸锅置于火上，待锅中的水沸腾后，放入蒸碗。
5. 盖上锅盖，小火蒸约20分钟即可。

**重点提示**

患有急慢性肾炎者忌食火腿肉；水肿、腹水者忌食本品。

**营养功效**

鸡肉有温中益气、补精填髓、益五脏、补虚损的功效。而且鸡肉中含有的多种维生素、钙、磷、锌、铁、镁等成分，也是人体生长发育所必需的，经常适量食用有补充营养的作用。

冬菇具有增强人体免疫力的功效，适量食用还能促进儿童的生长发育，对健康有益。

火腿肉含丰富的蛋白质、氨基酸、维生素和矿物质，经过发酵分解，各种营养成分更易被人体所吸收，具有养胃生津、益肾壮阳、固骨髓、健足力、愈创口等作用，是身体虚弱者调补的佳品。

本品具有补充营养、滋阴养颜、增强人体免疫力的作用，尤其适合老年人经常适量食用，对健康有益。

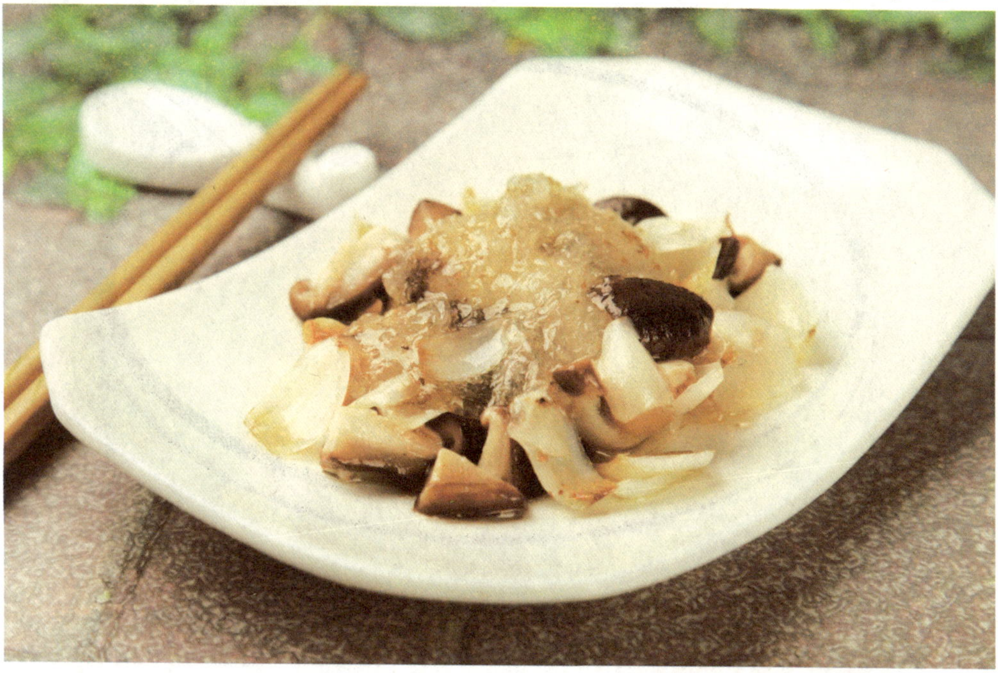

# 三七百合炒燕窝

**材料** 香菇75克，百合50克，盐3克，鸡精2克，三七粉、燕窝、料酒、生粉各少许。

**做法**

1. 将燕窝放入清水中浸泡6小时，去掉杂质，再捞出沥干水分。
2. 将香菇泡软，去蒂，切小块；将百合洗净。
3. 将油锅烧热，放入盐、百合略炒后盛出。
4. 将香菇入锅炒熟，再出锅与百合拌匀。
5. 将三七粉与燕窝混合，入锅加水煮20分钟，再用生粉勾芡，淋在百合、香菇上即可。

**重点提示**

孕妇、10岁以下儿童及对三七过敏的人忌食本品。

**营养功效**

三七的药用疗效很大，含有多种有效成分，能起到活血化瘀、消肿止痛的作用。

百合中含有蛋白质、脂肪、糖类、淀粉、维生素C、秋水仙碱，以及钙、磷、铁等多种矿物质，其营养价值丰富，能起到良好的滋补效果，还具有养心安神、润肺止咳、美容养颜的功效。

燕窝是极具滋补效果的食品，含有水溶性蛋白质、碳水化合物、氨基酸，以及钙、磷、铁、钠、钾等多种微量元素，有助于促进人体组织的生长、发育及病后复原。

本品能起到养心、生津、止咳的作用，非常适合冠心病患者食用，经常食用可起到减轻冠心病症状的功效。

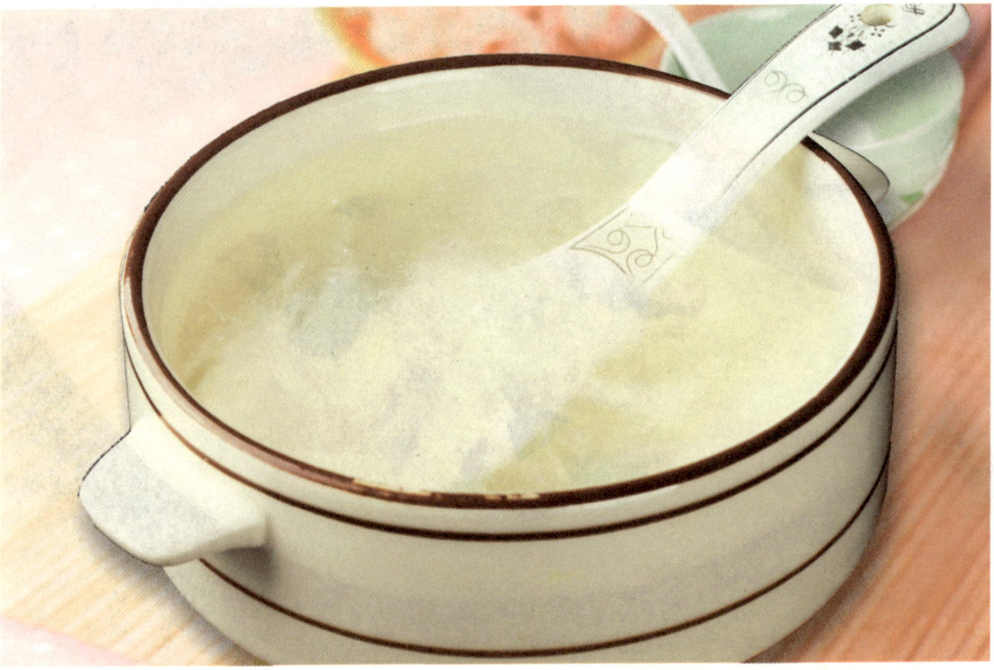

# 冰糖炖燕窝

**材料** 水发燕窝30克，冰糖20克。

**做法**

1. 将燕窝洗净，泡发，捞出，沥干水分，然后装入盘中，备用。
2. 将锅置于火上，在锅中加入约600毫升清水，然后将冰糖倒入锅中，大火煮约2分钟，煮至冰糖完全溶化后，即可盛入碗中用。
3. 将洗净泡好的燕窝倒入装有糖水的碗中，搅拌均匀。
4. 将蒸锅置于火上，然后再将盛有燕窝、糖水的碗放入蒸锅上，最后再加上盖子，用小火隔水蒸2小时后即可取出。也可根据个人喜好，在放凉后的本品中加入适量的炼乳，口感更佳。

**重点提示**

感冒且有发热症状者不宜食用燕窝；糖尿病患者不宜食用本品。

## 营养功效

冰糖是砂糖的结晶再制品，具有补中益气、和胃润肺、止咳化痰、祛烦消渴、清热降浊、养阴生津、止汗解毒等多种功效，而且适量食用冰糖，对于中气不足、口燥口干、盗汗等症状具有一定的补益作用，尤其适合体虚者经常适量食用。

燕窝中含有蛋白质、碳水化合物、钙、磷、铁和其他的营养成分，具有一定的食疗作用，能有效地滋阴、润燥、养颜、补中、益气，是适合虚弱者食用的一种营养品。

本品具有滋阴养颜、润燥美容的功效，女性经常适量食用具有美容美颜的作用，老年人经常适量食用可起到增强身体抵抗力的作用。

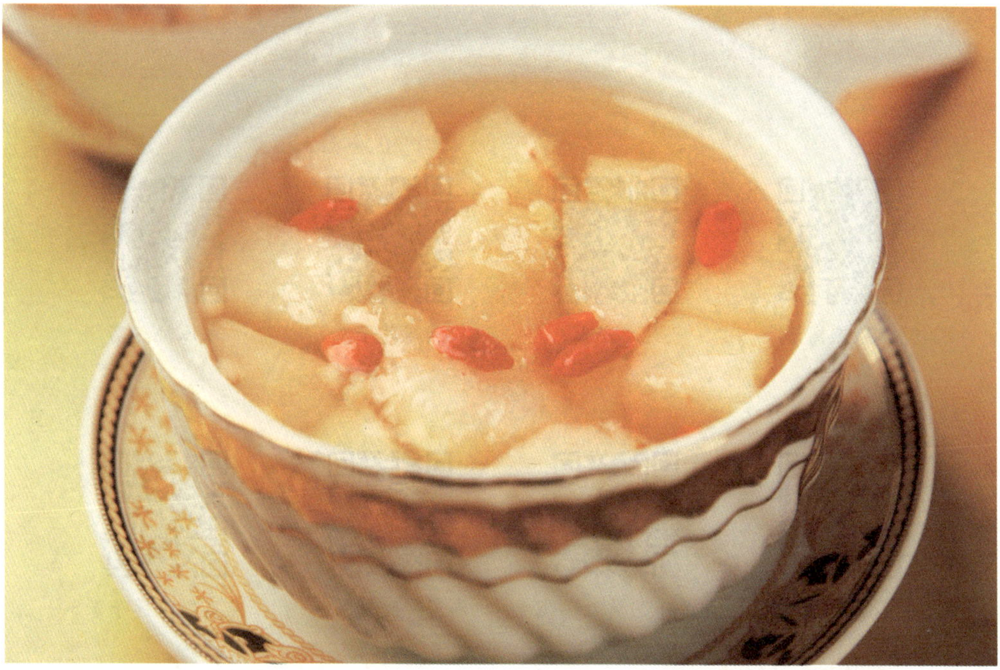

# 燕窝贝母梨

**材料** 雪梨300克，水发燕窝30克，川贝母、枸杞、冰糖各适量。

**做法**

1. 将洗净的雪梨切开，取一半，去除果核，切成小块；将枸杞、川贝母洗净备用。
2. 取一大碗，倒入切好的雪梨、洗净备用的枸杞和川贝母。
3. 倒入适量的冰糖、浸泡好洗净的燕窝，然后再注入适量的清水，待用。
4. 蒸锅置火上，加水适量，然后用大火烧开，再放入盛有各种材料的蒸碗，盖上盖子，中火蒸约20分钟至食材熟透，揭开盖，取出蒸碗，趁热食用即可。

**重点提示**

梨性寒，不宜多食，否则会引发腹泻。因含糖量高，过食会引起血糖升高，加重胰腺负担，糖尿病患者应少食。

**营养功效**

枸杞中富含维生素、甜菜碱、胡萝卜素、烟酸、亚油酸、磷、铁等营养素，具有补精气、强筋骨、滋肝肾、止消渴、明目、抗衰老等多重功效，适量食用有助于增强机体的免疫力。

雪梨水分充足，富含多种维生素、矿物质和微量元素，能帮助器官排毒、净化，还能软化血管，促进血液循环和钙质的输送，维持机体的健康，有生津止渴、止咳化痰、清热降火、养血生肌、润肺去燥等功效，最适宜冬春季节食用。

燕窝具有滋阴润燥、健脾养胃等多种功效，经常适量食用可增强人体免疫力。

本品具有养阴润燥、止咳化痰的功效，适量食用对健康有益。

# 17道燕窝美食推荐

养颜燕窝汤

翡翠燕窝

燕窝莲子羹

木瓜炖燕窝

燕窝鳝鱼红米粥

莲子燕窝红薯粥

燕窝阿胶糯米粥

燕窝银耳莲子羹

燕窝炖鸡爪

燕窝白花豆腐

燕窝芥菜心

燕窝松子菇

燕窝拌金果

燕窝炖鹌鹑蛋

燕窝胡萝卜蛋卷

虾子燕窝竹荪卷

燕窝鸡丝

## 第十四章

# 三七

本章全面介绍了三七的相关常识，其中包括三七的营养成分与营养功效、常见配伍及对症疗效、食用量与食用禁忌等方面内容。

三七具有多种功效，能起到活血化瘀、消肿止痛等多种不同作用，是不可多得的药食两用材料。

本章将为大家全面介绍“活血之最”——三七。

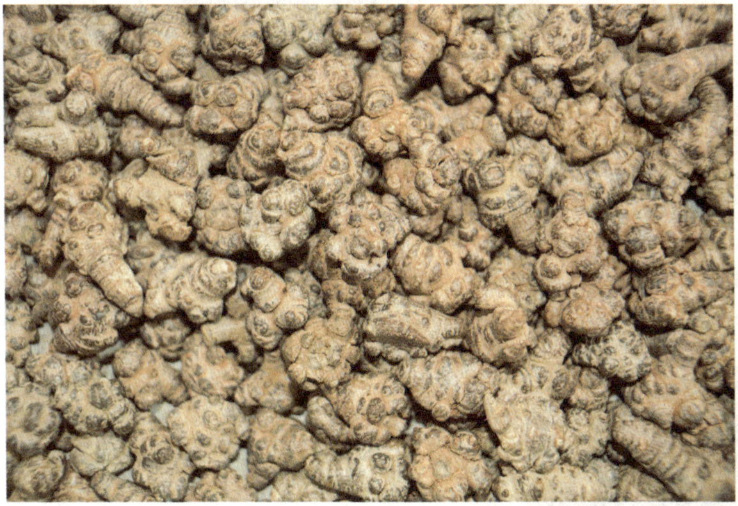

# 三七

【别名】田七、山漆、金不换等。

【生长分布】主产于云南文山、广西靖西及百色等地。

【药用部位】干燥根。

【性味归经】性温，味甘、微苦。归肝、胃经。

## 形态特征

三七为多年生草本；根茎短；掌状复叶；叶片长椭圆倒卵形或长圆披针形，叶缘有细密锯齿，齿端具小刚毛；伞形花序单独顶生，花小，黄绿色。

## 采收加工

三七常于秋季开花前采挖，洗净，分开主根、支根及根茎，干燥。

## 性状鉴别

三七呈类圆锥形或圆柱形；周围有瘤状突起；气微，味苦回甜。

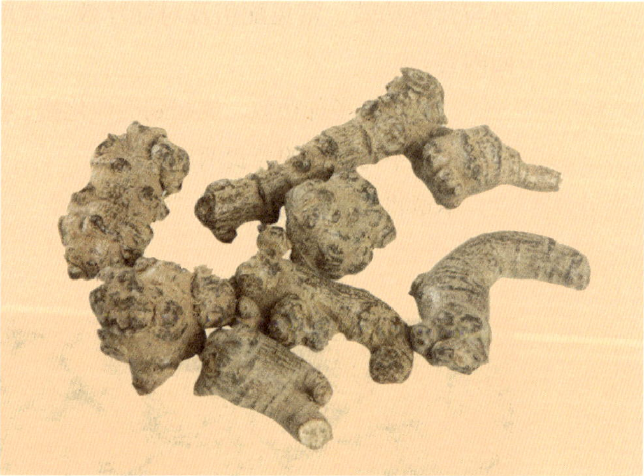

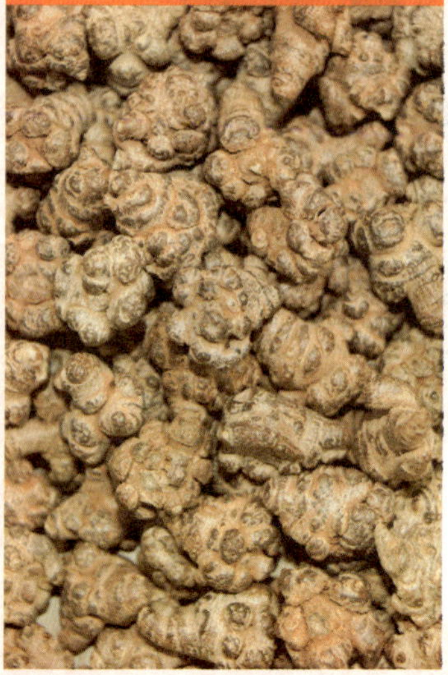

## 功能主治

三七具有散瘀止血、消肿定痛的功效。可主治跌扑肿痛、胸痹绞痛、闭经、慢性肝炎、冠心病、产后瘀阻腹痛、中风等。

## 用法用量

三七多研末吞服，1～1.5克；煎服，3～10克；外用适量。

## 使用注意

孕妇慎用三七。

# 三七的营养成分

现代医学研究表明，三七主要含有皂苷、黄酮苷、氨基酸、挥发油、微量元素等，其中止血活性物质为三七氨酸。三七块根含有多种皂苷，还含有黄酮、槲皮素和多种微量元素。

| 三七的营养成分 | |
| --- | --- |
| 三七皂苷 | 三七皂苷是三七的主要成分之一，其中人参皂苷Rg1和Rb1含量最高，是三七根中的主要皂苷成分。<br>在这些皂苷成分中，人参皂苷Rb1能促进神经纤维的形成并维持其功能，防止性功能减退，而且具有良好的镇静、安眠、解热功效，可促进血清蛋白合成，促进胆甾醇的合成与分解，抑制中性脂肪分解，抗溶血。<br>同时，人参皂苷Rg1有增强人体抵抗力的作用，也有增强记忆，消除疲劳，促进DNA、RNA合成和抗血小板凝集的作用。 |
| 黄酮类 | 三七绒根中含有少量的黄酮类成分，目前已经分离出来的有两种：一种是槲皮素，另一种则是苷元为槲皮素，其糖原鉴定为木糖、葡萄糖、葡萄糖醛酸。 |
| 氨基酸 | 三七中含有19种以上的氨基酸，其中有8种人体必需的氨基酸，占三七总氨基酸含量的32.69%。 |
| 三七素 | 三七中含有的三七素是三七止血的活性成分，是一种特殊的氨基酸，现已经能够人工合成。 |
| 碳水化合物 | 三七主要含三七多糖A。此外，还含有蔗糖等碳水化合物成分。 |
| 挥发油 | 从三七挥发油总油中已经分离鉴别出34种化合物，主要是酮、烯烃、环烷烃、苯取代物等。 |
| 微量元素 | 三七的根、茎、叶部位中都含有丰富的镁、磷、钙、锰、钠、铁、钴、铜、锌等元素。 |

# 如何科学食用三七

三七作为一味常见的药材，具有补血活血、化瘀、消肿止痛、益气补肺、润肠通便等功效。那么该如何科学服用三七？以下将为大家介绍。

## 三七的用法用量

三七的用法主要分为内服和外用两种。

### 内服

一般来说，三七可以生用也可以熟用。生三七可以用于散血、止血、止痛。熟三七有补气、活血、祛瘀、生新的功效。

三七粉生吃和熟吃的营养功效不同。比如，骨折前期服用生三七粉主要起化瘀血的作用；中后期熟吃三七粉具有补血和促进骨骼愈合的作用。

内服煎汤一般为3～9克；研末1～3克。

### 外用

三七外用也比较常见，尤其在治疗外伤出血、跌打损伤、风湿、骨关节疾病方面作用尤为明显。

可将三七粉用酒调成糊状，敷于疮疽上，有散血消肿的功效；在治疗风湿、骨关节等方面的疾病时，可将三七与桂枝、乳香、肉桂、红花、没药等药一同制成药酒，外敷、外洗，可以有效促进人体的血液循环。

外用一般取适量即可。

## 常见的配伍及功效

### 人参

人参含有多种氨基酸、植物甾醇、人参酸、葡萄糖、麦芽糖、人参皂苷、泛酸、维生素$B_1$、维生素$B_2$，以及钙、磷、钾、钠、铁等成分。有补脾益肺、生津止渴、安神益智、大补元气、复脉固脱、增强体力、降低血糖的功效。

三七与人参配伍同食，有补气活血、健脾益肺的功效。

### 黄芪

黄芪富含氨基酸、胆碱、甜菜碱、葡萄糖醛酸、苦味素、黏液质、钾、钙、钠、镁等成分。黄芪有补气固表、排脓敛疮、生肌、利水消肿等功效。

三七与黄芪配伍同用，有补中益气、化瘀止血的功效。

### 阿胶

阿胶是常用的补血良药，具有滋阴润燥、补血、止血、安胎的功效。可用于治疗眩晕、心悸失眠、血虚、虚劳咳嗽、吐血、衄血、便血、月经不调、崩中、胎漏等。

三七与阿胶配伍同食，有补血止血、消肿止痛的功效。

# 食用三七的注意事项

食用三七应注意哪些问题？所有人都适合吃三七吗？这些疑问都将在本部分为你详细解答。

## 三七的适应证

我国医学典籍记载，三七可以用于各种出血证，如吐血、衄血、便血；还可用于治疗各种瘀血之证，如胸痹绞痛、瘀血闭经、痛经、产后崩漏腹痛。

现代医学研究表明，三七的适应证非常广泛，除了上述所列举的病证以外，还可用于冠心病、心绞痛；各种外伤；手术后并发症，如术后腹痛、肠粘连；脑血管疾病；高血脂；肝炎。

## 哪些人不宜服用三七

### 孕妇

三七的活血化瘀力强，孕妇服用三七可能会导致流产。

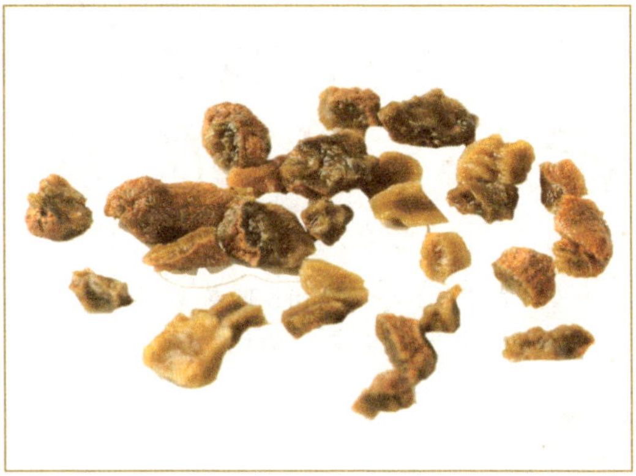

### 儿童

三七粉有促进生长的作用，但儿童过早服用三七可能会影响正常发育，因此，16周岁以下的儿童或青少年最好不要服用三七。

### 体质温热者

体质温热、阴虚火旺者服用三七后可能会出现上火、大便干结、口干等副作用。

### 月经过多者

三七是活血的中药材，月经过多者服用三七后可能会导致出血量大，或者出血不止，因此月经过多者最好不要服用三七。

### 元气大伤者

由于三七活血化瘀力强，所以血虚无瘀、血虚吐衄、血热妄行者禁用三七。

食疗讲堂 体质辨识 食养指南 药食珍味

扫码查看

## 常见的三七佳肴

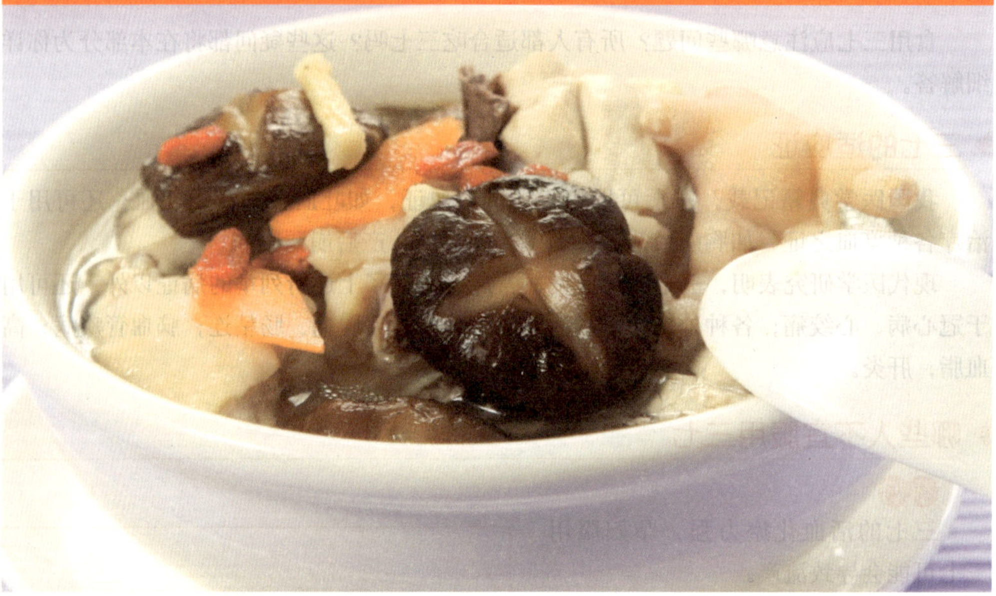

# 香菇三七鸡汤

**材料** 香菇50克，鸡肉500克，党参、胡萝卜各20克，枸杞10克，三七5克，盐3克。

**做法**

1. 将鸡肉收拾洗净，剁块。
2. 将鸡肉放入碟中，撒上适量盐，腌渍10分钟，至鸡肉入味。
3. 将香菇浸泡软后，洗净，去蒂，捞出，打上“十”字刀花。
4. 将洗净的香菇、鸡肉、枸杞、党参、切片的胡萝卜及研末的三七放入砂锅，加适量清水，用大火煲沸，改文火煲至肉烂，加盐调味，即可出锅。

**重点提示**

内火偏旺者忌食本品，否则容易出现上火症状。

**营养功效**

香菇富含碳水化合物、钙、磷、铁、维生素$B_1$、维生素$B_2$、烟酸及蛋白质类物质，并含有香菇多糖、天门冬素、腺嘌呤、三甲胺、甘露醇、海藻糖等多种活性物质。香菇具有化痰理气、益胃和中、透疹解毒的功效。

鸡肉营养丰富，是高蛋白、低脂肪的健康食品，含有丰富的氨基酸、多种维生素等成分，有温中益气、补精填髓、益五脏、补虚损的功效。

三七有止血、散瘀、消肿、镇痛的功效。

本品有益气活血、健脾益胃、强身健体的功效。

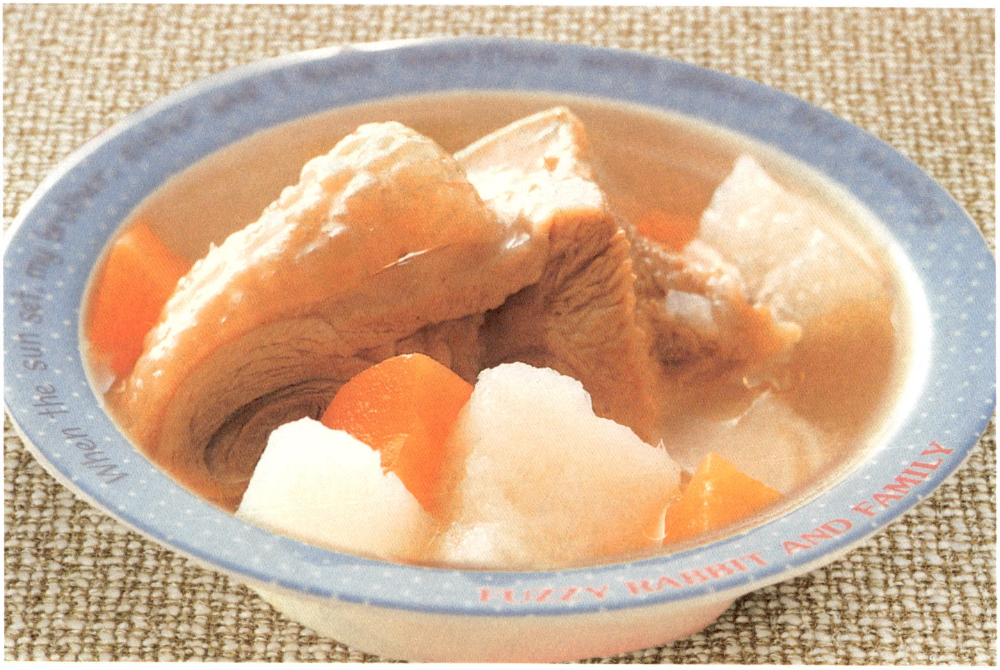


# 山药三七鸡汤

**材料** 山药90克，胡萝卜120克，鸡肉块300克，三七、姜片各少许，盐适量。

**做法**

1. 将山药去皮，用清水洗净，用刀切成小块，待用。
2. 将胡萝卜去皮，用清水洗净，切成滚刀块，待用。
3. 将三七捣成粉末，待用。
4. 将鸡腿用清水洗净，剁成小块，放入沸水中汆烫，捞起，用凉水冲洗待凉，沥干备用。
5. 先将鸡肉、胡萝卜、姜片放入锅中，向锅中加水至盖过材料，以大火煮开后转小火炖15分钟。
6. 放入山药、三七粉，大火煮沸后用小火续煮10分钟，加盐调味即可。

**重点提示**

山药有收涩作用，故大便燥结者不宜食用本品。

## 营养功效

经常食用山药能提高免疫力、预防高血压、降低胆固醇、利尿、润滑关节。现代实验发现，山药内含淀粉酶消化素，能分解蛋白质和糖，有减重轻身的作用。

胡萝卜营养丰富，含较多的胡萝卜素、糖、钙等营养物质，对人体具有多方面的功能，还可健脾和胃、补肝明目、清热解毒、壮阳补肾、透疹、降气止咳。

鸡肉有强身健体、提高免疫力、补肾精、促进智力发育、强筋骨的功效。

山药、胡萝卜、鸡腿与三七煲汤食用，有预防高血压、强身健体的功效。

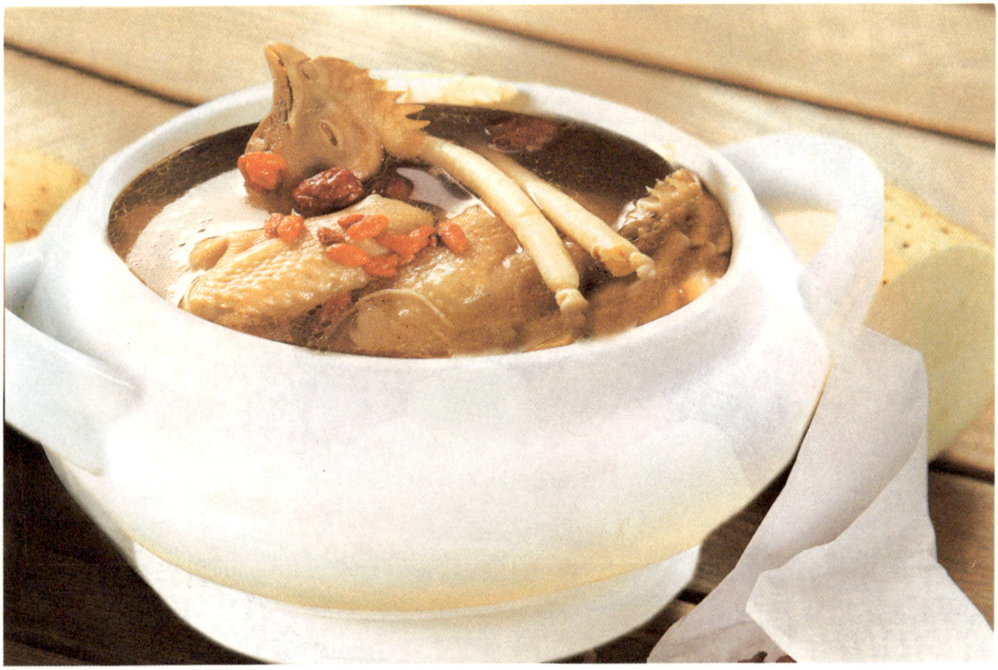

# 人参三七炖土鸡

**材料** 土鸡块320克，人参、三七、大枣、枸杞、姜片各少许，盐2克，鸡精2克，料酒6毫升。

**做法**

1. 将土鸡块收拾干净，备用。
2. 将人参洗净。将姜洗净，切片。将大枣泡发，洗净。将三七洗净，捣成粉末。
3. 将锅置于火上，放入适量清水，加入盐、鸡精、姜片，待水沸后放入整只鸡焯烫，去除血水。
4. 将食材，捞出，转入砂钵，放入人参、大枣、枸杞、料酒、三七粉，一起煲约60分钟，放入盐、鸡精拌匀即可。

## 重点提示

胆囊炎、高血压患者最好不要食用本品。

## 营养功效

人参含多种皂苷和碳水化合物，人参的浸出液可扩张皮肤毛细血管，促进皮肤血液循环，增加皮肤营养，调节皮肤的水油平衡，防止皮肤脱水、硬化、起皱，增强皮肤弹性。

鸡肉是磷、铁、铜和锌的良好来源，并且富含丰富的维生素$B_{12}$、维生素$B_6$、维生素A、维生素D和维生素K，有增强免疫力、补血养颜、健脾益胃的功效。

三七有活血养血、散瘀止痛、强身健体的功效。

人参三七炖土鸡具有健脾益胃、益气养血的功效。

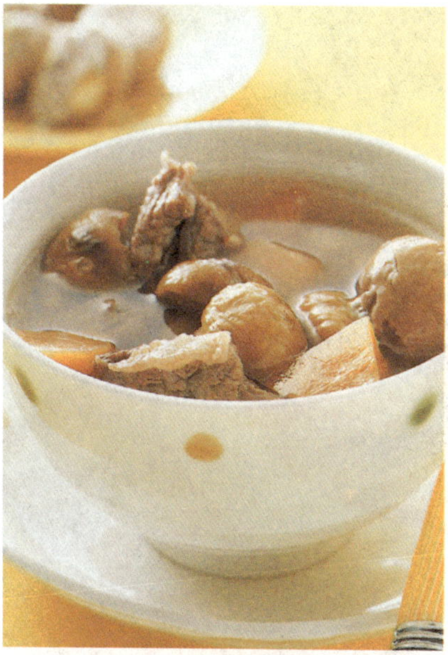

# 三七板栗排骨汤

**材料** 板栗160克，排骨段270克，三七粉、人参片各少许，胡萝卜120克，盐、鸡精各2克。

**做法**

1. 将板栗去壳，洗净；将排骨洗净，入沸水锅中氽烫至七成熟，捞出待用；将胡萝卜去皮，洗净，切块。
2. 向锅中加入适量清水，用大火煮开，放入板栗、排骨、人参片、胡萝卜、三七粉，中火煮30分钟，加盐、鸡精调味。

**重点提示**

湿热痰滞内蕴者忌食本品。

**营养功效**

排骨有补中益气、美容养颜的功效；三七有活血散瘀、养血止痛的功效；板栗有提神健脑的功效。本品有益气养血、美容养颜的功效，尤其适合女性食用。

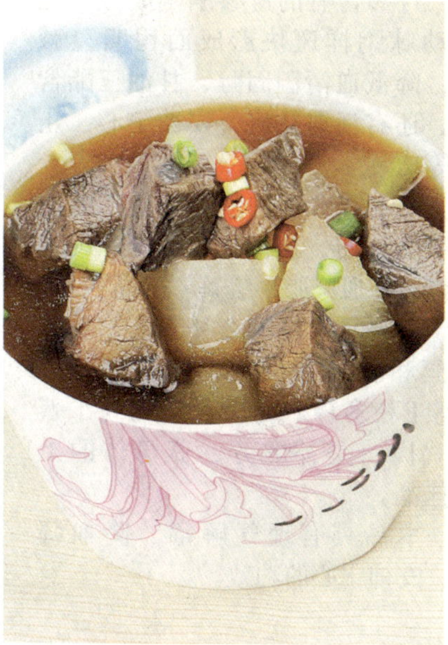

# 牛肉三七煲冬瓜

**材料** 牛肉170克，冬瓜60克，三七粉、盐、生抽、蒜末、姜片、葱花、青红椒圈各少许。

**做法**

1. 将熟牛肉切块，洗净；将冬瓜去皮、子，洗净，切块。
2. 将锅中油烧至七成热，放入蒜末、姜片炝香，倒入适量清水烧开，调入盐、生抽，再放入牛肉、冬瓜、三七粉，煲40分钟至熟，最后撒上适量青红椒圈和葱花即可。

**营养功效**

冬瓜有清热解毒、利水消肿、减肥美容的功效；三七有补血养血、强身健体的功效。本品有益气养血、强身健体、排毒瘦身的功效，尤其适合女性食用。

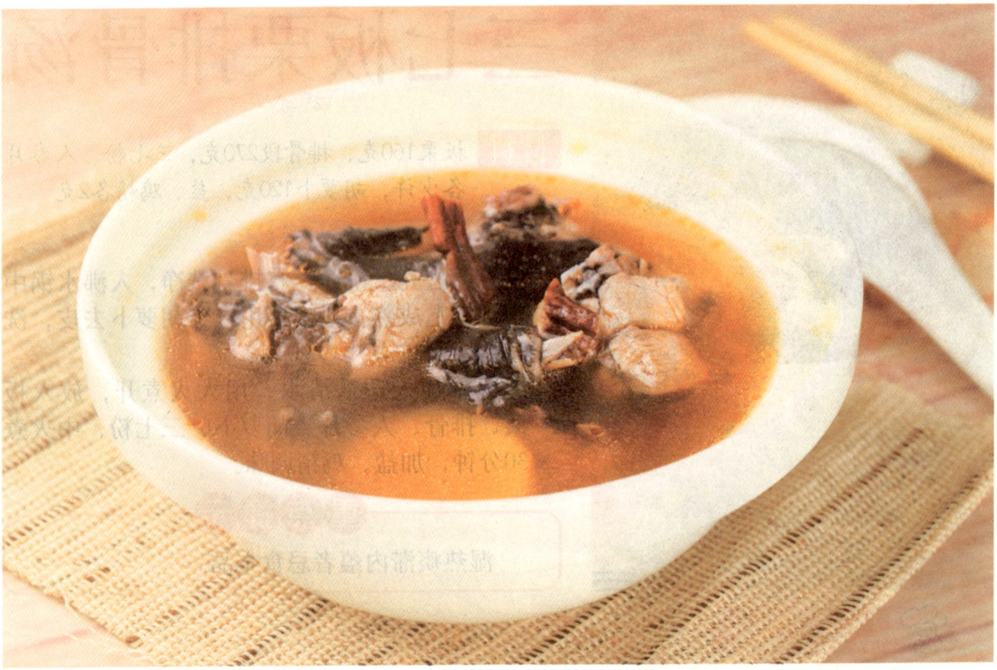

# 丹参三七炖鸡

**材料** 乌鸡400克，姜片25克，丹参10克，三七8克，盐、鸡精各2克，料酒10毫升。

**做法**

1. 向锅中注入适量清水，烧开，倒入洗净的乌鸡块，搅拌均匀，煮至沸，汆去血水，待用。
2. 向砂锅中注入适量清水，烧开，倒入汆过水的乌鸡块。
3. 放入丹参和三七，撒入姜片，淋入适量料酒，拌匀。
4. 烧开后用小火炖1小时，加入少许鸡精、盐，拌匀调味。
5. 关火后盛出炖好的汤料，装入碗中即可。

**重点提示**

孕妇、婴幼儿、感冒者不宜食用本品。

**营养功效**

丹参含有的丹参酮等成分，能使动脉粥样斑块形成面积明显减少，降低血清胆固醇、甘油三酯含量，还有活血祛瘀、安神宁心、止痛等功效。

三七富含多种营养物质，能调节脂肪代谢，提供膳食纤维，理气解毒，降血降脂，缓解“三高”。

乌鸡是优良的滋补养品，其胆固醇和脂肪含量低，氨基酸、维生素E和多种矿物质含量均高于普通鸡肉，是补虚劳、养身体的上等佳品。

本品具有理气解毒、降血降脂、安神宁心的功效。

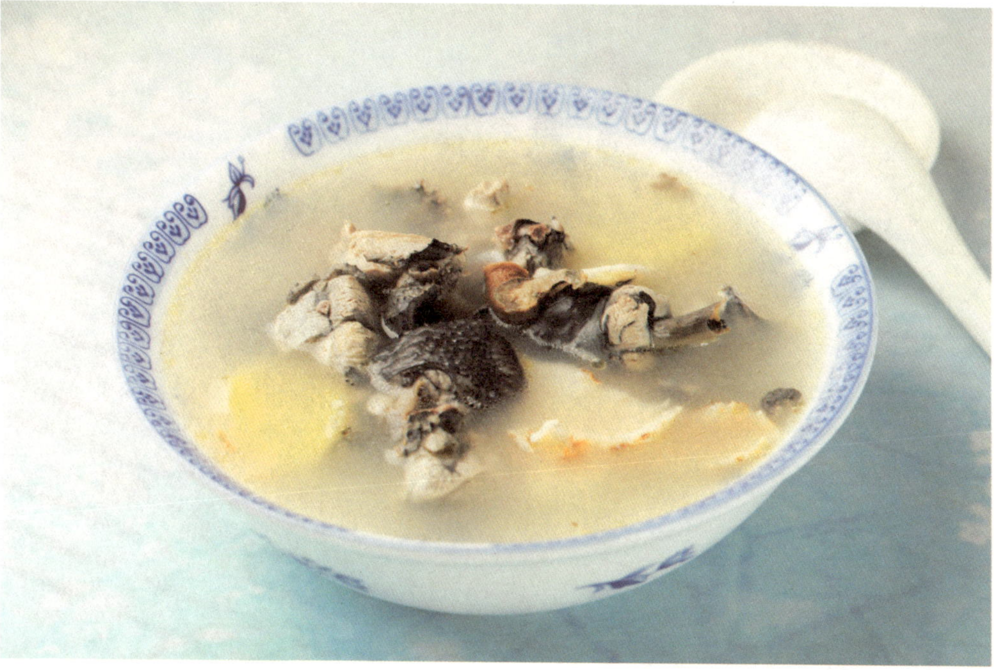

# 当归三七炖鸡

**材料** 乌鸡块500克，姜片20克，当归10克，三七8克，盐3克，鸡精2克，料酒7毫升。

**做法**

1. 向锅中注入适量清水，烧开，倒入洗净的乌鸡块，搅拌均匀，淋上少许料酒。用大火煮约30秒，捞出待用。
2. 向砂锅中注入适量清水，烧开，倒入汆过水的乌鸡块，放入备好的姜片，加入洗净的当归、三七，轻轻搅拌均匀，再淋入适量料酒提味。
3. 煮沸后用小火煮约30分钟，至食材熟透。加入少许鸡精、盐调味。
4. 滤去浮沫，转中火煮片刻，至汤汁入味即可。

**重点提示**

肠胃不适者、感冒者、孕妇及婴幼儿不宜服用。

## 营养功效

当归中含有维生素A、维生素$B_{12}$、维生素E，以及钾、钙等营养成分，有补血活血的作用。

三七含有黄酮类化合物、氨基酸、皂苷及纤维素、半纤维素、果聚糖、树胶等营养成分，有和营止血、通脉行瘀的作用，女性可适量服用。

乌鸡含有蛋白质、B族维生素、维生素E、磷、铁、钾等营养成分，是补虚劳、养身体的绝佳食品，经常食用有延缓衰老、强筋壮骨等作用。

本品具有益气补血、通经行瘀、强筋健骨的功效。

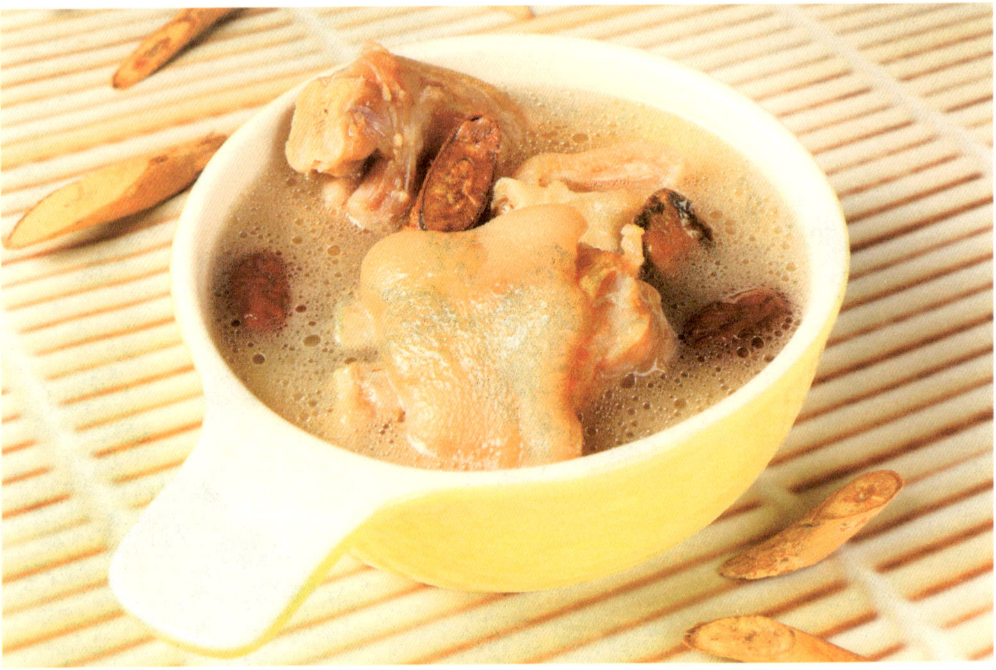

# 牛大力牛膝煲猪蹄

**材料** 猪蹄350克，三七15克，牛膝15克，牛大力15克，大枣25克，姜片少许，盐2克，料酒适量。

**做法**

1. 向锅中注入适量清水，烧开，倒入猪蹄，淋入料酒，汆煮片刻。
2. 关火后捞出汆煮好的猪蹄，沥干水分，装盘待用。
3. 向砂锅中注入适量清水，倒入猪蹄、大枣、姜片、三七、牛膝、牛大力，拌匀。
4. 大火煮开转小火煮3小时至食材熟透，加入盐，搅拌至入味即可。

**重点提示**

孕妇，以及肝、肾功能不全者不宜食用本品。

## 营养功效

牛大力能舒筋活络，牛膝具有逐瘀通经、补肝肾、强筋骨、利尿通淋、引血下行的功效，可主治闭经、腰膝酸软、下肢痿软无力等症状。

猪蹄含有胶原蛋白、维生素A、B族维生素、维生素C、钙、磷、铁等营养成分，具有美容养颜、延缓皮肤衰老、减缓骨质疏松等功效。

牛大力、牛膝、猪蹄、三七四者搭配食用，具有明显的舒筋活络功效，还有美容养颜、强身健体的作用。

食疗讲堂 体质辨识 食养指南 药食珍味

扫码查看

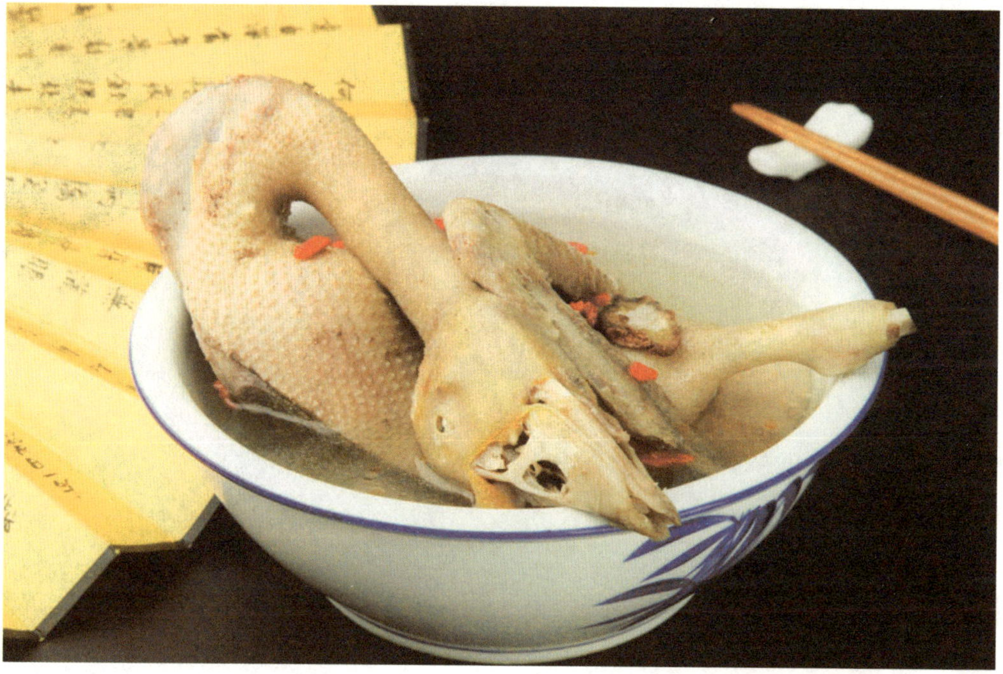

# 太白鸭

**材料** 净鸭肉650克，枸杞10克，瘦肉块60克，姜片、葱条各20克，三七10克，鲜汤、盐、料酒、胡椒粉各适量。

**做法**

1. 向锅中注水，烧热，放入鸭肉，大火煮至熟，捞出沥干水，放凉。
2. 将盐均匀地撒在鸭肉上，再加入料酒和胡椒粉，抹匀入味，腌渍10分钟。
3. 将鲜汤倒入大碗中，碗中再放入腌好的鸭肉和洗好的瘦肉块。
4. 放入姜片、葱条、三七，撒入洗净的枸杞，用保鲜膜密封严实。
5. 用中小火蒸3小时至材料熟透，撕下保鲜膜，拣去葱条即可。

**重点提示**

虚寒体质、胃肠道功能较弱者不宜食用本品。

## 营养功效

鸭肉是进补的优良食品，营养价值很高，其富含蛋白质、脂肪、碳水化合物、维生素A，以及磷、钾等矿物质，具有补肾、消水肿、止咳化痰的功效，对于肺结核也有很好的食疗作用。

猪瘦肉含有蛋白质、钙、磷、铁，可提供血红素和促进铁吸收的半胱氨酸，能改善缺铁性贫血。

枸杞含有枸杞多糖、甜菜碱、枸杞色素等成分，具有养肝滋肾、润肺补虚、清热明目等功效。

鸭肉、猪瘦肉、枸杞搭配三七食用，具有益气补血、养肝滋肾、止咳化痰、清热明目的功效。

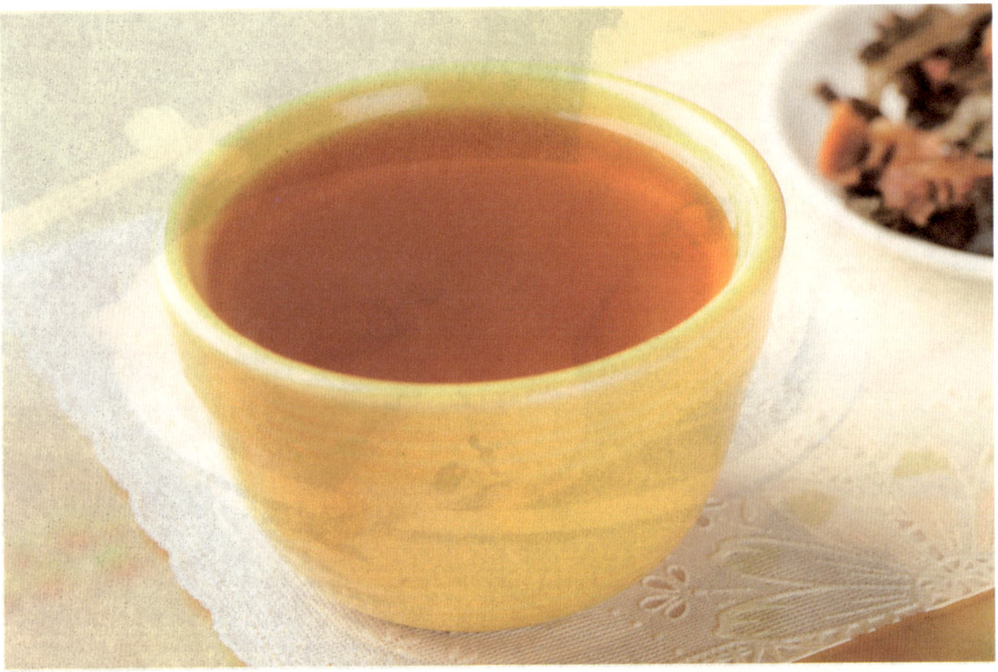

# 荷叶丹参山楂茶

**材料** 荷叶10克，丹参15克，三七10克，干山楂20克。

**做法**

1. 向砂锅中注入适量清水，烧开，倒入备好的药材，搅拌均匀。
2. 用小火煮20分钟，至药材析出有效成分，搅拌片刻。
3. 将煮好的药茶盛出，滤入杯中，待稍微放凉即可饮用。

**重点提示**

婴幼儿、孕妇、肠胃较弱者不宜食用本品。

## 营养功效

丹参含有丹参酮、异丹参酮、隐丹参酮、异隐丹参酮、甲基丹参酮、羟基丹参酮等成分，具有活血祛瘀、养心安神、排脓、止痛等功效。

三七含有黄酮类化合物、氨基酸、皂苷、纤维素、半纤维素、果聚糖、树胶等营养成分，有和营止血、通脉行瘀的作用，女性可适量服用。

荷叶具有清心解暑、散瘀止血的功效，山楂能够健脾开胃。

本品具有清心解暑、养心安神、滋补身体的功效。

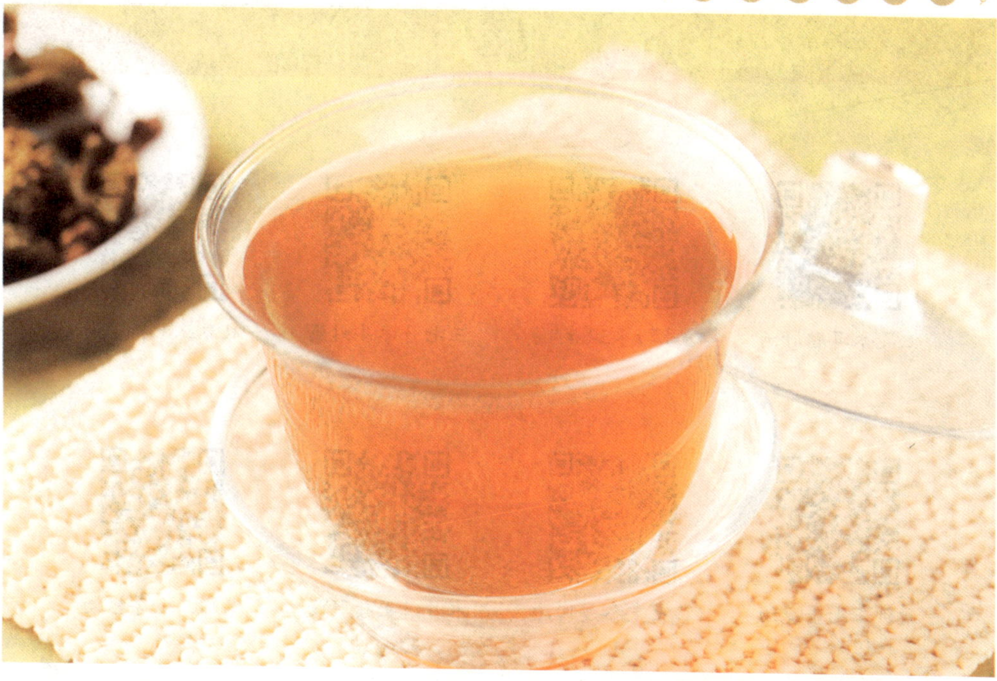

# 绞股蓝决明三七茶

**材料** 绞股蓝4克，决明子10克，三七花5克。

**做法**

1. 向砂锅中注入适量清水，烧开，倒入洗好的绞股蓝、决明子、三七花，搅拌片刻。
2. 用小火煮20分钟，至药材析出有效成分，搅拌片刻。
3. 关火后盛出煮好的药材，滤入杯中，待稍微放凉即可饮用。

**重点提示**

孕妇、脾胃虚弱者不宜食用本品。

**营养功效**

绞股蓝含有绞股蓝皂苷、水溶性氨基酸、黄酮类、多种维生素、微量元素、矿物质等，具有降血脂、调血压、消炎解毒、止咳祛痰等作用。

决明子含有大黄酚、大黄素、芦荟大黄素、大黄酸、大黄素甲醚、决明素、决明内酯等成分，有清肝明目、利水通便的功效。

三七富含多种营养物质，能调节脂肪代谢，提供膳食纤维，理气解毒，降血降脂，缓解“三高”。

本品具有清肝明目、降血降脂、利水通便、消炎解毒的功效。

# 20道三七美食推荐

| | | | |
|---|---|---|---|
| 三七木耳猪肝汤 | 益母草大枣三七瘦肉汤 | 三七丹参牛蛙汤 | 双参三七猪腰汤 |
| 藕汁三七蛋花汤 | 三七党参瘦肉汤 | 木耳三七猪肝汤 | 马蹄三七茅根汤 |
| 三七山药牛肉汤 | 三七菊花鸽子汤 | 三七大枣粥 | 土豆丝炝三七叶 |
| 三七牛膝煲乌鸡 | 凉拌三七叶 | 三七拌木耳 | 三七参芪煲鸡 |
| 三七红花蒸鱿鱼 | 党参三七杜仲煲乌鸡 | 西洋参三七茶 | 丹参山楂三七茶 |

# 第十五章

# 银耳

银耳的营养价值很高，常食有益气、滋阴、润肺、养胃等功效。

本章全面介绍了银耳的相关常识，包括银耳的成分与功效、常用配伍的食材与药材，以及食用原则与食用禁忌等内容。

本章将带大家全面认识药食两用佳品——银耳。

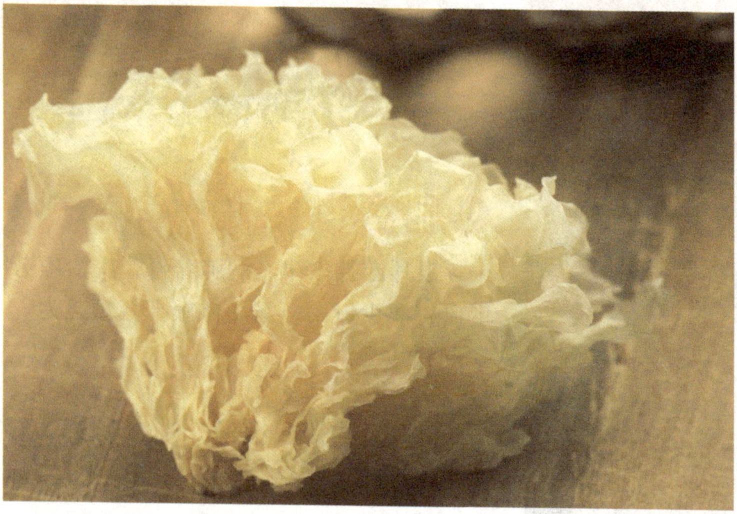

# 银耳

【别名】雪耳、白木耳、白耳子等。

【生长分布】生于栎及其他阔叶树腐木上。产于全国大部分地区。

【药用部位】子实体。

【性味归经】性平，味甘、淡。归肺、胃、肾经。

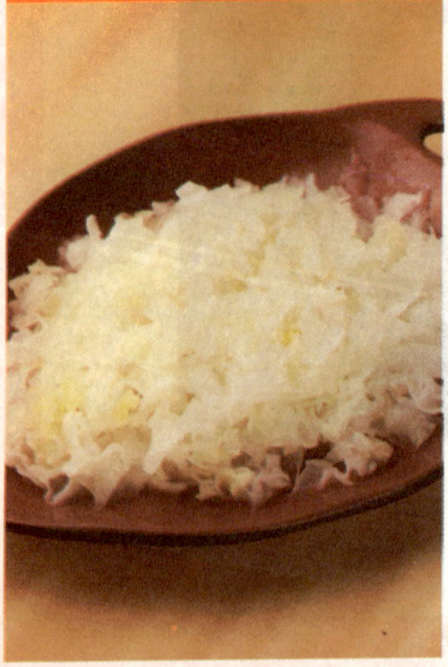

## 形态特征

银耳子实体呈纯白色，胶质，半透明，由多数宽而薄的瓣片组成，柔软洁白，富有弹性。新鲜时软，干后收缩。孢子无色，光滑，近球形。

## 性状鉴别

银耳子实体由数片至10余片薄而多皱褶的瓣片组成，呈菊花形、牡丹花形或绣球形，白色或类黄色，表面光滑，有光泽，基蒂黄褐色。角质，硬而脆。浸泡水中膨胀，有胶质。气微，味淡。

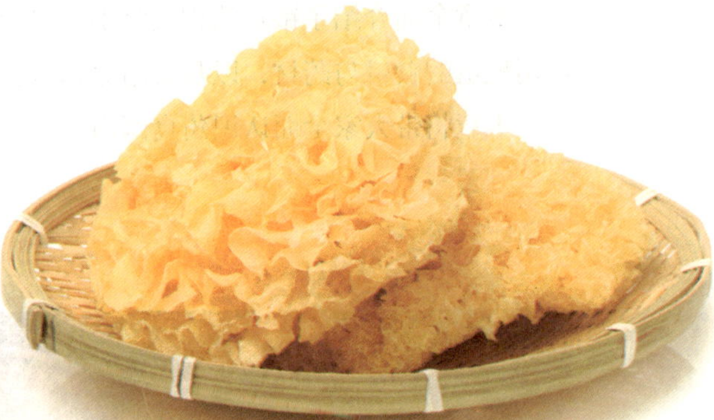

## 功能主治

银耳滋补生津、润肺养胃，主治虚劳咳嗽、痰中带血、津少口渴、病后体虚、气短乏力。

## 用法用量

银耳宜内服：煎汤，3～10克；或炖冰糖、肉类服。

## 使用注意

风寒咳嗽者及湿热酿痰致咳者禁用银耳。

# 银耳的营养成分

银耳含有丰富的营养成分，包括丰富的蛋白质、脂肪、氨基酸、镁、铁、钙、钠、磷等，具有保护肝脏、增强免疫力、降低血脂、降低血糖、防癌抗癌、延缓衰老等营养功效，是滋补身体的营养佳品。

银耳含有多种营养物质，包括蛋白质、脂肪、多种氨基酸、矿物质和肝糖。其中蛋白质中含17种氨基酸，人体中所需的大部分氨基酸银耳都能提供。银耳还含有多种矿物质，如镁、铁、钙、钠、磷，其中钾、磷的含量很高。此外，银耳还含有丰富的甘露醇、海藻糖、多缩戊糖等肝糖，具有很高的营养价值。

| 银耳的营养成分 | |
| --- | --- |
| 蛋白质 | 每100克银耳中含有蛋白质8.4克。蛋白质是构成组织细胞的主要材料。人的大脑、神经、皮肤、肌肉、内脏、血液，甚至指甲、头发都是以蛋白质为主要成分构成的。在人体的成长发育、成长后衰老组织的更新、损伤后组织的新生修补过程中，蛋白质都起到重要的作用。 |
| 脂肪 | 每100克银耳中含有脂肪1.4克。脂肪是身体内热量的重要来源，脂肪在人体内氧化后变成二氧化碳和水，放出热量。由脂肪所产生的热量约为等量的蛋白质或碳水化合物的2.2倍。 |
| 碳水化合物 | 每100克银耳中含有碳水化合物36.9克。碳水化合物有助于帮助人体调节脂肪代谢，提供膳食纤维，还能有效储存和提供热量，而且具有解毒和强化肠道功能的作用。 |
| 矿物质 | 每100克银耳中含有钾1.6克、钙36毫克、镁54毫克、锌3.03毫克、磷369毫克、铁4.1毫克。<br>虽然矿物质在人体中的含量并不高，但各种矿物质对维持生命和健康都起到了至关重要的作用。 |
| 海藻糖 | 银耳中含有丰富的海藻糖，海藻糖对人体具有神奇的保护作用，因为海藻糖在高温、高寒、高渗透压、干燥失水等恶劣环境条件下，能在细胞表面能形成独特的保护膜，有效地保护蛋白质分子不变性失活，从而对人体起到保护作用。 |

# 如何科学食用银耳

《本草诗解药性注》一书中记载“此物有麦冬之润而无寒，有玉竹之甘而无腻，诚润肺滋润要品”，可见银耳是药、食同源的上品。银耳虽好，但应注意掌握银耳的科学用法。

## 银耳的适宜用量

银耳不仅是席上的珍品，在医学宝库中也是久负盛名的良药，有补脾开胃、益气清肠、滋阴润肺、增强免疫力的功效。

在日常生活中，人们在煮粥、煲汤时放一些银耳，这样既可以享受美食，又能滋补身体，一举两得。但是在食用银耳时，也必须掌握用量。银耳的一般适宜用量是每日10~15克。

## 银耳的最佳食用时间

银耳作为一味具有补益作用的食品，具有滋补强壮的作用，但除了掌握正确的用量和服用禁忌以外，还要了解其适宜服用的时间，才能达到应有的作用。那么服用银耳，应该选择在什么时候呢？具体可以从以下几方面来考虑。

### 一年中最佳的食用季节

一年四季中，人们在夏季出汗最多，容易失津液；秋季为“燥气当令”时期，容易出现口唇干燥等“秋燥”症候，也是容易失去津液的时期，而银耳为滋阴润燥之品，因此夏秋季节是食用银耳的最佳季节。

### 一天中最佳的食用时间

在一天当中，银耳的最佳食用时间可以按照一天服用的次数来定。如果一天中只服用1次，可以选择睡前服用，因为睡前有足够的时间来炖煮银耳，且睡前人体体力消耗最少，便于吸收；如果一天服用两次，可以将炖煮好的银耳分两次服用，即早晚各1次。

### 最适用的症状

银耳虽然有很好的滋补作用，老少皆宜，但最佳的适应证有：虚劳、咳嗽、痰中带血；阴虚肺燥所致的干咳少痰、痰中带血、口渴；气阴不足所致的气短乏力、心慌、便秘；胃阴不足所致的口干咽燥；高血压、动脉硬化、高脂血症、脂肪肝等。

# 食用银耳的注意事项

银耳是营养价值极高的滋补佳品，了解哪些人不适合吃银耳，以及哪些食物不宜与银耳同食、什么是“银耳中毒”、银耳为什么不宜隔夜吃等内容，有利于更好地发挥其营养价值。

## 哪些人不宜食用银耳

### 出血患者

患有支气管扩张咯血、十二指肠溃疡并发呕血、黑便等病者，经药物治愈后，若进食银耳，可使旧病复发。实验证明，如将银耳的液汁与含血小板的血浆混合在一起，血小板则不易凝聚。

医学专家认为，银耳中含有腺嘌呤苷，具有抗血小板凝聚的作用。鉴于此，上述患者在止血后的恢复期内，不宜进食银耳。

### 外感风寒患者

银耳性润而腻，具有较强的滋补作用，外感风寒患者宜吃辛温散寒食品，如食银耳则寒邪不易外去，不利于病情的恢复。

## 哪些食物不宜与银耳同食

### 茶叶

茶叶里含有鞣酸，浓茶里含的鞣酸更多，银耳与茶叶同时服用会使茶叶中的鞣酸、生物碱等产生沉淀，从而影响人体对银耳营养物质的吸收。

### 白萝卜

白萝卜有健脾开胃、消食化滞的功效；银耳是扶正强壮的补药，二者同时食用，不利于人体的消化吸收。

### 含铁剂高的食物

银耳最好不要与含铁量高的食物同食，因为银耳中含有丰富的磷，磷与铁结合会形成难溶性化合物，不利于人体对营养的吸收。

含铁量高的食物有猪血、猪肝、牛肝等。

## 什么是“银耳中毒”

银耳营养丰富，是传统的滋补佳品，药用价值也非常高。银耳中含有丰富的氨基酸和酸性异多糖，有滋阴润肺、健脾开胃的功效，但如果食用了变质的银耳，就有可能引起食物中毒症状。

“银耳中毒”潜伏期大多数为12～24小时，患者发病初期，会出现头痛、头晕、恶心、呕吐，部分人会出现腹泻、舌头和四肢麻木，并有尿血、咯血的症状；严重的患者甚至会出现意识不清、四肢抽搐、惊厥、脉搏微弱、肾衰竭而导致休克，甚至死亡。银耳中毒的后果极为严重，因此一旦发现病症，就要立刻送医院救治，以免延误病情。

# 常见的银耳佳肴

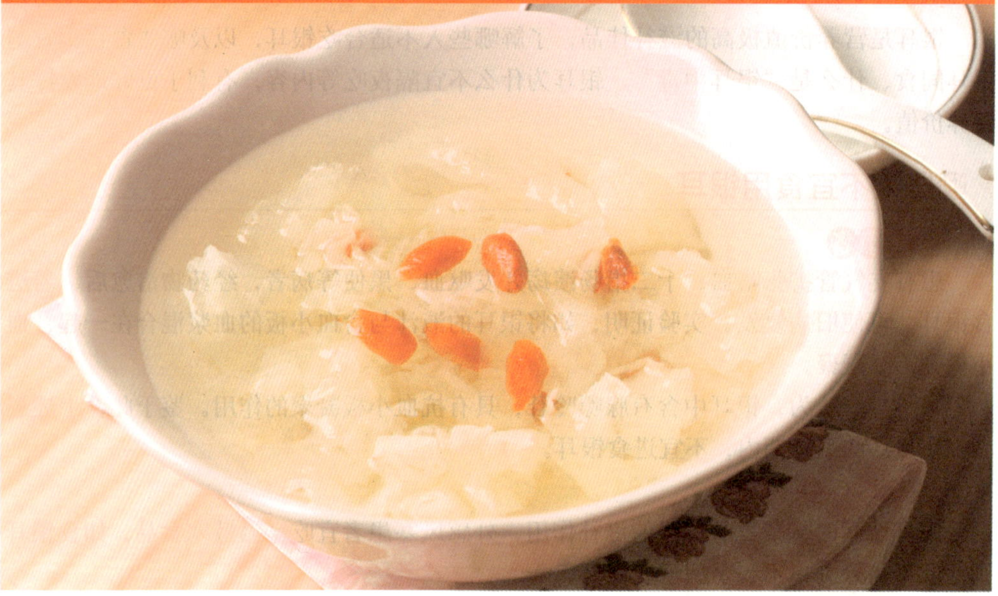

## 枸杞银耳汤

**材料** 水发银耳100克，枸杞7克，白糖35克。

**做法**

1. 将洗净的银耳切去老茎，再将银耳切成小片，清水中浸泡备用。
2. 向锅中倒入适量清水，大火烧开。
3. 倒入银耳煮约3分钟至熟，用漏勺捞出，沥干备用。
4. 另起锅，向锅中注水，烧开，倒入银耳煮至变软，加入白糖煮沸，放入枸杞拌匀即可。

**重点提示**

糖尿病患者、脾胃功能较差者不宜食用本品。

**营养功效**

银耳含有蛋白质、脂肪、多种氨基酸、矿物质等营养成分，所含的膳食纤维可助胃肠蠕动，减少脂肪吸收，达到减重的效果。经常食用银耳可祛除面部黄褐斑、雀斑，从而起到美容养颜的功效。

枸杞含有枸杞多糖、甜菜碱、枸杞色素等成分，具有养肝滋肾、润肺补虚、清热明目等功效。

本品具有美容养颜、益气补血、养肝明目的功效。

食疗讲堂 体质辨识 食养指南 药食珍味

扫码查看

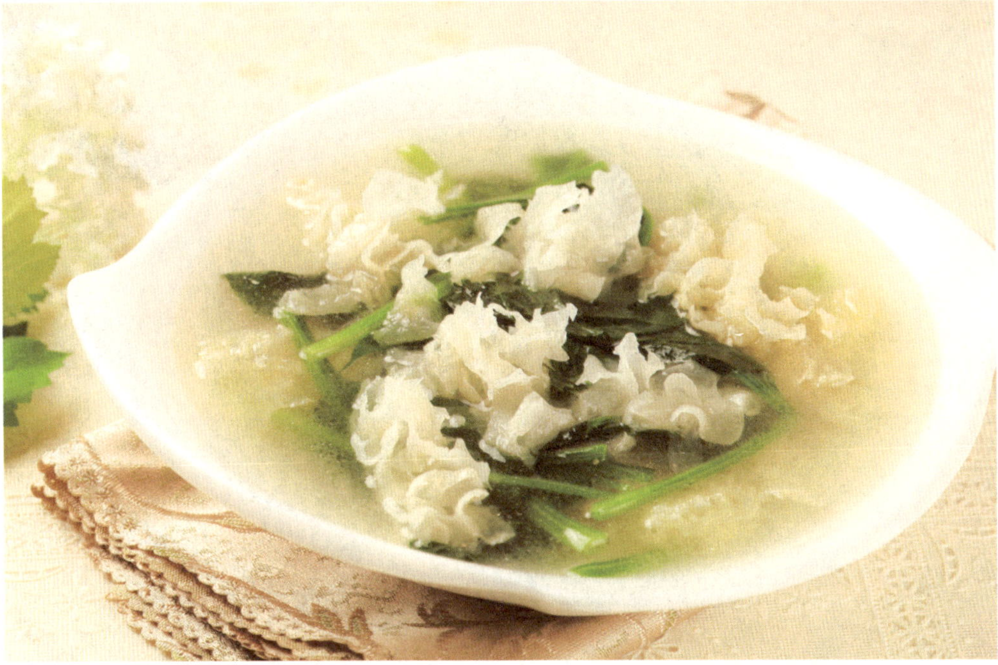

# 菠菜银耳汤

**材料** 菠菜120克，水发银耳180克，盐、鸡精、食用油各适量。

**做法**

1. 将洗好的银耳切去黄色根部，切成小块，洗好的菠菜切成段。
2. 向锅中注入适量清水，烧开，放入切好的银耳，倒入适量食用油。
3. 用中火煮5分钟，至银耳熟软，加入适量盐、鸡精，搅匀调味。
4. 放入切好的菠菜，搅拌均匀，煮至熟软即可。

## 营养功效

菠菜含有蛋白质、叶绿素，能补血止血、泻火下气。银耳富含天然特性胶质，能提高肝脏解毒能力，保护肝脏功能，增强机体的免疫能力。两者同食对糖尿病患者有益。

银耳含有蛋白质、维生素D、膳食纤维、钙、磷、铁、钾、镁等营养成分，具有补脾开胃、益气清肠、健胃、补脑、清热、润燥等功效。

本品具有益气补血、健脾开胃、清热润燥、提高免疫力的功效。

## 重点提示

胃肠道功能较弱、腹泻者不宜食用本品。

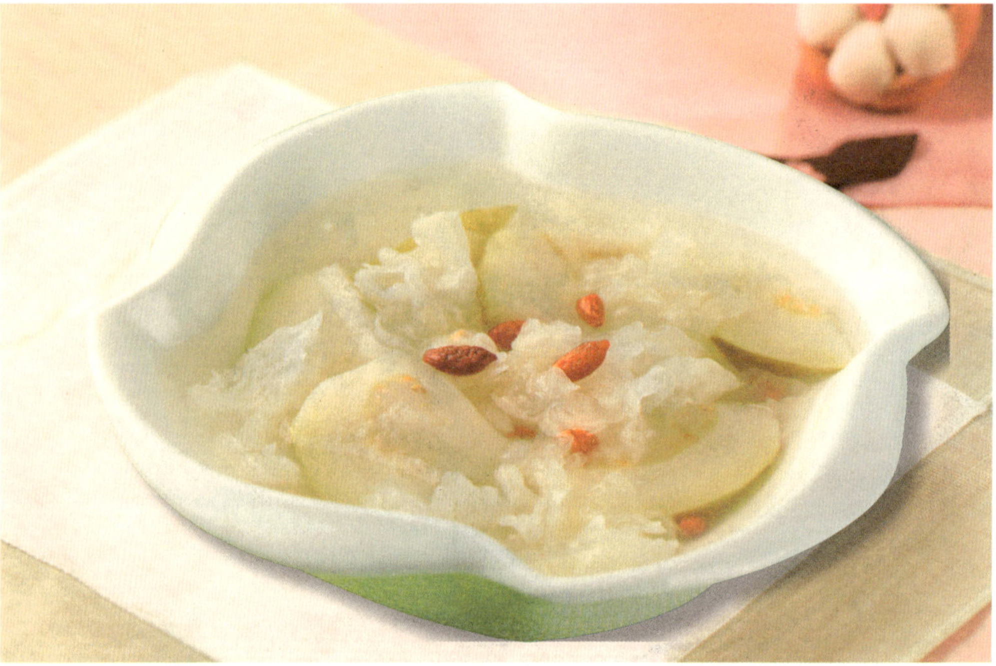

# 番石榴银耳枸杞水

**材料** 番石榴120克，水发银耳100克，冰糖40克，枸杞15克。

**做法**

1. 将银耳洗净，切成小块，备用。
2. 将番石榴用清水洗净，再对半切开，改切成小块，备用。
3. 将砂锅置于火上，在砂锅中注入适量清水，大火烧开，放入切好的番石榴、银耳，用勺搅拌均匀，改用小火。
4. 盖上盖，煮15分钟，至食材熟软，揭开盖，放入冰糖，煮至溶化。
5. 最后再放入洗净备好的枸杞，反复搅拌均匀，然后再将煮好的糖水盛出，装入汤碗中即可。

**重点提示**

泄泻、糖尿病患者不宜食用本品。

## 营养功效

番石榴营养丰富，可增加食欲、促进儿童生长发育，它含有蛋白质、脂肪、糖类、多种维生素、钙、磷、铁。番石榴还能软化血管、降血脂和血糖，降低胆固醇；同时具有耐缺氧、迅速解除疲劳的功效。

银耳中含有海藻糖、多缩戊糖、甘露醇等肝糖，钙、磷、铁、钾、钠、镁、硫等矿物质，17种氨基酸，以及膳食纤维，有滋补生津、润肺养胃、益气养血、增强免疫力、美容祛斑的功效，尤其适合女性经常食用，滋补又营养，对健康有益。

枸杞有滋补肝肾、益气强精、明目的功效，经常适量食用对健康有益。

本品有健脾养胃、预防癌症、益气养血的功效。

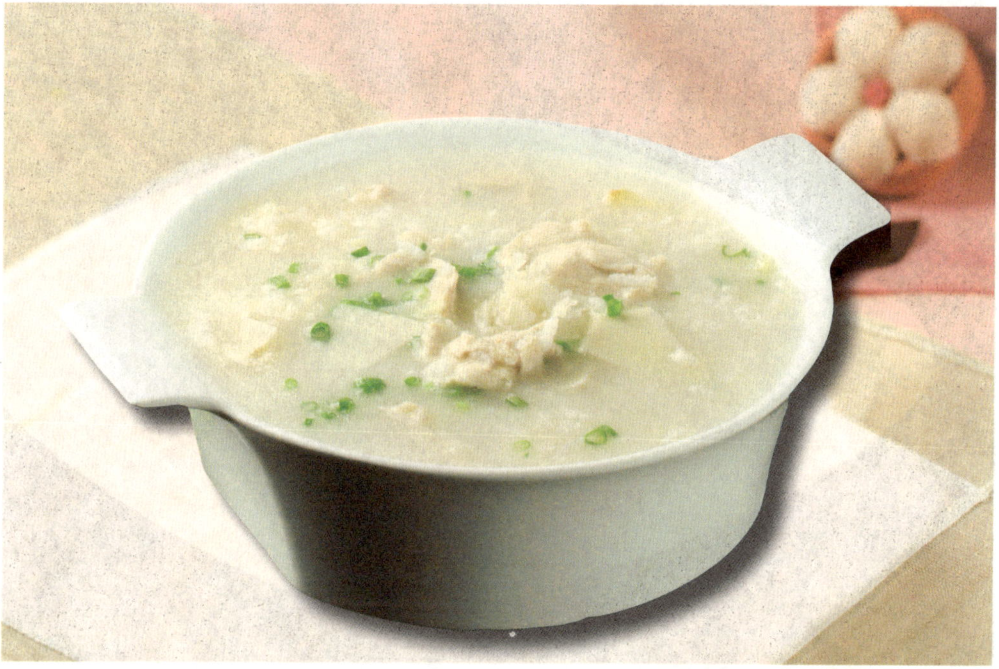

# 竹笋鸡片银耳粥

**材料** 竹笋80克，鸡胸肉85克，水发银耳120克，水发大米160克，盐3克，胡椒粉少许，香油2毫升，姜片、葱花各少许。

**做法**

1. 将银耳洗净，切块；将竹笋洗净切片；将鸡胸肉洗净，切片。
2. 将肉片装入碗中，放入少许盐腌渍10分钟至入味。
3. 将砂锅置于火上，在砂锅中加入清水，烧开，倒入大米、竹笋、银耳，搅拌均匀，煮30分钟左右。
4. 揭盖，放入姜片、鸡胸肉片，拌匀，煮约3分钟至食材熟透，加入适量盐、胡椒粉、香油调味，撒入少许葱花即可。

**重点提示**

胃溃疡患者慎食本品。

## 营养功效

竹笋含有丰富的蛋白质、氨基酸、脂肪、糖类、钙、磷、铁、胡萝卜素、维生素$B_1$、维生素$B_2$，有清热化痰、益气和胃、帮助消化、预防便秘等功效。此外，竹笋所含粗纤维对肠胃有促进蠕动的功效，对治疗便秘有一定的效用。

鸡肉有温中益气、补精填髓、益五脏、补虚损的功效，可用于脾胃气虚、阳虚引起的乏力、胃脘隐痛、水肿、产后乳少、虚弱头晕等症。

银耳有益气养血、美容养颜、润肠益胃的功效。

本品有益气补虚、化痰、养颜、健脾养胃、清热生津、补中益气、润肠的功效，常食用对身体有益。

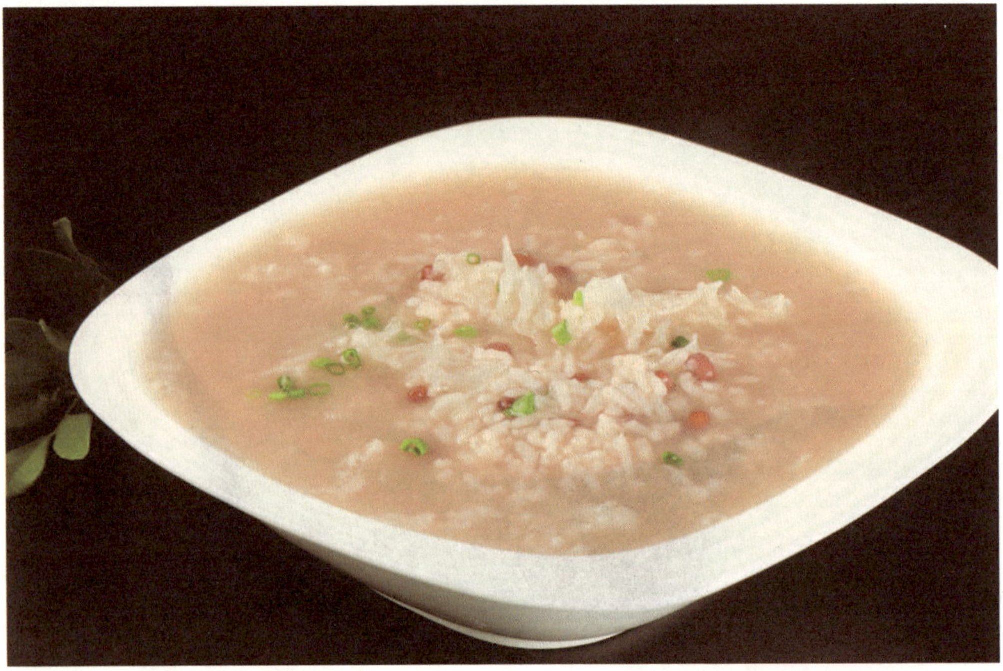

# 赤小豆银耳粥

**材料** 水发银耳100克，水发赤小豆100克，大米150克，葱花少许，盐、鸡精各适量。

**做法**

1. 将洗净的银耳切成小块，把切好的银耳放入清水中，备用。
2. 向砂锅中注入适量清水，煮沸，放入淘洗净的大米，拌匀。
3. 倒入泡发好的赤小豆，拌匀，用小火煮1小时至食材熟软。
4. 放入切好的银耳，用锅勺搅拌均匀后，用小火煮15分钟至银耳熟烂。
5. 搅拌片刻，以免粘锅，再加入适量盐、鸡精，拌匀调味，撒上葱花即可。

## 重点提示

胃肠道功能较弱者、痛风患者不宜食用本品。

## 营养功效

银耳富含天然特性胶质，具有滋阴的作用，长期食用可以润肤，并有祛除面部黄褐斑、雀斑的功效。老年人、儿童、手术后患者和产妇食用银耳，有很好的补益效果。

赤小豆营养价值较高，含有蛋白质、维生素$B_1$、维生素$B_2$，以及铁、硒、铜等多种矿物质，具有补血、利尿、健脾益胃、利尿消肿、通气除烦等功效。

本品具有益气补血、健脾益胃、利尿消肿的功效。

食疗讲堂 体质辨识 食养指南 药食珍味

扫码查看

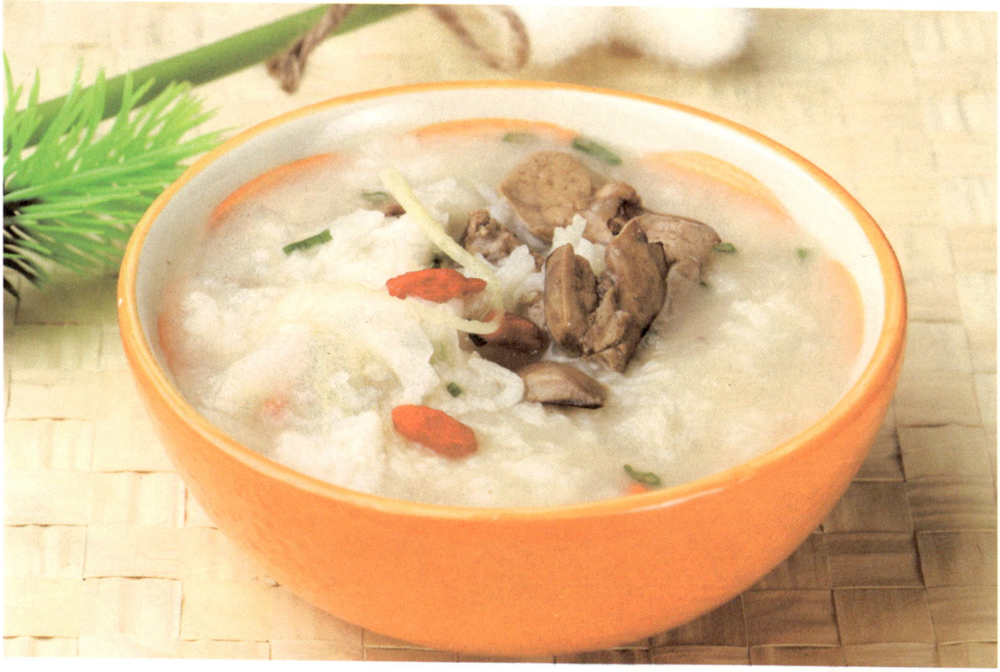

# 银耳鸡肝粥

**材料** 水发大米150克，水发银耳100克，鸡肝150克，枸杞3克，姜丝、葱花各少许，盐、鸡精、生粉、食用油各适量。

**做法**

1. 将洗净的鸡肝切成片。将洗好的银耳切小块，备用。
2. 把鸡肝装入碗中，加入少许盐、鸡精，放入姜丝、生粉、食用油，拌匀，腌渍10分钟至其入味，备用。
3. 向砂锅中注入适量清水，烧开，放入大米、鸡肝、银耳。拌匀后用大火煮开，再转小火煮35分钟。
4. 倒入枸杞，煮1分钟。加入盐、鸡精，拌匀调味，放入葱花，拌匀即可。

**重点提示**

孕妇、胃肠道功能较弱者、肝病患者不宜食用本品。

**营养功效**

鸡肝含有蛋白质、维生素A、B族维生素、钙、磷、铁、锌等营养成分，具有益气补血、保护眼睛等功效。

银耳含有蛋白质、维生素D、膳食纤维、钙、磷、铁、钾、镁等营养成分，具有补脾开胃、益气清肠、健胃、补脑、清热、润燥等功效。

枸杞含有枸杞多糖、甜菜碱、枸杞色素等成分，具有养肝滋肾、润肺补虚、清热明目等功效。

本品具有益气补血、健脾开胃、保护眼睛的功效。

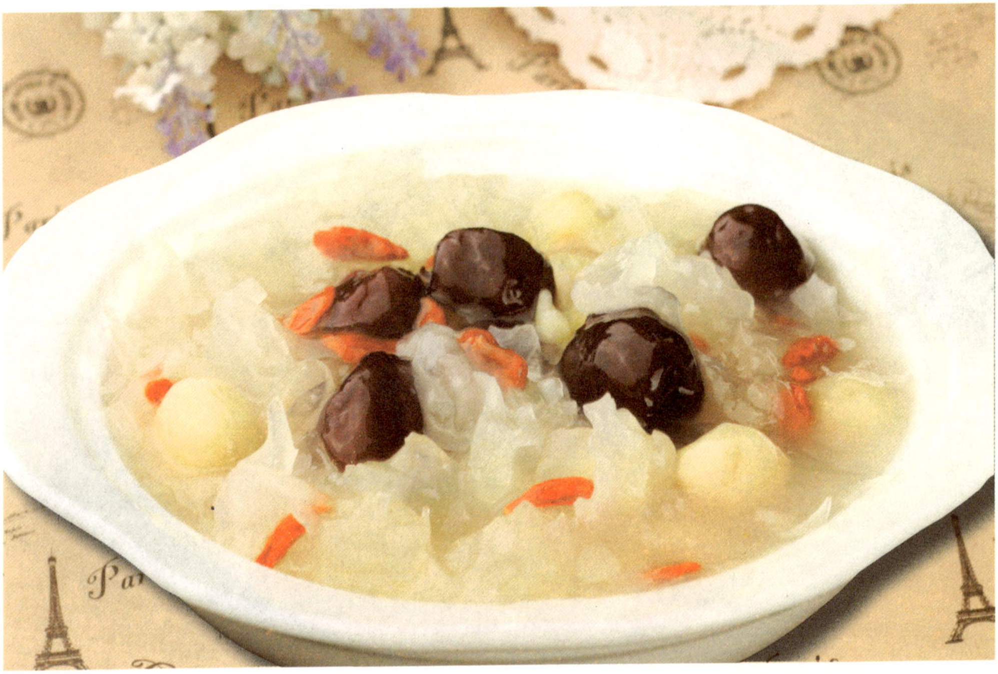

# 枸杞莲子银耳羹

**材料** 枸杞3克，水发莲子15克，大枣20克，水发银耳30克，冰糖20克，水淀粉适量。

**做法**

1. 向锅中加入清水，用大火烧开，倒入洗好的莲子、大枣和银耳，搅拌片刻，加盖，改成慢火煮约20分钟至熟透。
2. 揭盖，加入适量的冰糖，再盖上锅盖，煮5分钟至入味。
3. 揭盖，放入枸杞，用锅勺拌匀，再加入少许水淀粉勾芡，制成羹。
4. 再用勺子搅拌直至糖水熟透，盛出做好的羹即可食用。

**重点提示**

糖尿病患者慎食本品。

**营养功效**

枸杞含有丰富的胡萝卜素、维生素A、维生素$B_1$、维生素$B_2$、维生素C、钙、铁等对眼睛有益的营养元素，因此具有明目的作用。枸杞还能预防动脉粥样硬化、保护肝脏、预防脂肪肝、促进肝细胞再生。

银耳有强精、补肾、润肠、益胃、补气、和血、强心、壮身、补脑、提神、美容、嫩肤的功效。

莲子富含蛋白质、多种维生素、矿物质及微量元素，有防癌抗癌、降血压、滋养补虚、止遗涩精的功效。

大枣有抗癌、降血压、降胆固醇、预防骨质疏松的功效。

本品具有补中益气、减重的功效。

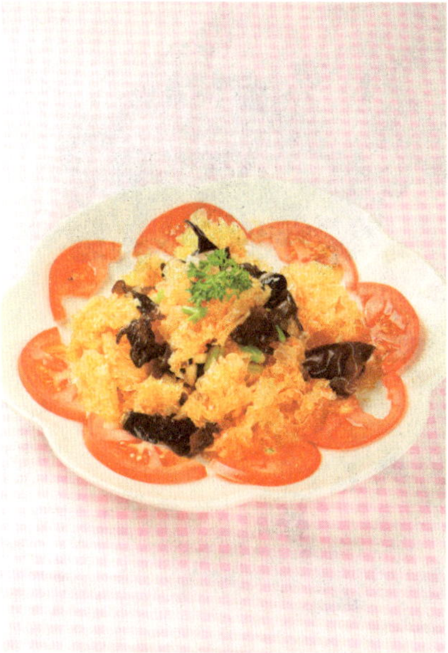

# 银耳拌芹菜

**材料** 水发银耳180克，木耳40克，芹菜30克，枸杞5克，蒜末少许，食粉、盐、鸡精、生抽、辣椒油、香油、陈醋、食用油各适量。

**做法**

1. 将泡好的银耳切去黄色根部，再切成小块。将木耳切成小块，将芹菜切成段备用。
2. 向锅中注入适量清水，烧开，放入适量食用油。倒入切好的芹菜、木耳，搅拌均匀，煮半分钟后备用。
3. 向沸水锅中加入食粉，倒入银耳搅拌均匀，煮约1分钟，加入枸杞搅拌均匀，再煮片刻，捞出备用。
4. 将焯好的银耳和枸杞倒入碗中，放入芹菜和木耳，倒入蒜末，加入适量盐、鸡精。再加入生抽、辣椒油、陈醋、香油拌匀即可。

**营养功效**

银耳富含胶质，其热能较低，又含有丰富的膳食纤维，糖尿病患者常食，有延缓血糖值上升的作用。搭配芹菜食用，有平肝清热、祛风利湿的作用。

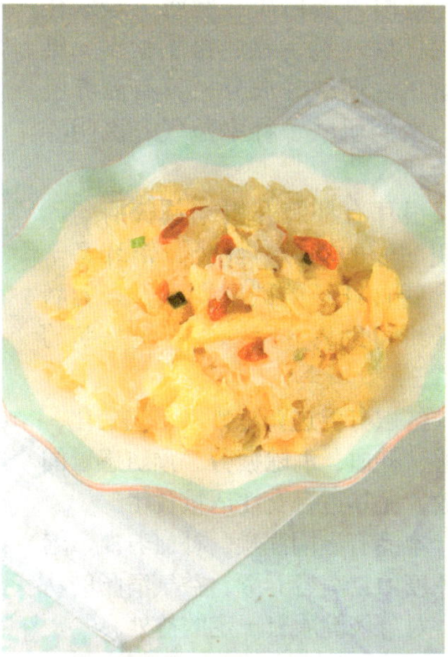

# 银耳枸杞炒鸡蛋

**材料** 水发银耳100克，鸡蛋3个，枸杞10克，葱花少许，盐、鸡精、水淀粉、食用油各适量。

**做法**

1. 将洗好的银耳切去黄色根部，切成小块。将鸡蛋打入碗中，加入少许盐、鸡精，淋入适量水淀粉，用筷子打散调匀。
2. 向锅中注入适量清水，烧开，加入银耳、少许盐，拌匀，煮半分钟，至其断生，捞出备用。
3. 用油起锅，倒入蛋液，炒至熟。把炒好的鸡蛋盛出，装入碗中。锅底留油，倒入银耳、鸡蛋、枸杞，加入葱花，翻炒均匀。
4. 加入盐、鸡精和适量水淀粉，翻炒均匀即可。

**营养功效**

银耳中含有蛋白质、天然植物性胶质、维生素D、膳食纤维，以及钙、磷、铁、钾、钠、镁等营养物质，有滋阴的作用，搭配枸杞和鸡蛋食用，营养更丰富。

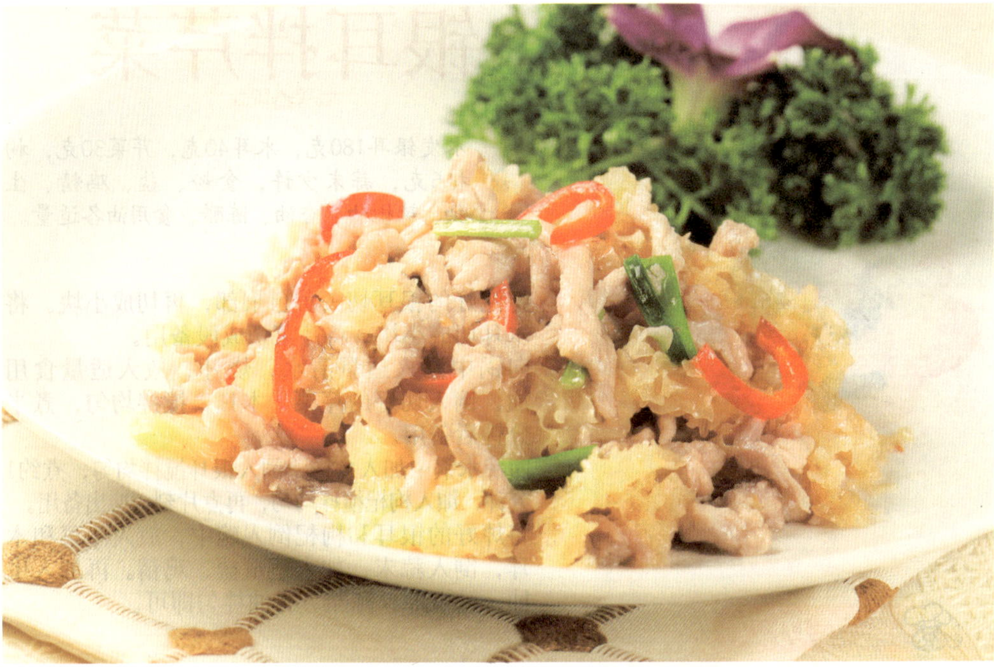

# 银耳炒肉丝

**材料** 水发银耳200克，猪瘦肉200克，红椒30克，姜片、蒜末、葱段各少许，料酒4毫升，盐、水淀粉各适量。

**做法**

1. 将银耳洗净切块；将猪瘦肉洗净切丝；将红椒洗净切丝。
2. 将瘦肉丝装入碗中，放入盐、水淀粉腌渍10分钟。
3. 向锅中加入适量的清水，烧开，加盐、银耳煮沸腾捞出。
4. 将锅置于火上，用油起锅，然后放入姜片、蒜末爆香，倒入备好的瘦肉丝、料酒、银耳、红椒丝、盐炒匀调味，撒上葱段翻炒均匀，装入盘中即可。

**重点提示**

高血脂患者忌食本品。

## 营养功效

猪肉含蛋白质、脂肪、碳水化合物、磷、钙、铁、维生素$B_1$、维生素$B_2$、烟酸等成分，具有滋养脏腑、滑润肌肤、补中益气、滋阴养胃的功效。

银耳有补脾开胃、益气清肠、养阴润燥的功效。此外，银耳是一种含膳食纤维的减重食品，它的膳食纤维可助胃肠蠕动，加速脂肪的分解。

红椒有促进新陈代谢、抗老化、消暑、补血、消除疲劳、预防感冒的功效，尤其适合女性适量食用。

本品有滋阴润燥、补血养血、增强免疫力、美容养颜、益气清肠的功效，对身体健康有一定的益处。

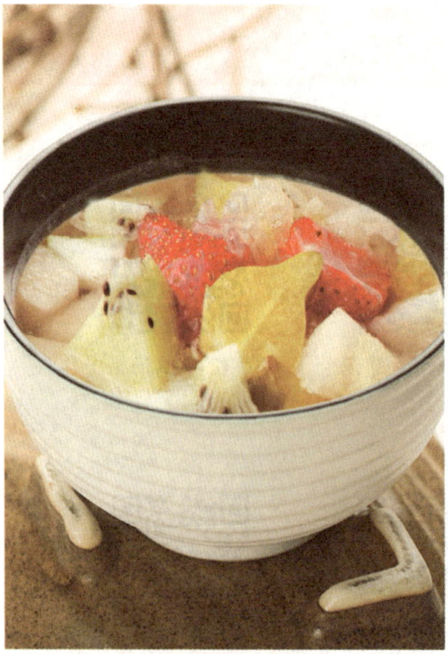

# 杂果银耳冻

**材料** 猕猴桃1个，雪梨1个，草莓30克，青枣1个，阳桃15克，水发银耳50克，白糖30克。

**做法**

1. 将猕猴桃、雪梨、草莓、青枣、阳桃、银耳分别放入清水中过滤一遍，再捞出，银耳泡发，去蒂，撕片；阳桃切块；草莓对半切；青枣取肉；雪梨切小块；猕猴桃切块。
2. 向锅中加入适量的水，烧热，再倒入银耳，焖煮至汤汁浓稠，倒入水果煮沸，即可食用。

**重点提示**

脾胃虚寒者忌食本品。

**营养功效**

猕猴桃能增强免疫力；雪梨能滋阴清热；青枣能保肝、安神；银耳能补心理气。本品具有滋阴养心、清热安神的作用。

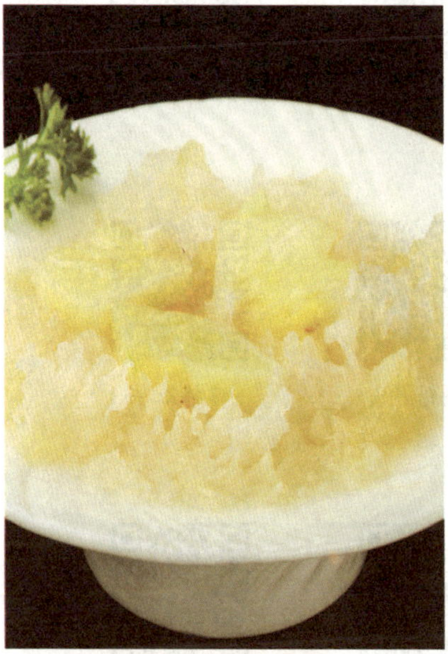

# 菠萝银耳露

**材料** 水发银耳100克，菠萝150克，白糖和水淀粉各少许。

**做法**

1. 将银耳洗净并切成小朵；将菠萝洗净切丁。
2. 向锅中注入适量水，大火烧沸，放入银耳，大火煮沸后转小火，炖煮20分钟至食材熟软。
3. 放入白糖、菠萝丁，拌匀煮沸，淋入少许水淀粉，拌匀勾芡，再煮片刻让汤汁更黏稠。

**重点提示**

胃溃疡、牙周炎患者及过敏体质者不宜食用本品。

**营养功效**

银耳富含蛋白质、碳水化合物、粗纤维及17种氨基酸，对促进人体生长十分有益。菠萝含有营养成分，具有促进肠胃蠕动、解油腻、缓解疲劳等功效。

# 20道银耳美食推荐

| | | | |
|---|---|---|---|
| 苹果银耳瘦肉汤 | 雪梨银耳洋参汤 | 银耳杜仲灵芝汤 | 银耳鸭汤 |
| 枇杷银耳汤 | 马蹄银耳汤 | 冰糖银耳花胶炖木瓜 | 木瓜炖银耳 |
| 冰糖梨子炖银耳 | 银耳灵芝蜂蜜水 | 无花果银耳水 | 蜜瓜银耳莲子羹 |
| 银耳薏米羹 | 猕猴桃银耳羹 | 桑椹银耳羹 | 凉拌银耳 |
| 菠萝银耳 | 银耳素烩 | 银耳花菜鹌鹑蛋 | 大枣银耳露 |

## 第十六章

# 百合

百合是日常生活中常见的天然药材，同时也是一种美味的食材。百合被人们称为“清润之王”，具有养阴润肺、清心安神的功效。

本章全面介绍百合的相关常识，包括百合的分类、成分与功效、食用原则与禁忌等内容。

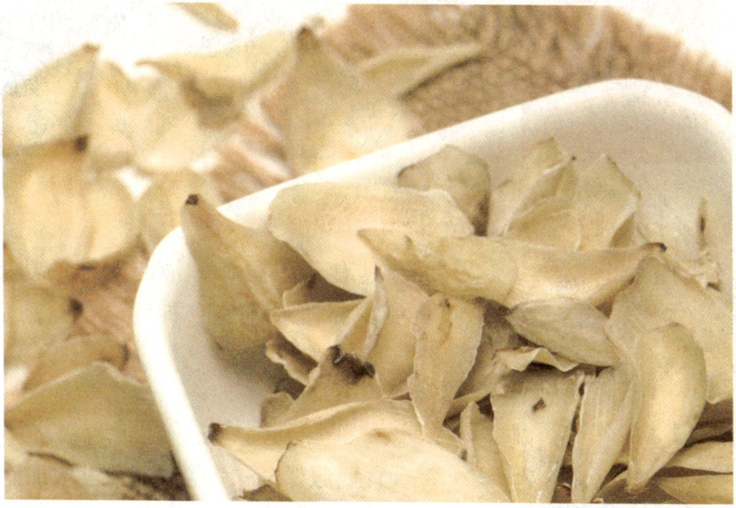

# 百合

【别名】山丹、倒仙等。

【生长分布】全国各地均有生产，以湖南、浙江产者为多。

【药用部位】肉质鳞叶。

【性味归经】性微寒，味甘、微苦。归肺、心经。

## 形态特征

百合鳞茎近球形，淡白色，前端鳞叶常开放如荷花状；茎光滑无毛，常有紫色条纹；叶倒披针形至倒卵形；花一至数朵生于茎端。

## 采收加工

百合常于秋季采挖，洗净，剥取鳞叶，置沸水中略烫，干燥。

## 性状鉴别

百合呈长椭圆形；表面黄白色至淡棕黄色；顶端稍尖，边缘薄，略向内弯曲。

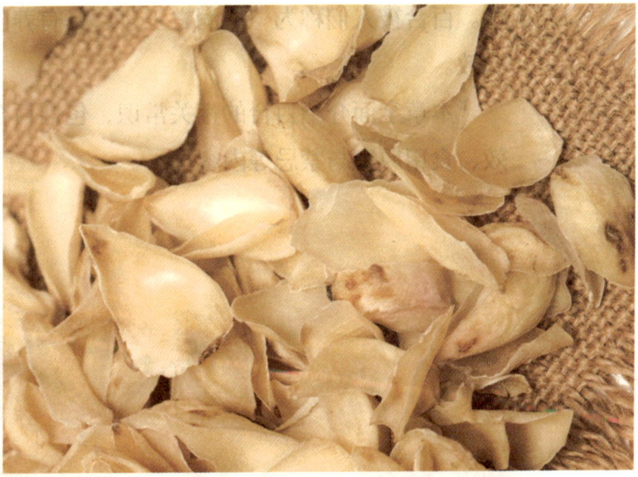

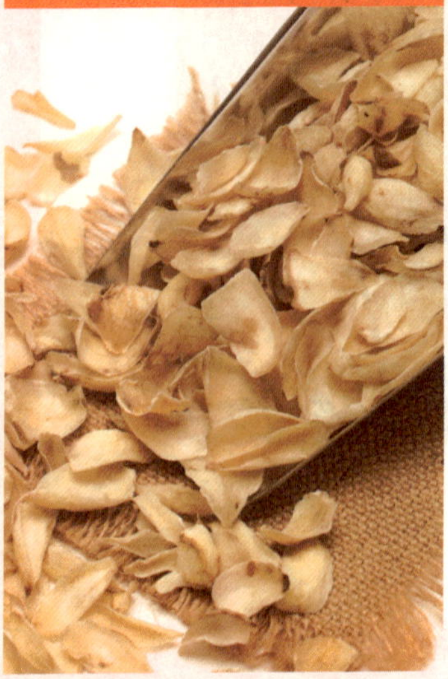

## 功能主治

百合具有养阴润肺、清心安神的功效。可主治干咳、痰少黏白或无痰、神经衰弱、癔症、大便干结、热病后体虚等。

## 用法用量

百合宜煎服，6～12克；蜜炙可增加润肺作用。

## 使用注意

风寒咳嗽、虚寒出血、脾胃不佳者忌用百合。

# 百合的营养成分

百合不仅具备食用价值，而且还具有药用价值。百合含蛋白质、脂肪、碳水化合物、维生素、微量元素、百合苷等营养成分，具有保护胃黏膜、化痰止咳、增强免疫等功效。

| 百合的营养成分 | |
|---|---|
| 蛋白质 | 实验研究证明，每100克百合鲜鳞茎中约含有蛋白质3.2克。蛋白质具有提供热量和增强免疫力的作用，尤其是对于儿童和成长期的青少年，需要吸收更多的蛋白质作为原料，以满足身体的需求。 |
| 碳水化合物 | 每100克鲜百合中含有碳水化合物37.1克。碳水化合物可帮助人体调节脂肪代谢，提供膳食纤维，还能有效储存和提供热量，而且具有解毒和强化肠道功能的作用。 |
| 维生素 | 每100克鲜百合中含有维生素C 18毫克，维生素$B_1$和维生素$B_2$的含量则分别是0.02毫克和0.04毫克。<br>维生素$B_1$能帮助增进食欲，维持神经正常活动，缺乏者容易患脚气病。<br>维生素$B_2$能促进生长发育及细胞的再生，有增进视力的作用。<br>维生素C具有增强人体免疫力，预防癌症、动脉硬化等疾病的作用。 |
| 微量元素 | 每100克鲜百合中含有钾510毫克、钙11毫克、镁43毫克、锌0.5毫克、磷61毫克、铁1毫克。<br>微量元素虽然在人体中的含量并不高，但一旦缺乏就会引起疾病。缺钙会发生肌肉抽搐；缺锌会导致口、眼、肛门或外阴部的红肿；缺铁可能会引起贫血。因此，微量元素的摄入和平衡与人体的健康息息相关。 |
| 秋水仙碱 | 百合中含有较为丰富的秋水仙碱，对于痛风发作时的关节疼痛症状一般有较好的缓解功效。<br>秋水仙碱可通过抑制白细胞的活动及吞噬细胞的作用，减少尿酸形成的尿盐沉积，从而起到减轻症状和有效止痛的作用，对于痛风发作所致的急性关节炎症能起到较好的辅助治疗的作用。<br>此外，秋水仙碱还能够起到抗癌的作用，因为它能有效抑制癌细胞的增殖。 |
| 百合苷 | 百合中含有百合苷，具有镇静和助眠的作用，对缓解长期失眠、睡眠质量低下有一定的疗效，有助于改善睡眠，帮助提高睡眠质量。 |
| 其他成分 | 每100克鲜百合中还含有淀粉11.46克、蔗糖10.39克、果胶5.61克，有益气补血、提高人体免疫力的功效。 |

# 如何科学食用百合

百合被人们称为“温补滋润的清润之王”。百合具有养阴润肺、清心安神的功效。那么，如何科学服用百合才能充分发挥它的营养功效呢？

## 百合的用法用量

百合的治疗用量为每日10～15克，养生保健用量为每日5克。清心宜生用，润肺宜蜜炙用。

内服，煎汤，熬粥，一般为10～15克。

百合可配伍其他食物和药物服用，制成百合粉、百合膏或做菜、熬汤等，用量不宜过多，一般根据其他食材和药材的比例，适量食用百合即可。

## 常见的配伍及功效

### 荠菜

荠菜中含有丰富的维生素C和大量的粗纤维，经常食用，可防止硝酸盐和亚硝酸盐在消化道中转变成致癌物质亚硝胺，可预防胃癌和食管癌。

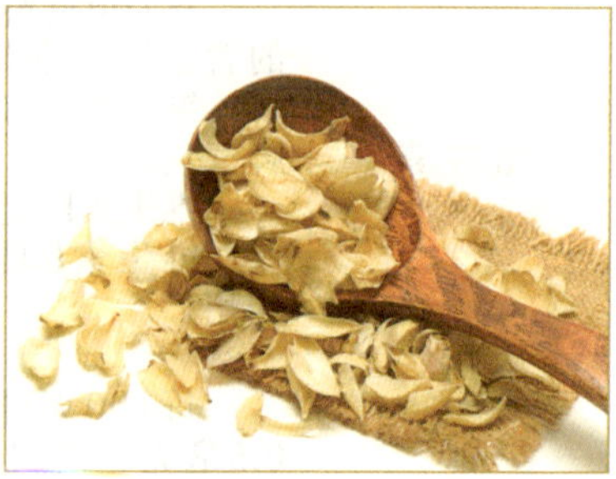

百合与荠菜配伍，可强化两者的功效，从而起到防癌抗癌、祛痰镇咳平喘的作用。

### 海带

海带中含有丰富的矿物质，如钙、钠、镁、钾、磷、硫、铁、锌等，以及维生素$B_1$、维生素$B_2$、硒等人体不可缺少的营养成分。

百合与海带配伍，能起到散结降脂和养阴降压的作用，适用于高脂血症、高血压、冠心病等。

### 苋菜

苋菜中含有丰富的铁、钙和维生素K，经常食用可减重、促进排毒、防止便秘、解毒清热、补血止血、抗菌止泻、消炎消肿、通利小便等。

百合与苋菜配伍，具有清热解毒、健脾润肠的作用，适合慢性痢疾患者及大便干结者食用。

### 莲藕

莲藕中含有大量的维生素C和膳食纤维，对于患有肝病、便秘、糖尿病等虚弱之症的人都十分有益。

百合与莲藕配伍，还能起到降脂减肥、清热化痰和安神止血的作用。

# 食用百合的注意事项

百合作为食材和药材，存在一定的搭配宜忌，在使用百合时，我们应该遵循一定的原则，避免一些不适宜的搭配方式，这样既可以保护百合的疗效，又可以避免潜在的危险。下面就让我们一起来了解食用百合的注意事项。

## 哪些人适宜食用百合

### 咳嗽、肺虚失润、肺虚有热者

百合有润肺清心的作用，适用于热病伤阴、心肺阴虚和肺虚失润所致的咳嗽，能有效帮助长期咳嗽，甚至是咯血患者减轻病情。

### 精神恍惚、失眠多梦者和中老年人

百合有补虚安神和清心除烦的功效，对于心肺阴虚所致的精神恍惚和失眠多梦都有一定的缓解症状的功效。而且百合药性平和，适合中老年人长期食用。

### 胃病及长期食欲缺乏者

百合中因为含有丰富的果胶和磷脂类物质，所以能保护胃黏膜和治疗胃病。胃病患者和食欲不佳的人长期适量食用百合，对健康有利。

### 癌症患者

现代医学研究已经证实，百合具有抑制肿瘤细胞增殖的作用，所以癌症患者长期食用对于防止病情的恶化具有一定的食疗作用。

### 免疫力低下的人群

百合中含有蛋白质、维生素及多糖类，具备增强机体免疫力的作用，对于免疫功能低下的人来说，长期食用对健康有益。

### 上班一族、女性

百合中含有多种营养物质，包括矿物质和多种维生素，这些物质可促进身体的新陈代谢，使身体抗疲劳的能力增强，上班族经常食用可起抗疲劳功效。而且这些营养物质能帮助清除体内的有害物质，适合女性食用。

## 哪些人不宜食用百合

百合药性寒润，因此，凡风寒咳嗽及中寒便溏者不宜多食。而且百合中含有的秋水仙碱对肠胃有一定的刺激作用，用量过多可能会产生胃肠道的不适症状，如恶心、呕吐、腹泻、腹胀、食欲减退，因此脾胃虚寒者也尽量避免多食百合。

## 哪些食物不宜与百合同食

食用百合时，如果食材搭配错误，不仅无法发挥百合的营养功效，还会带来负面影响。羊肉虽然营养丰富，但不宜与百合搭配食用，因此在食用百合时应尽量避免食用羊肉。

羊肉是益气补虚、温中暖下之品，对虚劳羸瘦、腰膝酸软、产后虚寒腹痛、寒疝等，皆有较显著的温中补虚的功效。但与百合搭配食用会引起腹泻的症状。

## 常见的百合佳肴

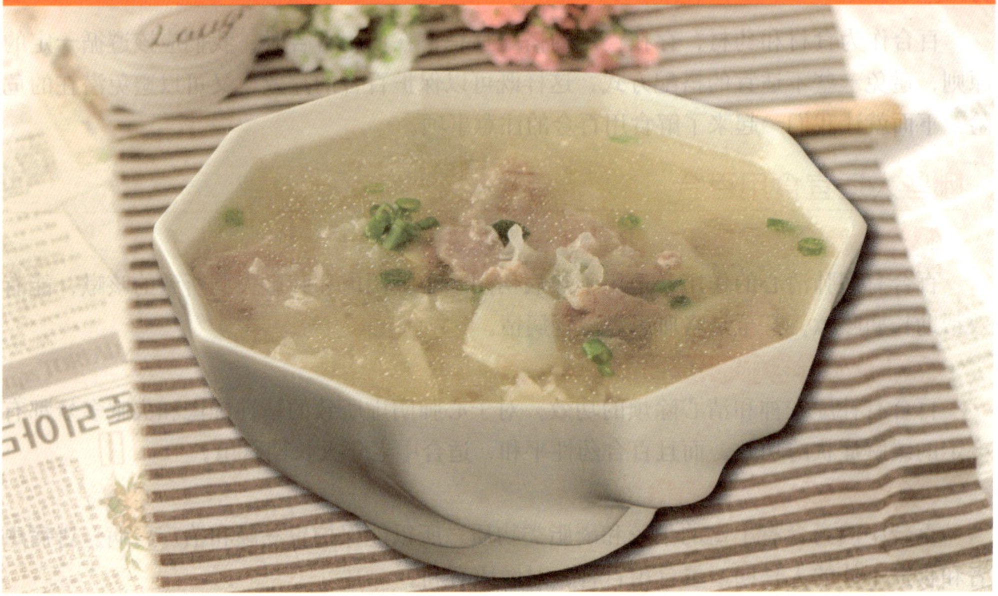

# 马蹄百合汤

**材料** 猪瘦肉100克，银耳100克，马蹄90克，百合80克，盐3克，葱花少许，水淀粉、香油各适量。

**做法**

1. 将猪瘦肉、银耳、马蹄和百合分别洗净。
2. 将马蹄去皮切片；将银耳泡发，切块；将瘦肉切片，加盐、水淀粉腌渍10分钟。
3. 向锅中加水，烧开，倒入马蹄、银耳、百合，注入香油，用中火煮约3分钟至食材熟软，再加盐调味。
4. 放入肉片搅拌均匀，大火煮沸，再撒上葱花即成。

**重点提示**

血虚者不宜食用马蹄；外感风寒者不宜食用银耳；脾胃虚寒者不宜食用本品。

**营养功效**

猪瘦肉中含有蛋白质、维生素、矿物质等多种营养物质，能起到增强免疫力的作用。

银耳中含有蛋白质、脂肪及多种氨基酸和矿物质，能起到强精补肾、润肠通便、补气养血、强心补脑的作用。

马蹄中含有蛋白质、粗纤维、胡萝卜素、B族维生素、维生素C、铁、钙、磷等营养成分，能起到消食止渴的作用。

百合的营养丰富，具有养心润肺、滋阴清热的作用。

本品具有滋阴补虚、强身健脑、温中理气、润肠通便的作用，经常食用对健康十分有益，是一道老少皆宜的健康汤品，尤其适合老年人经常食用。

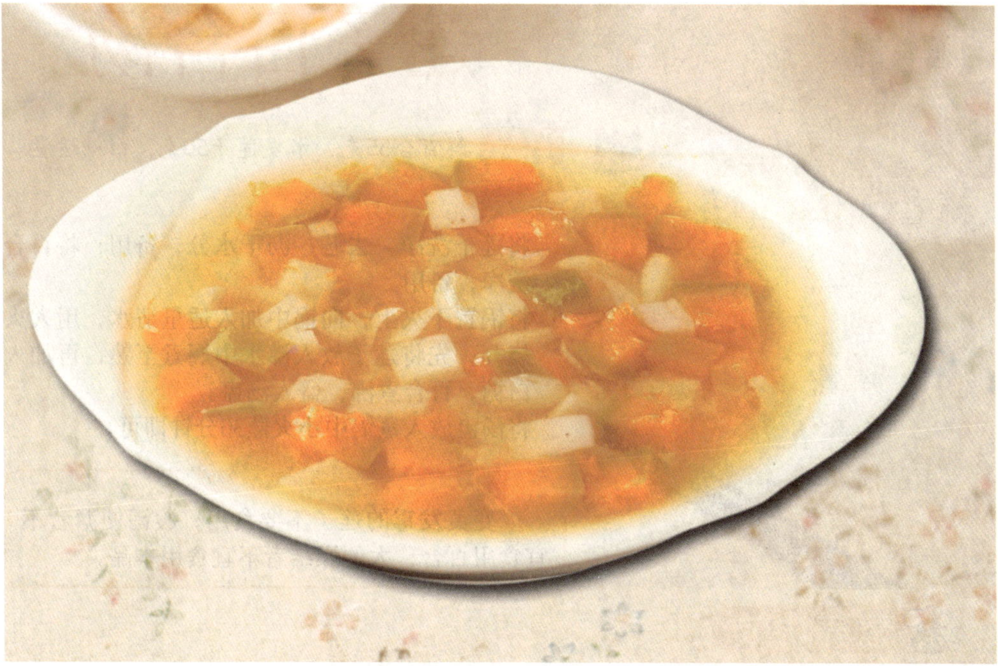

# 南瓜百合莲藕汤

**材料** 南瓜300克，莲藕200克，鲜百合40克，冰糖70克。

**做法**

1. 将莲藕、南瓜分别洗净，去皮，切成丁状，备用；将鲜百合拣去杂质和黄皮，用清水洗净，备用。
2. 将锅置于火上，在锅中加入适量的清水，用大火烧开。
3. 将洗净切好的莲藕和南瓜一起放入锅中，先用大火烧开，再改用小火，炖20分钟至食材熟透。
4. 再放入洗净的百合，用大火煮开，然后转小火稍煮。
5. 最后向锅中加入冰糖，搅拌拌匀，然后煮5分钟至冰糖溶化即可。

**重点提示**

有脚气者、黄疸患者忌食南瓜；肥胖症患者不宜多食莲藕。

**营养功效**

南瓜中含有胡萝卜素、维生素C、维生素D、多糖、活性蛋白，以及多种氨基酸和微量元素，能起到利尿消炎、促进消化、润肺益气、增强机体免疫力的作用。

莲藕中含有蛋白质、碳水化合物、粗纤维、胡萝卜素、维生素$B_1$、维生素$B_2$、维生素$B_3$，以及钙、磷、铁等，可补五脏之虚，能起到养血止血、调中开胃、强壮筋骨、清热润肺、止泻固精和补虚的作用，尤其适合脾虚泄泻的人食用。

百合中含有维生素、蛋白质、矿物质等多种营养成分，能起到养心润肺、宁心安神、滋阴降燥的作用。

本品是一道营养的汤品，适当食用可起到滋阴补虚、养血养胃、强壮筋骨、清热润肺的营养功效。

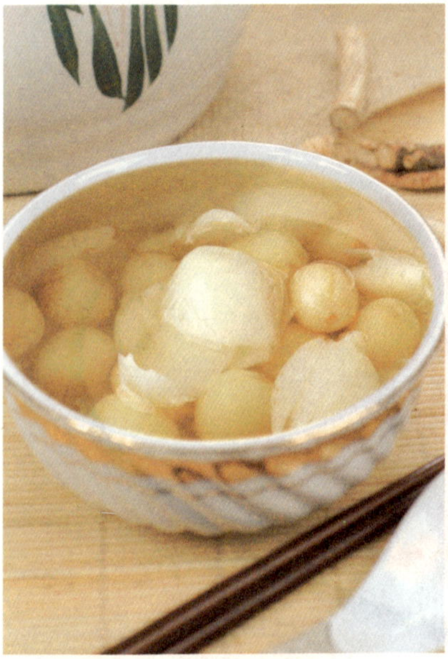

# 莲子百合汤

**材料** 鲜百合35克，水发莲子50克，白糖适量。

**做法**

1. 将莲子洗净，去芯，沥干水分，备用；将百合洗净，备用。
2. 将锅置于火上，向锅中加入适量清水，用大火烧开，先将莲子放入沸水中焖煮至熟，再加入白糖、百合煮沸，盛入汤盅。
3. 将汤盅放入蒸锅中小火蒸30分钟即可。

**重点提示**

变黄发霉的莲子不要食用；腹泻便溏者不宜食用百合；大便燥结者不宜食用本品。

**营养功效**

百合具有养心润肺、益气补虚的作用；莲子具有滋阴润燥、除烦解郁的作用。本品具有滋阴补虚、养心补气的作用，尤其适合中老年人、食欲缺乏者适量食用。

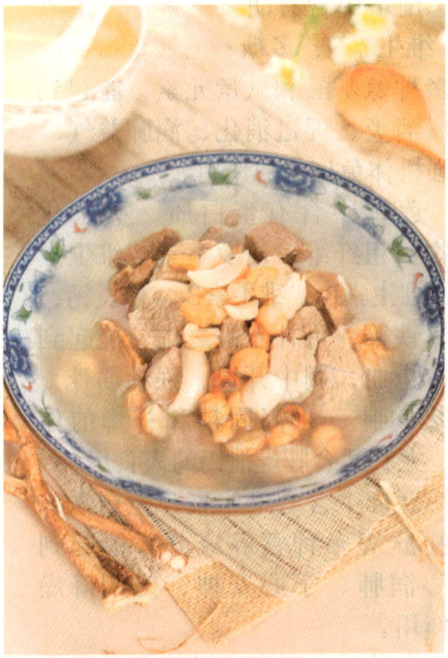

# 莲子百合干贝煲瘦肉

**材料** 猪瘦肉200克，水发莲子80克，干百合30克，干贝30克，盐、鸡精各2克。

**做法**

1. 将猪瘦肉洗净，切块，备用；将莲子洗净，去芯，备用；将百合拣去杂质，洗净；将干贝洗净，切丁。
2. 将瘦肉放入沸水中，汆去血水后捞出洗净。
3. 向锅中注入适量清水，用大火烧沸，再放入瘦肉、莲子、百合、干贝，用小火炖煮2小时，最后加入盐、鸡精调味，搅拌均匀，即可出锅。

**营养功效**

莲子具有滋阴润燥的作用；百合具有宁心安神的作用；干贝具有止咳平喘的作用。本品具有滋阴化痰、止咳润燥、安神补虚的作用。

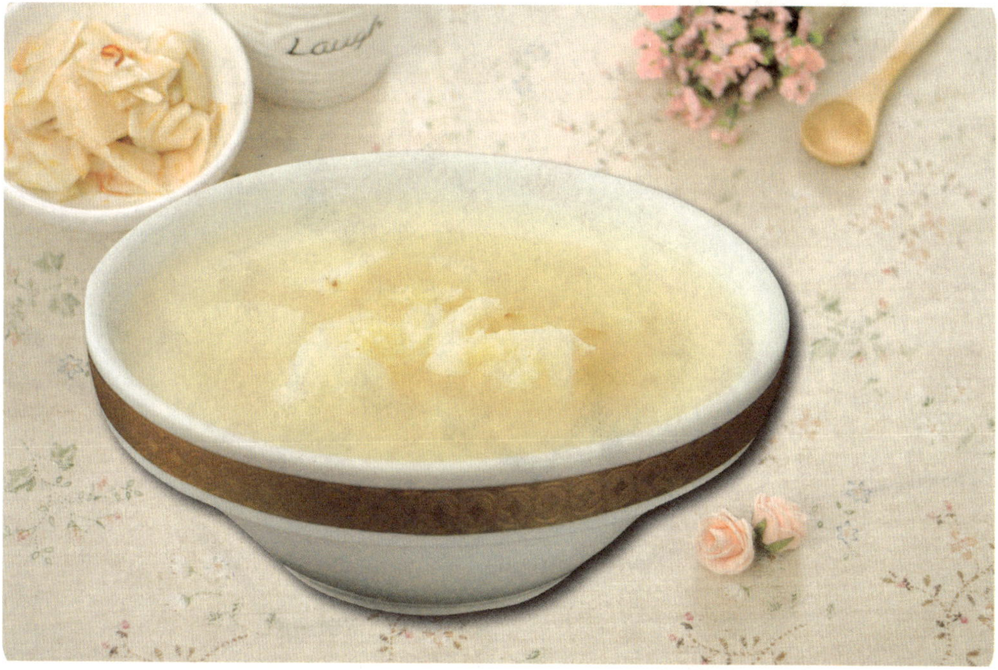

# 百合马蹄小米粥

**材料** 马蹄50克，小米30克，百合20克，枸杞2克，白糖40克，水淀粉适量。

**做法**

1. 将小米淘洗干净，浸泡3小时，备用；将百合泡发，洗净，备用；将马蹄洗净，去皮，切小块备用。
2. 将锅置于火上，在锅中加入适量的清水，先用大火烧开。
3. 放入小米、百合、马蹄同煮，先用大火煮沸，再转用小火，煲煮20分钟，至食材熟烂。
4. 最后放入适量的白糖，煮至白糖溶化，然后倒入适量备好的水淀粉，再略煮片刻，即成。

**重点提示**

脾胃虚寒者不宜食用本品。

## 营养功效

马蹄营养丰富，其中含有大量的蛋白质、钙、磷、铁、锌、抗坏血酸、维生素$B_3$等，具有清热解毒、凉血生津、化痰祛湿和消食除胀的功效。

小米富含淀粉、钙、磷、铁、维生素$B_1$、维生素$B_2$、维生素E、胡萝卜素等，具有益肾和胃、除热的作用。

而且小米的营养丰富，是适合老年人、产妇等食用的滋补品。

枸杞中含有维生素、胡萝卜素、磷、铁等，具有抗疲劳、抗衰老、止消渴、明目等作用。

本品有促进消化和滋养美容的功效，可经常适量食用。

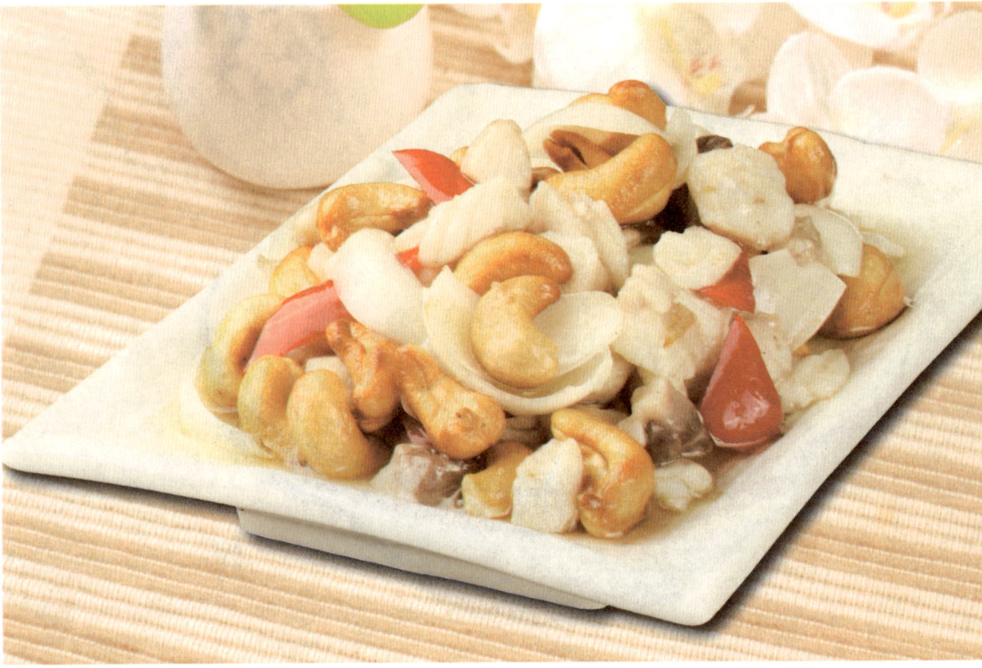

# 腰果百合炒鱼丁

**材料** 草鱼350克，腰果70克，鲜百合50克，红椒块15克，盐4克，水淀粉适量。

**做法**

1. 将草鱼收拾干净，去掉杂质，再取肉，切成鱼丁，放入碗中，加适量盐、水淀粉，用筷子搅拌均匀，再腌渍10分钟至入味，备用。
2. 将油锅置于火上，烧至三成熟，将腰果放入三成热油锅中，炸30秒后捞出。
3. 将草鱼鱼丁放入油锅中，炒至转色，再放入红椒和洗净的百合，反复翻炒，然后加盐、水淀粉勾芡炒匀。
4. 最后加入腰果，快速拌炒，翻炒均匀即可。

## 重点提示

各种疥疮患者不宜食用草鱼；腹泻患者不宜食用本品。

## 营养功效

草鱼中含有丰富的蛋白质、脂肪，且含有多种维生素、核酸、锌等，经常食用可以起到增强体质的作用。对于身体瘦弱、食欲缺乏的人来说，草鱼肉嫩而不腻，具有开胃、滋补的功效。

腰果中含有丰富的B族维生素，可起到促进食欲的作用。而且腰果含有丰富的维生素A，对皮肤角化有防治作用，也有增强人体免疫力的作用。此外，腰果还含有丰富的油脂，可润肠通便、润肤美容，十分适合女性食用。

鲜百合中含有丰富的淀粉及维生素，同样可起到润肤美颜的作用，而且还能滋阴润肺，可常适量食用。

本品具备美容、美颜补养等多种功效。

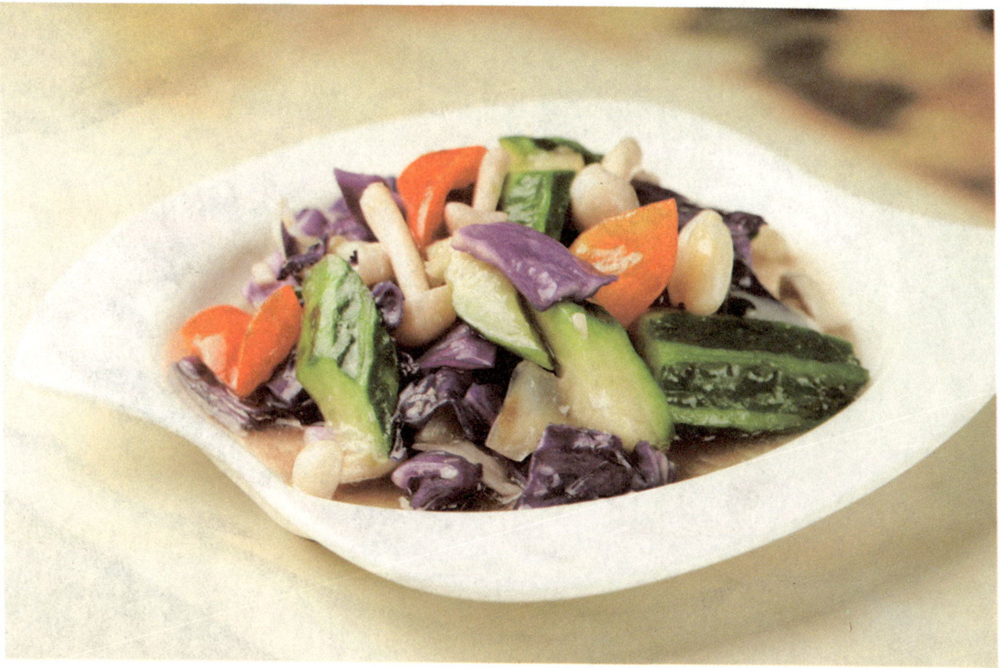

# 丝瓜百合炒紫甘蓝

**材料** 丝瓜200克，紫甘蓝90克，白玉菇70克，鲜百合50克，彩椒块40克，蒜末少许，盐3克，生抽6克，食用油适量。

**做法**

1. 将锅置于火上，向锅中加入适量的清水，大火烧开后加入已经洗净、切块的紫甘蓝、丝瓜，已经洗净、切段的白玉菇，煮半分钟至断生后捞出，备用。
2. 将锅置于火上，倒入食用油烧热，加入蒜末爆香，再倒入洗净的百合、彩椒块炒香。
3. 倒入紫甘蓝、丝瓜和白玉菇，反复翻炒直至食材熟软。
4. 加盐、生抽调味，快速炒匀，直至入味即可。

**重点提示**

体虚内寒、腹泻者不宜过多食用丝瓜。

## 营养功效

丝瓜中含有丰富的膳食纤维、丝瓜苦味质、瓜氨酸、皂苷等成分，而且丝瓜所含的热量很低，比较适合老年人经常食用。此外，丝瓜还具有清暑凉血、解毒通便、润肤美容的功效。长期食用丝瓜或者取丝瓜汁搽脸还能消炎和抗皱。

紫甘蓝中含有丰富的维生素C、维生素E和B族维生素，以及胡萝卜素、蛋白质等，经常食用能给人体提供一定的抗氧化剂，具有强身壮体的作用，还能增强人的活力，并具有美容的功效。

百合中含有多种维生素和果糖，经常食用也有增强人体免疫力的功效。

本品具有增强人体免疫力、强身健体的功效。

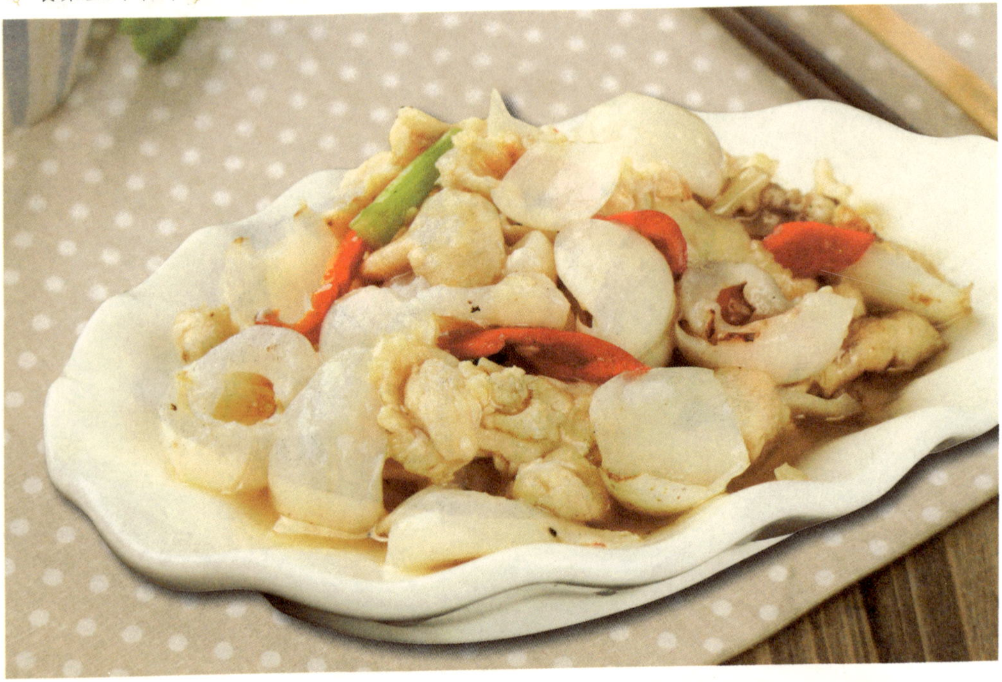

# 百合鸡肉炒荔枝

**材料** 鲜百合70克，荔枝150克，鸡胸肉150克，红椒块15克，蒜末、葱白各少许，盐5克，水淀粉适量。

**做法**

1. 将荔枝去核，取肉，切成小块，备用；将鸡胸肉洗净，切片，备用。
2. 把鸡胸肉入碗，加盐、水淀粉腌渍5分钟，备用。
3. 将锅置于火上，在锅中加入适量的清水，用大火烧开，然后放入百合、荔枝肉、红椒块煮片刻后捞出。
4. 将蒜末、葱白一起入锅爆香，然后放入鸡肉，翻炒至转色，再放入百合、荔枝肉和红椒块一起炒熟，最后加适量的盐调味，炒拌均匀，即可。

**重点提示**

有上火或发炎症状的人群尽量少食用荔枝；糖尿病患者不宜食用本品。

**营养功效**

鸡肉营养丰富，是高蛋白、低脂肪的健康食品，具有健脾胃、强筋骨和补虚损的功效。

荔枝中含有丰富的糖分、蛋白质、维生素、脂肪、维生素$B_1$、维生素$B_2$、烟酸、抗坏血酸，以及磷、铁等，具有生津、益血、健脑、理气等作用。此外，荔枝含有丰富的维生素，经常食用能防止雀斑的发生，使皮肤更加光滑，有美容养颜的功效。

百合中含有多种有效营养素，可促进身体的营养代谢，使身体抗疲劳能力增强。

本品具有美容养颜和抗疲劳的功效。

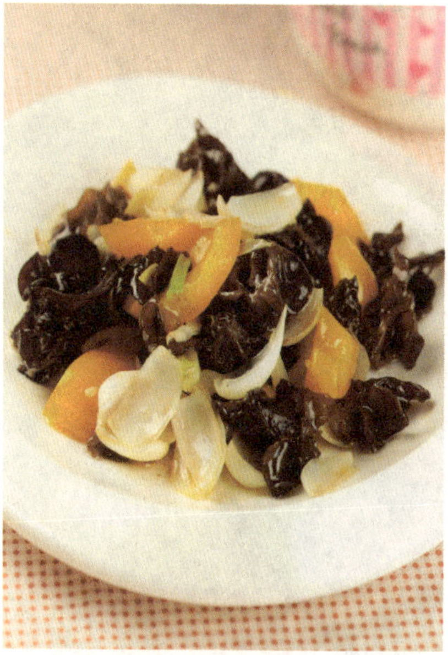

# 木耳炒百合

**材料** 水发木耳50克，鲜百合40克，胡萝卜70克，蒜末、葱段各少许，盐3克，生抽4毫升。

**做法**

1. 将胡萝卜洗净，去皮切片，焯水，备用。
2. 将木耳切块，焯水；将百合洗净。
3. 将蒜末、葱段入锅爆香，倒入百合炒匀。
4. 再放入木耳、胡萝卜翻炒至熟，加盐、生抽炒至入味即可。

**营养功效**

木耳含有大量蛋白质、糖类、维生素等人体所必需的营养成分，经常食用有清涤肠胃的作用；百合可提高人体的免疫力。本品有清肠胃和提高免疫力的功效。

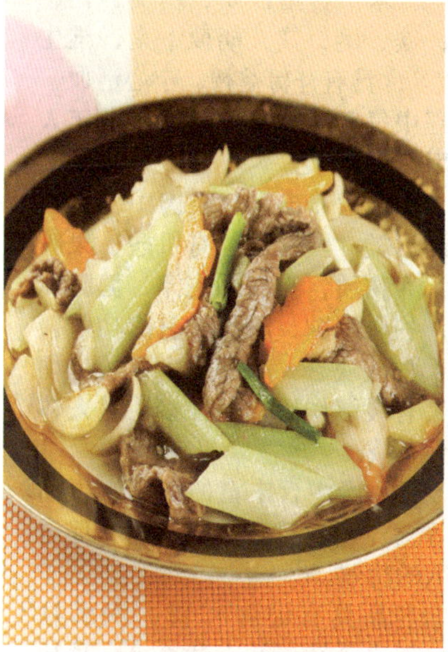

# 牛肉炒百合

**材料** 牛肉180克，胡萝卜100克，西芹80克，鲜百合60克，姜片、葱段各少许，盐3克，生抽2毫升，水淀粉适量。

**做法**

1. 将西芹洗净切段；将胡萝卜洗净，去皮切片；将百合洗净；将牛肉洗净，切片，加盐、生抽、水淀粉拌匀腌渍。
2. 向锅中注水，倒入胡萝卜、西芹煮至断生，再放入百合煮片刻后捞出。
3. 将姜片、葱段入锅爆香，放入牛肉和焯好的食材，加盐即可。

**营养功效**

牛肉可补脾胃、强筋骨，而且多吃牛肉对于肌肉生长有一定的益处；百合中也含有磷脂类物质，可促进消化。本品具有促进消化和吸收的功效。

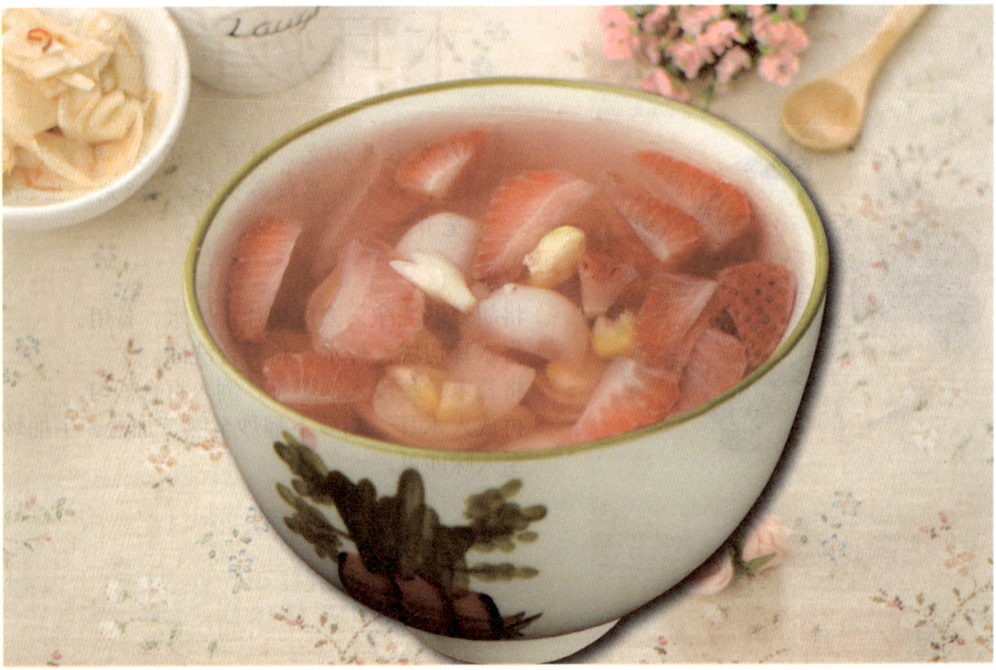

# 鲜百合玉米粒糖水

**材料** 甜玉米粒50克，草莓45克，鲜百合30克，冰糖适量。

**做法**

1. 将草莓洗净，切去果蒂，再改切小块，备用；将鲜百合拣去杂瓣、黑边，然后洗净，沥干水分，备用。
2. 将锅置于火上，在锅中加入适量的清水，先用大火烧热，然后放入洗净的玉米粒，煮15分钟至熟软。
3. 倒入洗净的百合，大火煮5分钟至软，再放入冰糖，搅拌均匀。
4. 倒入切好的草莓，将其搅拌均匀，再续煮3分钟，直至冰糖完全溶化。

**重点提示**

尿路结石患者不宜过量食用草莓；胃肠功能不佳的人多食草莓会加重病情，建议少食。此外，糖尿病患者不宜食用本品。

## 营养功效

玉米中含蛋白质、糖类、钙、磷、铁、硒、镁、胡萝卜素、维生素E等，具有开胃益智、宁心活血、调理中气等功效，尤其适合老年人食用。

草莓营养丰富，果肉中含有大量的糖类、蛋白质、有机酸、果胶等营养物质，有润肺生津、健脾和胃、利尿消肿、解热祛暑的功效。对于食欲缺乏、小便短少、暑热烦渴等有缓解作用，经常食用对人体十分有益。

鲜百合中含丰富的淀粉、蛋白质等营养素，具有润肺生津和促进食欲的功效。

本品具有健脾和胃、润肺祛湿、促进食欲、补充营养等多种功效，可经常食用，对健康有好处。

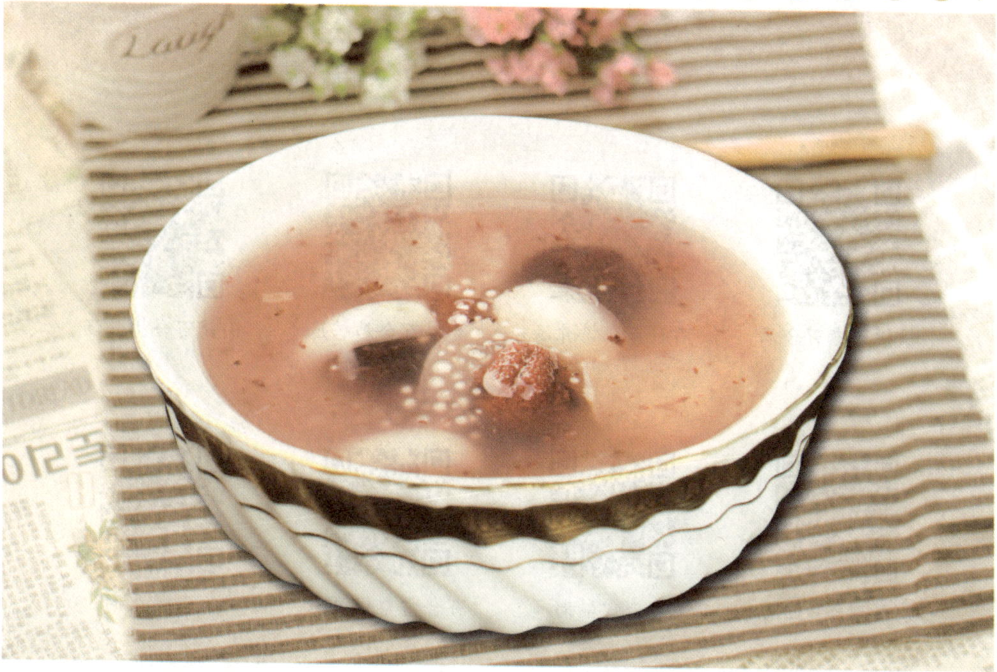

# 百合杨梅西米露

**材料** 西米20克，百合15克，杨梅10克，冰糖25克。

**做法**

1. 将百合拣去杂瓣、黑边，洗净，沥干水分，备用；将西米洗净，备用；将杨梅洗净，沥干水分，备用。
2. 将锅置于火上，在锅中加入适量的清水，先用大火烧开，然后倒入洗好的西米，将其搅拌均匀，然后再转用小火，大约熬煮20分钟，直至西米熟透。
3. 将洗净的杨梅放入锅中，先用大火稍煮，再用小火煮15分钟。
4. 再将百合、冰糖入锅，搅拌均匀，煮至冰糖完全溶化即可。

**重点提示**

胃肠道功能不佳者应谨慎食用杨梅；有牙痛、上火症状者忌食杨梅；糖尿病患者不宜食用本品。

**营养功效**

西米可健脾、补肺、化痰，营养丰富，特别适合体质虚弱和产后病后恢复期、消化不良和神疲乏力的人食用。

杨梅中含有丰富的蛋白质、铁、镁、铜、维生素C、柠檬酸等有益成分，营养十分丰富，具有消暑开胃、养胃健脾、排毒养颜的功效，还能帮助消化、去暑解闷，适合夏季食用。

百合中含有较为丰富的蛋白质、维生素、膳食纤维及矿物质，具有增进食欲的功效。

冰糖具有补中益气、和胃润肺、止咳化痰、祛烦消渴、清热降浊等功效，对中气不足有补益作用。

本品具有开胃生津、止汗解毒、消食解暑、滋阴润肺的功效，经常适量食用对健康有益。

# 20道百合美食推荐

核桃芝麻百合汤

石斛百合排骨汤

菠萝百合炒苦瓜

山药百合排骨汤

腐竹百合黄豆汤

百合雪梨粥

百合雪梨银耳羹

百合绿豆粥

枸杞百合蒸木耳

冰糖百合蒸南瓜

鸡丝炒百合金针菇

荷兰豆百合炒墨鱼

百合鲍片

百合蜜酿山药

西芹百合炒腰豆

绿豆百合饮

款冬花百合饮

糯米百合藕豆浆

银耳山药百合汁

百合椰姜饮

第十七章

# 桂圆

桂圆是我国南方特产佳果，历史上有“北有人参，南有桂圆”之说。其果实富含营养，自古受人们喜爱，更被视为珍贵补品，其滋补功能显著。

本章详细介绍了桂圆的相关知识，包括桂圆的形态特征、成分与营养功效、食用原则与食用禁忌等内容。下面让我们全面认识一下药食两用佳品——桂圆。

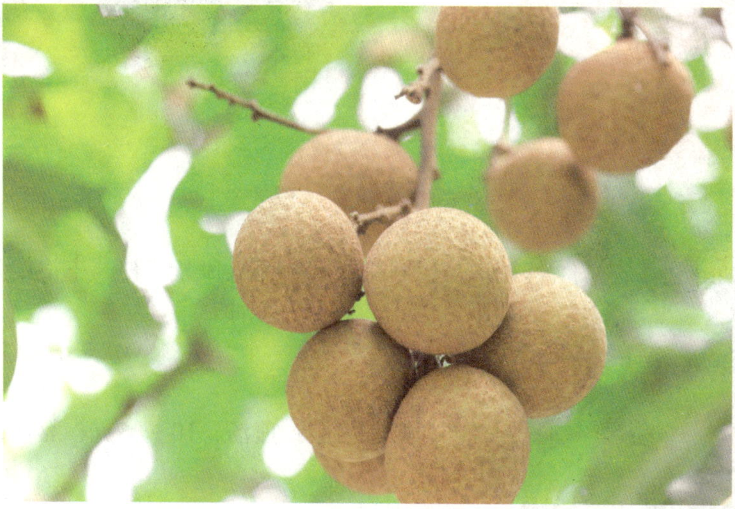

# 桂圆

【别名】龙眼肉、元眼肉、龙眼。

【生长分布】多栽培于果园。分布于福建、台湾、广东、云南、四川等地。

【药用部位】龙眼的假种皮。

【性味归经】性温，味甘。归心、脾经。

## 形态特征

桂圆为常绿乔木，高达10米以上。幼枝被锈色茸毛。双数羽状复叶，互生；小叶2～5对，通常互生，革质，椭圆形至卵状披针形。暗绿色，嫩时褐色，下面通常粉绿色。花两性，或单性花与两性花共存；为顶生或腋生的圆锥花序；花小，黄白色，花瓣5片，匙形，内面有毛。核果球形，外皮黄褐色，粗糙，假种皮白色肉质，内有黑褐色种子1颗。

## 性状鉴别

桂圆生药为由顶端纵向裂开的不规则块片，表面黄棕色，半透明；靠近果皮的一面皱缩不平，粗糙。

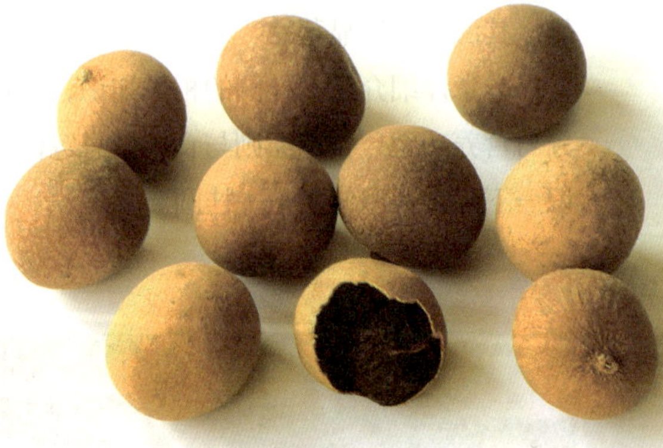

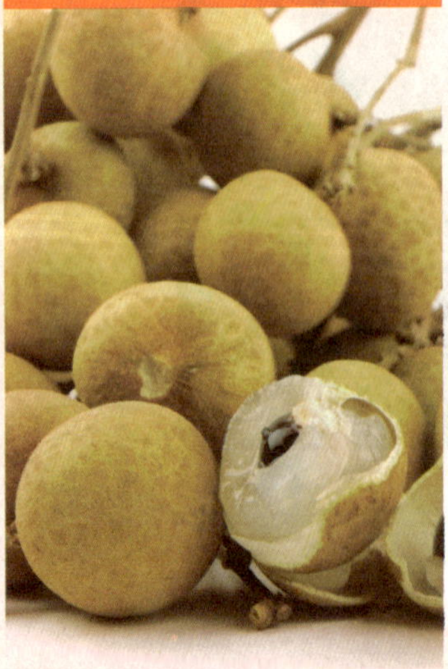

## 功能主治

桂圆益心脾、补气血、安神。主治虚劳羸弱、失眠、健忘、惊悸、怔忡。

## 用法用量

桂圆宜内服：煎汤，10～25克；熬膏、浸酒或入丸剂。

## 使用注意

内有痰火及湿滞停饮者忌服桂圆。

# 桂圆的营养成分

李时珍在《本草纲目》中记载："龙眼大补""资益以龙眼为良"。这里所说的龙眼，即桂圆。桂圆作为一种药膳两用的原料，日益受到人们的关注。它是一种应用价值很高的传统中药，含有很多重要成分，如多糖、脂类、多元酚、黄酮类。

| 桂圆的营养成分（每100克） | | | |
|---|---|---|---|
| 蛋白质 | 4.6克 | 钾 | 129毫克 |
| 脂肪 | 1克 | 钠 | 7.3毫克 |
| 碳水化合物 | 71.5克 | 钙 | 39毫克 |
| 膳食纤维 | 2克 | 硒 | 3.28微克 |
| 胡萝卜素 | 3.2微克 | 镁 | 55毫克 |
| 视黄醇当量 | 17.7微克 | 铁 | 3.9毫克 |
| 维生素$B_1$ | 0.04毫克 | 锰 | 0.43毫克 |
| 维生素$B_2$ | 1.03毫克 | 锌 | 0.65毫克 |
| 烟酸 | 8.9毫克 | 铜 | 0.65毫克 |
| 维生素C | 27毫克 | 磷 | 120毫克 |

## 桂圆的营养功效

### 缓解疲劳

桂圆含丰富的葡萄糖、蔗糖、蛋白质等，含铁量也较高。实验研究发现，桂圆除对全身有补益作用外，还对脑细胞特别有益，能缓解疲劳。

### 安神定志

中医说桂圆具有安神养心、补血益脾的功效，非常适合长期失眠者食用。桂圆中还有大量的铁、钾等元素，能促进血红蛋白的再生，以治疗因贫血造成的心悸、心慌、失眠、健忘。

# 如何科学食用桂圆

无论是作为新鲜水果还是制干后的桂圆，都是人们喜爱的食物之一。那么，桂圆该如何科学服用呢？

## 桂圆的食用量

桂圆是一种性温的健康水果，可以起到补充维生素和矿物质的功效。常吃桂圆的好处有很多，但桂圆过量食用易上火，那么桂圆的具体食用量是多少？

**内服煎汤**

一般用量为10～15克，大剂量30～60克为宜。

**熬膏滋药**

按配方常法熬制，每次服10毫升，每天2～3次，用开水调化饮用。

**浸酒制成药酒**

按配方泡酒，一般封盖浸泡30天后即可服用，每次10毫升，每天2～3次。

**制丸剂**

桂圆肉研粉末或与其他药粉配制成丸剂，每次服3克，每天服2～3次。

## 怎样吃桂圆不上火

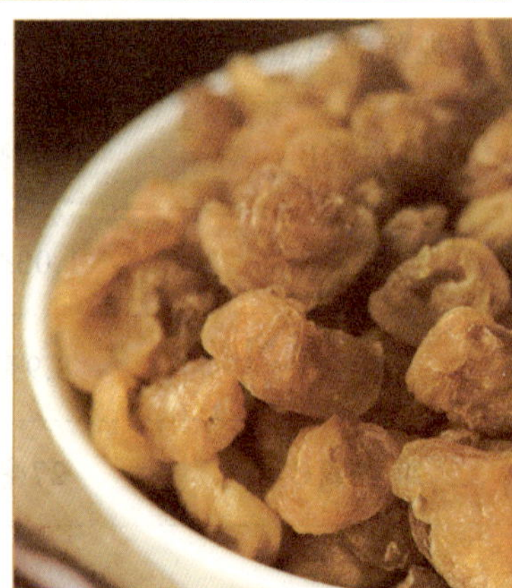

桂圆可以益气养血、开胃健脾、安神益智，特别适合在冬季食用。但桂圆属于热性食品，如果多吃会引起上火。因为每个人的体质不同，所以吃多少才算过量，这个没有明确的数字。不过，一般来说，一天吃500克以上就容易上火。那么怎么吃桂圆不上火？

桂圆的吃法很多，可直接食用，也可泡茶、炖汤、浸酒、入药、煲粥等。用煲汤和泡茶的方式食用桂圆不易上火。用煲汤的方式吃，还能搭配其他不能生吃的食物一起煮，这样营养自然会比较多样化。用泡茶的方式食用桂圆，相对于直接吃桂圆干不易上火。

桂圆泡茶，常加菊花为原料。桂圆肉性温热，补气益血，健脾养胃；菊花能疏散风热，平肝明目，清热解毒。之所以建议加入菊花茶，是因为菊花性凉，味甘、苦，具有养阴清热的功效，这样既可补气血，又能改善或避免上述上火症状的出现。需要注意的是，上面讲到的菊花为白色菊花，也叫贡菊，有清肝明目的功效，而不是野菊花，野菊花的明目功效较弱，而清火功能很强，不太适合体质寒凉者。所以服用前应先确认自己状况，再根据具体需求选择贡菊或者野菊花。

# 哪些人适宜食用桂圆

桂圆含有丰富的营养，但桂圆吃多了容易上火，所以从健康的角度考虑，不是所有人都适合食用桂圆。那么，究竟桂圆适合什么人吃呢？人们在食用桂圆时应该注意什么呢？

## 学生可适量吃桂圆

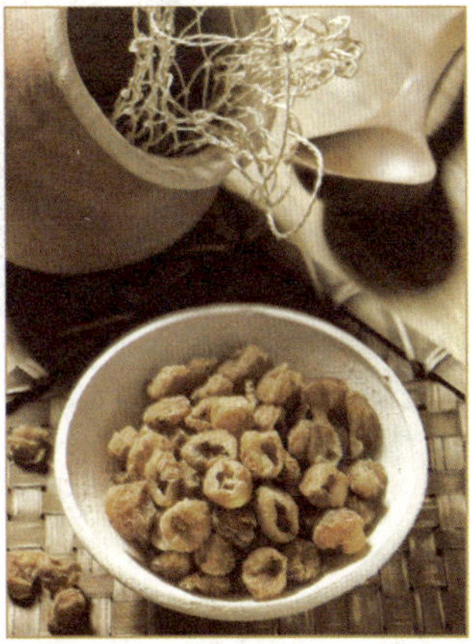

桂圆可养心安神、开胃益脾、补虚养血。它含有大量有益人体健康的微量元素，是公认的滋补良药。古人很推崇桂圆的营养价值，有许多本草书都介绍了桂圆的滋养作用。早在汉朝时期，桂圆就已作为药用。《名医别录》称之为“益智”，言其功能养心益智故也。而清代名医王孟英称赞桂圆“果中神品，老弱宜之”，认为它可补血益智。

学生经常食用桂圆很有益处，能防止平衡和协调能力减弱，还能减少高血压和脑卒中的发生概率。用桂圆肉与红衣花生搭配煎水服用，可治疗贫血体弱，非常适宜神经衰弱和容易疲倦的人食用。或将10克桂圆、5克人参、5克茯苓用开水冲泡，可醒脑益智，十分适合精神疲倦、注意力不集中、心神不宁者饮用。但桂圆属于湿热食物，多食容易滞气，有上火、发炎症状的学生最好不要食用桂圆。

## 女性生理期可吃桂圆

桂圆搭配大枣泡茶，对女性生理期的补养有很好的效果。桂圆可以安神，益心脾，补气血，治疗惊悸、病后体弱、失眠或脑力衰退，特别是对女性产后调补有很大的帮助。大枣有补中益气、养血安神、健脾益胃的功效，同样也能对产后女性失血起到补血作用。

一般临床上建议，月经期间可适当食用补血补气的食物。大枣桂圆茶不仅起到凝神作用，还可以滋补血气。

## 失眠健忘者宜吃桂圆

失眠健忘症是一种睡眠障碍疾病，根据病情的不同，持续的时间也不同。治疗该病一定要尽早，如果病情发展到严重程度，可能会诱发其他疾病。

桂圆含有蛋白质、脂肪、糖类、有机酸、粗纤维、多种维生素及矿物质，这些营养素对人体都是十分必需的。桂圆有安神补血、充实脑力的功效。专家推荐桂圆大枣茶、营养牛奶麦片、核桃牛奶、黄芪大枣茶、豆浆炖羊肉、海带炖鲤鱼、桂圆炖猪蹄等食疗，对于缓解失眠健忘症有一定的效果。

## 常见的桂圆佳肴

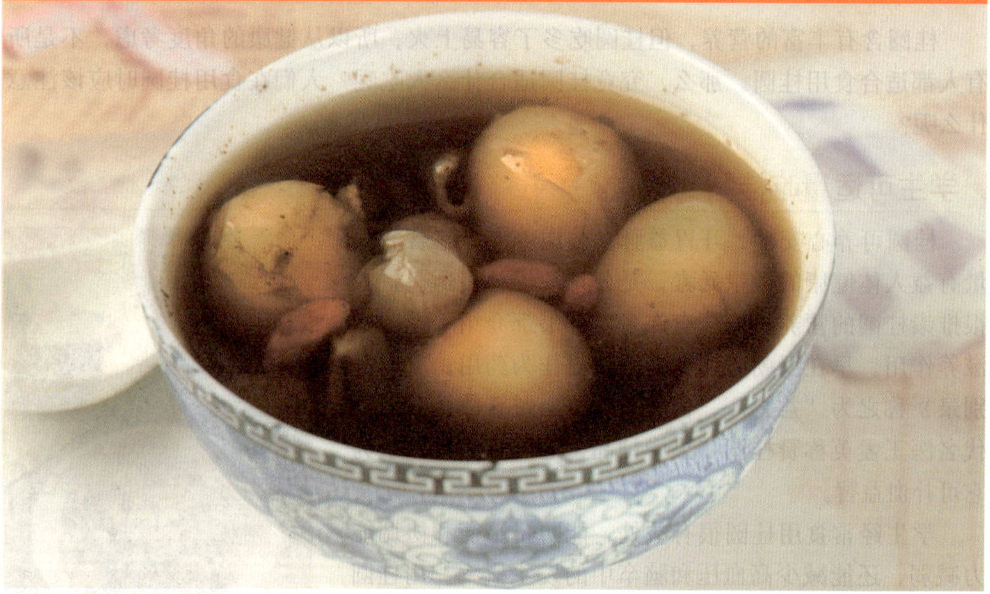

# 桂圆枸杞黄精炖鸽蛋

**材料** 熟鸽蛋100克，桂圆肉、枸杞、黄精各10克，冰糖适量。

**做法**

1. 向砂锅中注入适量清水，用大火烧开，倒入洗净的桂圆肉、枸杞、黄精，煮沸后用小火煮约15分钟，至材料熟软。
2. 揭开盖子，倒入事先备好的熟鸽蛋，适当搅拌。再盖上盖子，用小火煲煮5分钟左右，直至食材熟透。
3. 取下盖子，撒上适量冰糖，用勺子搅拌均匀。转中火续煮片刻，至糖分溶化。
4. 关火后盛出炖煮好的汤料，装入汤碗中即可食用。

**重点提示**

枸杞温热身体的效果相当强，正在感冒发热、身体有炎症、腹泻的人最好避免食用。阴虚体质的人应减少枸杞的食用量。

**营养功效**

黄精中含有丰富的维生素E，它可软化血管，调节胰岛素的分泌，促进血液中葡萄糖的分解，有一定的降血糖效果。

鸽蛋含有优质的蛋白质、磷脂、铁、钙、维生素A、维生素$B_1$、维生素D等营养成分，有改善皮肤细胞活性、增加皮肤弹性、令面部更加红润等功能。

枸杞含维生素C，它能促进人体内胆固醇的排泄，防止胆固醇在动脉内壁沉积，保护维生素A、维生素E等抗氧化剂，防止自由基对人体产生的伤害，有利于降血脂。

本品有降糖减脂、调节血气的作用，十分适宜高血糖、高血脂患者食用。

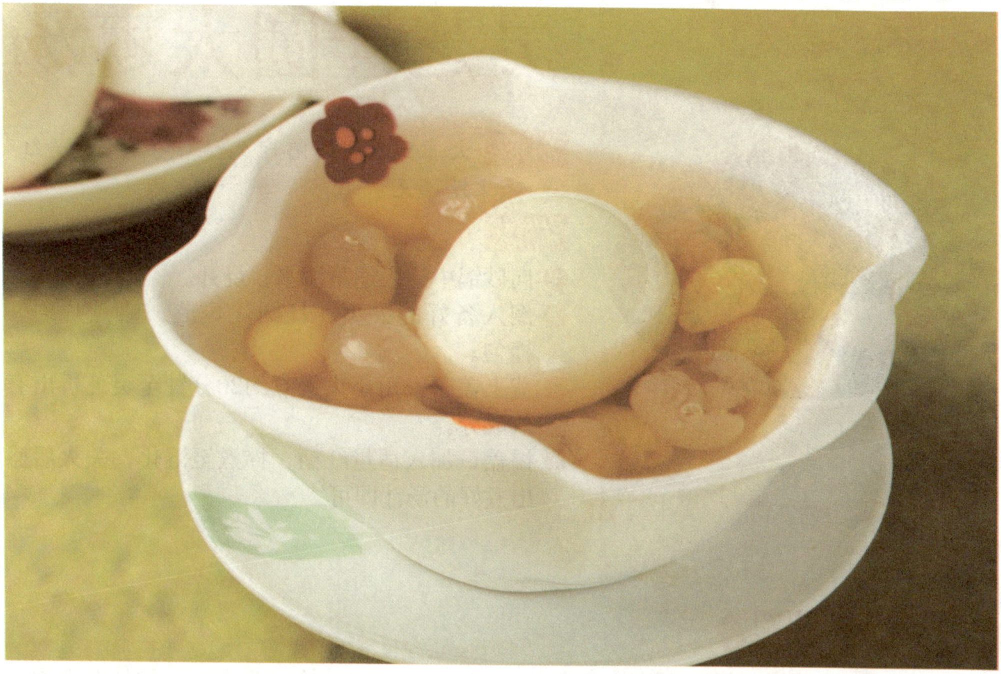

# 桂圆白果甜汤

**材料** 白果90克，桂圆肉300克，熟鸡蛋2个，白糖20克。

**做法**

1. 将白果、桂圆洗净后，放入沸水锅中，盖上盖，煮数分钟。
2. 放入剥壳的熟鸡蛋，搅拌均匀，用大火煮沸后转小火炖煮。
3. 揭盖，放入适量白糖，搅拌均匀后，续煮片刻，至白糖溶化。
4. 关火后，揭开盖子，盛出煮好的甜汤，装入碗中即可。

**重点提示**

蛋黄虽然是有益健康的好食品，但肝炎患者不宜较多食用，否则会加重肝脏的负担，不利于康复。有实邪者忌服白果。白果作为干果食用，必须熟食或制成蜜饯，生食或炒食过量可致中毒，儿童应慎食。

## 营养功效

白果含多酚类成分，这种成分能够降低人体内胆固醇的含量，抑制肠道内外源性胆固醇的吸收，调节载脂蛋白和脂蛋白水平，促进胆固醇的排泄，利于降血脂。根据现代医学研究，白果具有通畅血管、改善大脑功能的功效。

食用桂圆肉可降低血脂，增加冠状动脉血流量，降低心脏病发生的概率。长期实践证明，桂圆有振奋精神的作用。

鸡蛋中的蛋白质对肝脏组织损伤有修复作用。蛋黄中的卵磷脂可促进肝细胞的再生，还可提高人体血浆蛋白量，增强机体的代谢功能和免疫功能。

此汤品适合血脂较高者食用。

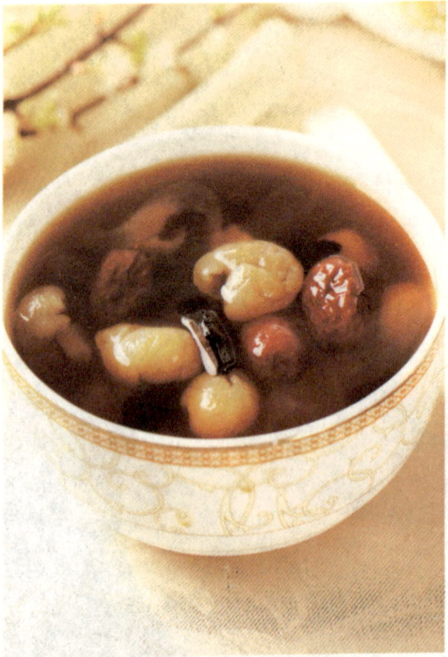

# 灵芝桂圆大枣汤

**材料** 大枣5克，桂圆肉4克，灵芝4克，红糖15克。

**做法**

1. 向砂锅中注入适量清水，烧开。
2. 倒入备好的大枣、桂圆、灵芝，略煮片刻，拌匀。
3. 盖上盖子，用小火煲煮约20分钟至灵芝析出有效成分。
4. 揭盖，加入适量红糖，拌煮至溶化，关火后盛出煮好的汤汁即可。

**营养功效**

灵芝可以消炎，增强人体的免疫力，清除体内毒素。本品具有很好的补血安神的效果，老少皆宜。

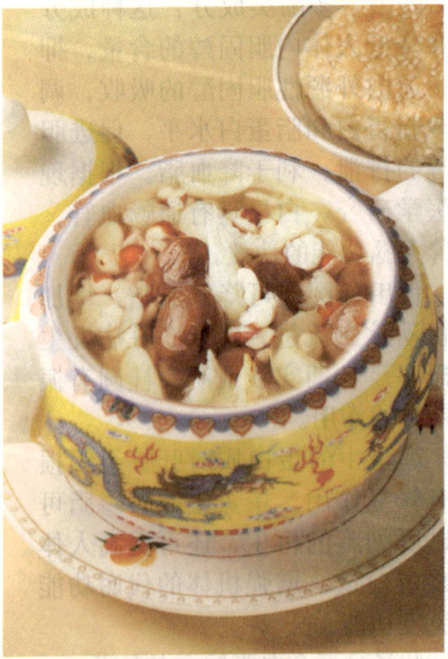

# 清甜芡实汤

**材料** 芡实50克，百合30克，桂圆35克，冰糖30克。

**做法**

1. 向锅中加入清水，用大火烧热。
2. 倒入洗净的桂圆、芡实、百合。
3. 盖上锅盖，用大火烧开后，改用小火继续煮约40分钟至锅中材料熟软。
4. 揭开锅盖，加入冰糖拌匀。
5. 盖上盖，续煮约3分钟至冰糖完全溶化。
6. 关火，盛出甜汤即可。

**营养功效**

百合有润肺止咳、清心安神的作用，可用于肺痨咯血、肺虚久咳、虚烦惊悸。本汤品对失眠及热病后余热未清、心烦口渴等症有较好的食疗效果。

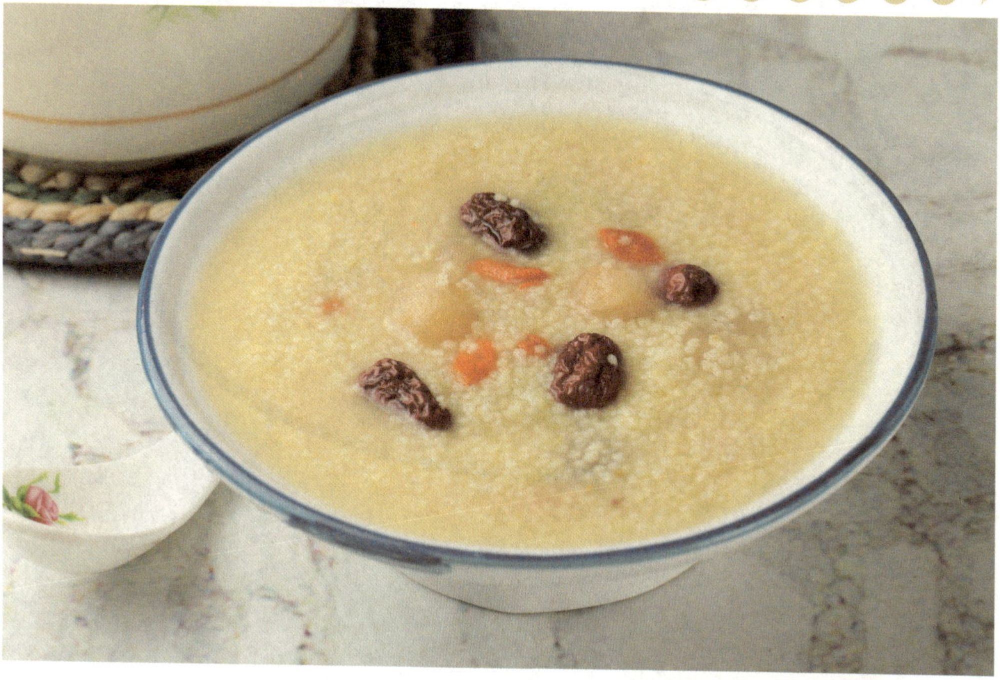

# 大枣桂圆小米粥

**材料** 水发小米150克，大枣30克，桂圆肉35克，枸杞10克，白糖适量。

**做法**

1. 将小米用水冲洗数遍，沥干水分后放入沸水锅。
2. 再放入洗净的大枣、桂圆、枸杞，盖上盖，续煮至沸。
3. 大火烧开，撇去上面的浮沫，转小火煮20分钟，至小米熟烂。
4. 按个人口味加入适量白糖，搅拌后再焖10分钟，煮至黏稠即可。

## 重点提示

桂圆有开胃、养血益脾、补心安神、补虚长智的功效，但素有痰湿、胃火及风热袭肺者不宜用。阴虚火旺、糖尿病、尿道炎、盆腔炎等患者不宜食用。孕妇也不宜过多食用本品。

## 营养功效

小米因富含维生素$B_1$、维生素$B_{12}$等，对于消化不良及口角生疮具有一定作用。小米还具有滋阴养血的功能，可使产妇虚寒的体质得到调养。同时，小米具有减轻皱纹、色斑、色素沉着的功效。

桂圆中含有丰富的钾，不仅可刺激肾脏排除有毒的物质，还可促进钙质的吸收，调整体内的水分平衡，达到排毒养颜的效果。人们常将桂圆和大枣搭配食用，可调节内分泌，使面色红润有光泽。

本品可美容养颜，适合女性食用。

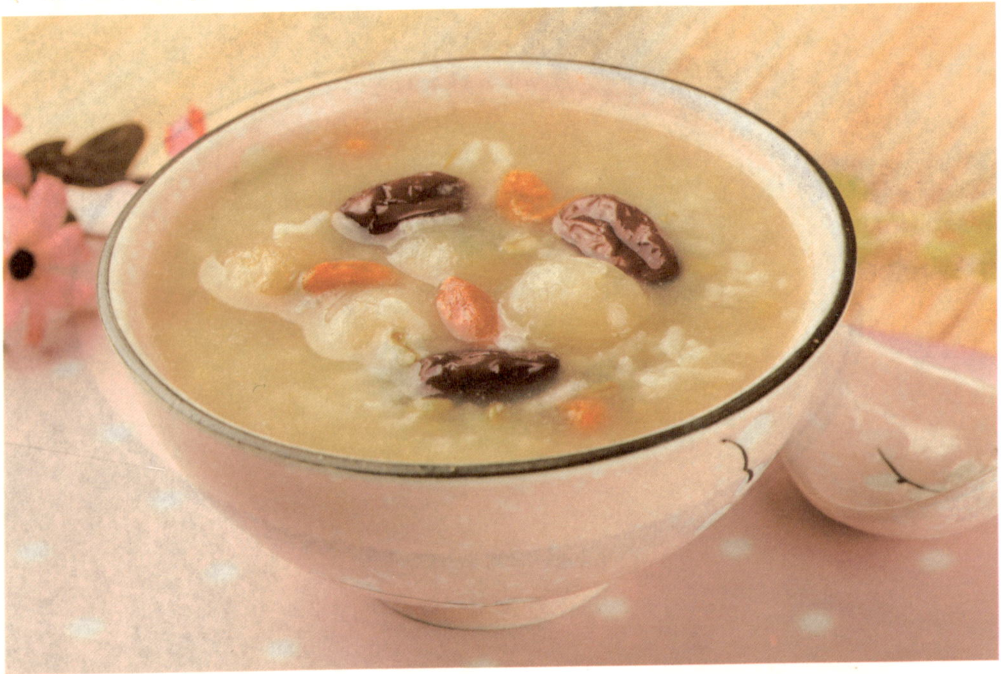

# 大枣桂圆麦粥

**材料** 水发大米150克，燕麦40克，水发荞麦60克，大枣30克，桂圆肉25克，枸杞8克。

**做法**

1. 将备好的大米、燕麦、荞麦洗净后，分别倒入砂锅中。
2. 将洗净的大枣、桂圆放入锅中，大火煲煮，转小火煮20分钟，至大米熟烂。
3. 煲到米开花时，撇去浮沫。
4. 将煮好的粥盛出即可。

**重点提示**

虚寒症患者及消化不良者忌食燕麦。大枣性偏湿热，容易生痰生湿，痰湿壅盛的人多食大枣以后，原先的症状容易加重，出现寒热口渴、胃胀等不良反应。

**营养功效**

燕麦中含有极其丰富的亚油酸，对脂肪肝、糖尿病、水肿、便秘等有辅助疗效，对老年人增强体力也大有裨益。燕麦含有钙、磷、铁、锌等矿物质，有预防骨质疏松、促进伤口愈合、防止贫血的功效。

大枣含有维生素C，可使体内多余的胆固醇转变为胆汁酸，使胆固醇减少，还能促进白细胞的生成，降低血清胆固醇，有利于降低血脂。

有些儿童常感冒，体质虚冷，多喝桂圆泡的茶可改善虚冷体质。民间经常用桂圆肉浸泡米酒，冬春季饮用，可起到御寒、祛湿的作用。

本品可散寒保温，适宜冬季食用。

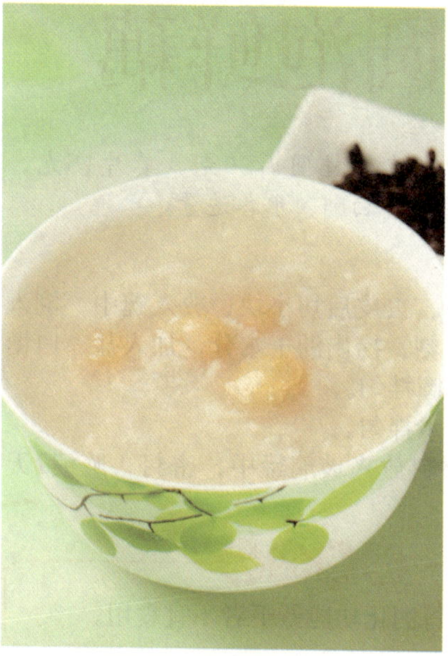

# 五味子桂圆粥

**材料** 五味子10克，水发大米150克，桂圆肉20克，白糖15克。

**做法**

1. 将大米淘洗干净，将桂圆去皮，将五味子洗净，放入碟中备用。
2. 把大米放入锅内，加适量清水，放入桂圆、五味子，大火煮开，再用文火煮至软烂。
3. 最后加入白糖，搅匀后即可关火出锅。

**重点提示**

桂圆味甘，性温，有上火症状者和孕妇不宜食用。

**营养功效**

对于围绝经期女性的失眠健忘、心悸、心烦汗出、记忆力减退、贫血等症状，桂圆、五味子可产生较好的疗效。

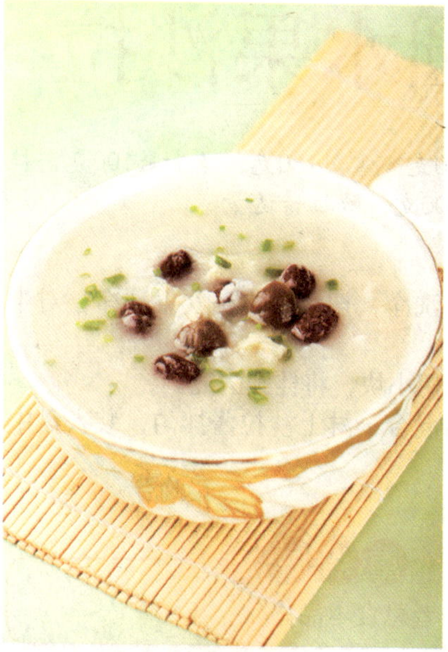

# 大枣桂圆鸡肉粥

**材料** 水发大米120克，鸡胸肉130克，大枣10克，桂圆肉10克，姜丝、葱花各少许，盐、胡椒粉、香油、水淀粉、食用油各适量。

**做法**

1. 将鸡胸肉洗净并切成丁，装入碗中，放入盐、水淀粉、食用油腌渍。
2. 向砂锅中注水，烧开，倒入洗净的大米、大枣、桂圆，煮至大米熟软。
3. 放入姜丝、鸡肉丁拌匀，放入胡椒粉、香油，撒上葱花即可。

**营养功效**

鸡肉可用于脾胃气虚、阳虚引起的乏力、水肿、产后乳少、虚弱头晕等症。本品食材多样，对于肾精不足所致的小便频数、精少精冷等症有很好的辅助疗效。

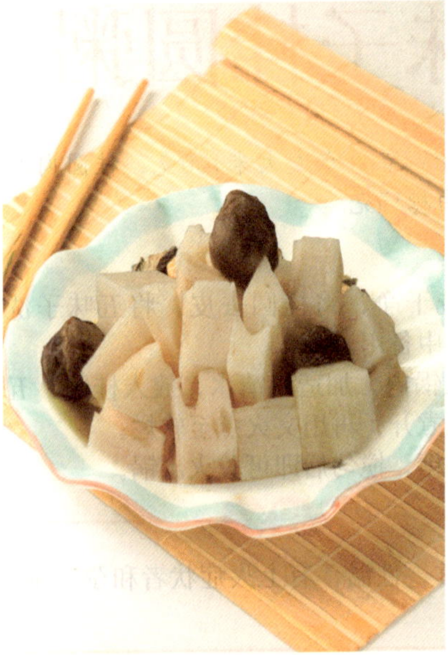

# 桂圆泡鲜藕

**材料** 莲藕300克，桂圆肉25克，姜片15克，盐、白糖、白醋、水各适量。

**做法**

1. 将莲藕洗净，去皮后切小块，放入碗中，倒入清水浸泡片刻，捞出沥干水分，加入盐、白糖和姜片、桂圆拌匀。
2. 加入白醋、水拌匀。
3. 将拌好的材料放入玻璃罐中，密封，腌渍7天即可食用。

**重点提示**

孕妇、脾胃消化功能低下者不宜食用。

**营养功效**

莲藕有补益气血、增强人体免疫力的作用。桂圆有补血及预防贫血的功效。本品能补血养颜，常吃可令皮肤有光泽。

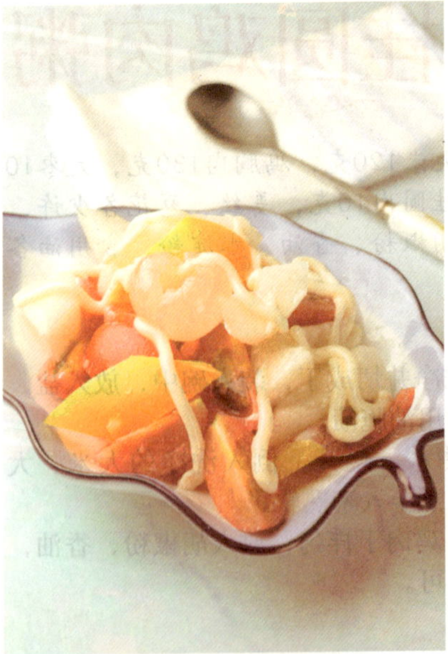

# 桂圆水果沙拉

**材料** 彩椒80克，雪梨180克，圣女果100克，桂圆肉100克，沙拉酱适量。

**做法**

1. 将彩椒挖空洗净，切块。将圣女果洗净，对半切开。
2. 将雪梨去皮切小块，将桂圆去壳。
3. 将上述材料混合，淋上沙拉酱拌匀，装入盘中即可。

**重点提示**

糖尿病患者忌食本品。

**营养功效**

圣女果富含维生素C，有美白祛斑的功效。本品有美容养颜的作用。

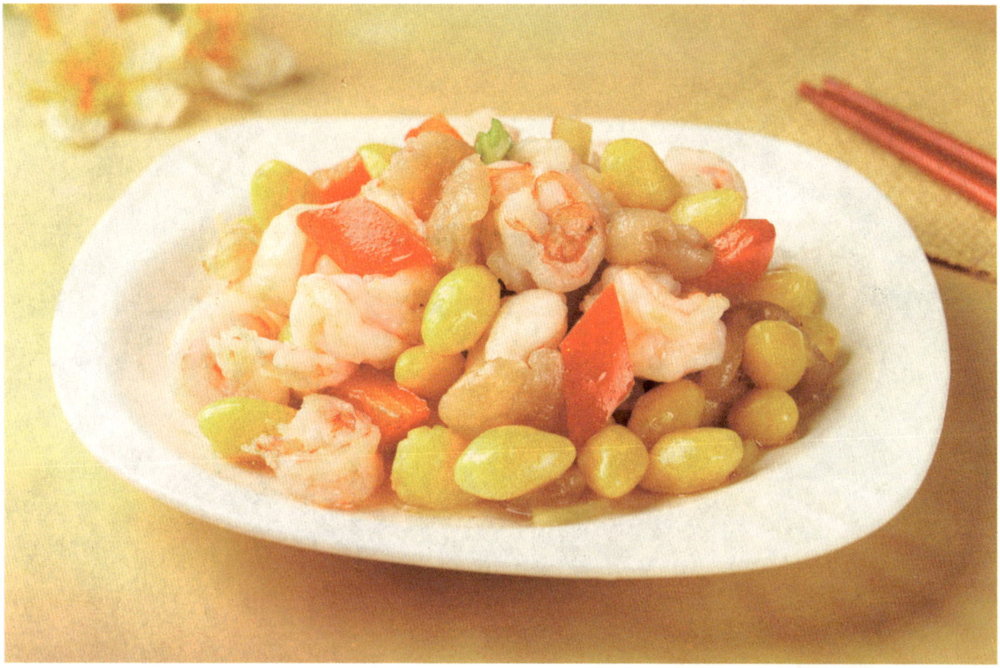

# 白果桂圆炒虾仁

**材料** 虾仁200克，白果150克，桂圆肉40克，彩椒60克，葱段、姜片各少许，水淀粉、盐、鸡精、料酒、食用油各适量。

**做法**

1. 将虾仁切成两半，挑去沙线，洗净后放碗中，加食用油、料酒抓匀上浆。将彩椒切块。
2. 将白果、桂圆用水泡发，与彩椒用沸水焯一下。
3. 将虾仁用沸水汆烫，再放入油锅中稍炸捞出备用。
4. 锅留底油，放葱段、姜片炒香，加入桂圆煸炒，加盐、鸡精、白果和虾仁翻炒，淋入水淀粉即可盛盘。

**重点提示**

过敏性皮炎患者及患有皮肤疥癣者忌食虾仁，不宜过多食用白果。

## 营养功效

虾肉富含钙、磷，能强健骨质，预防骨质疏松。虾肉含有硒，可有效预防癌症。而且虾肉含甲壳素，可抑制人体组织不正常增生。

白果含有多种营养元素，除蛋白质、脂肪、糖类之外，还含有维生素C、维生素$B_2$、胡萝卜素、多糖等成分，具有通畅血管、保护肝脏、改善大脑功能、滋润皮肤、改善脑供血不足等功效。

桂圆含铁及维生素比较多，可减轻宫缩及下垂感，对于加速代谢的孕妇及胎儿的发育有利，具有安胎作用。经常吃些桂圆很有补益作用，能安神，治失眠、健忘、惊悸。

本品可强身健体、益智益脑。

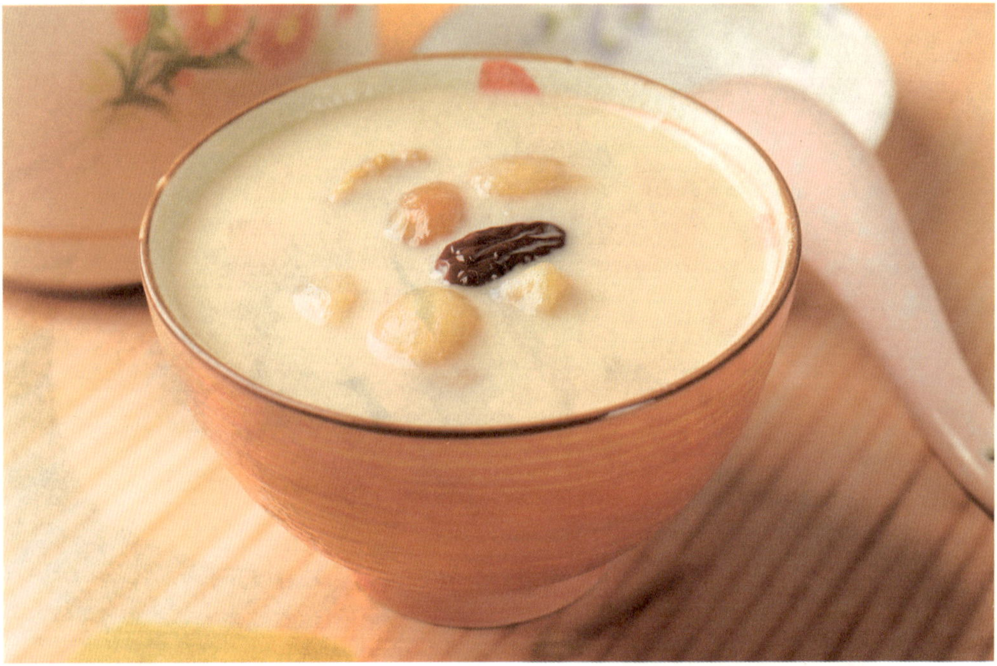

# 桂圆大枣奶茶

**材料** 牛奶100毫升，大枣25克，桂圆肉30克，红糖25克。

**做法**

1. 将大枣、桂圆干洗净去核，放入水锅中，用大火煮沸。
2. 倒入牛奶，搅拌均匀，用大火烧开，转小火续煮至沸。
3. 奶茶沸腾后，调入适量的红糖，搅拌均匀，续煮片刻，至红糖溶化。
4. 待奶茶香气散发出来后，关火，盛入碗中即可。

## 重点提示

大枣性偏湿热，容易生痰生湿。痰湿壅盛的人多食大枣后，原症状容易加重。患由外感风热引起的感冒、发热者及腹胀气滞者忌食大枣。大枣含糖量较高，糖尿病患者不宜食用。

## 营养功效

大枣含有维生素C，可使体内多余的胆固醇转变为胆汁酸，使胆固醇减少，还能促进白细胞的生成，降低血清胆固醇，有利于降低血脂。

牛奶中富含维生素A，可防止皮肤干燥及暗沉，使皮肤白皙、有光泽。牛奶中还含有大量的维生素$B_2$，可促进皮肤的新陈代谢。牛奶中的乳清对黑色素有消除作用，可防治多种色素沉着导致的瘢痕。

桂圆可活血调经，对于女性产后体虚乏力和贫血等，有促进体力恢复和补血的功效。长期食用桂圆可降低血脂，增加冠状动脉血流量，保护心脑血管，降低心脏病发生的概率。

本品对于女性来说是很好的补品。

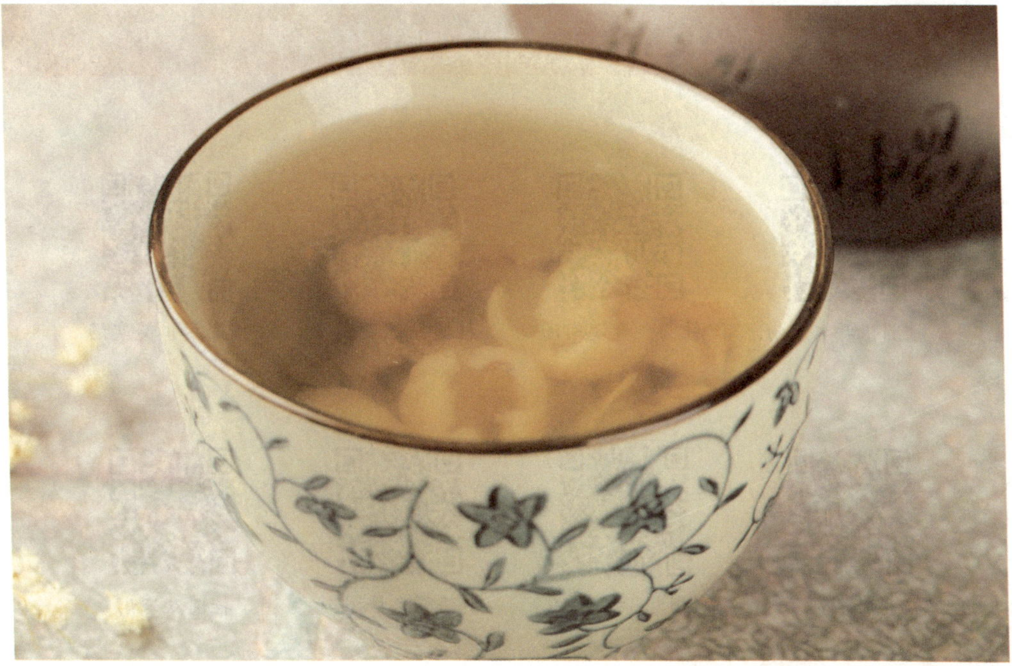

# 西洋参桂圆茶

**材料** 西洋参片8克，桂圆20克，酸枣仁10克，冰糖25克。

**做法**

1. 向砂锅注入适量清水，用大火烧开。
2. 倒入事先洗净的西洋参片、桂圆及酸枣仁，用勺子搅拌均匀。小火煮15分钟至有效成分析出。
3. 揭开盖子，放入冰糖，拌匀，煮片刻至冰糖溶化。
4. 把煮好的茶汤盛出，装入碗中即可。

## 重点提示

西洋参属于凉药，宜补气养阴。若咳嗽有痰、口水多或有水肿等状态，就应避免服用西洋参，否则就会加重病情。另外，“非虚勿补”。食用西洋参后不宜再吃白萝卜、藜芦等食物，易引起腹泻、口干等不适症状。另外，西洋参也不适合长期食用。

## 营养功效

西洋参又名花旗参，有益肺阴、清虚火、生津止渴之效，常用于治疗肺虚久嗽、失血咽干、口渴、虚热烦倦等症。它是药食同源植物，既是名贵上品中药，又是高级滋补佳品，老少皆宜，四季均可进补，适量服用西洋参，可强身健体。

桂圆具有延缓衰老的作用。尤其是桂圆肉能降低血脂，对与衰老过程有密切关系的黄素蛋白具有较强的抑制作用。

酸枣仁具有养心安神、益阴敛汗的功效。

冰糖有止咳化痰的功效，广泛用于食品和医药行业。

本品可清热泻火，是四季皆宜的补品。

# 20道桂圆美食推荐

桂圆银耳木瓜汤

桂圆益智鸽肉汤

桂圆核桃鱼头汤

桂圆枣仁芡实汤

阳桃桂圆甜汤

桂圆大枣补血糖水

山药薏米桂圆粥

桂圆双米粥

桂圆核桃茶

桂圆糯米稀饭

桂圆莲子黑米粥

桂圆枸杞蒸甲鱼

板栗桂圆炖猪蹄

圆椒桂圆炒鸡丝

桂圆虾仁

杧果莲雾桂圆汁

桂圆杏仁茶

金橘桂圆茶

桂圆花生豆浆

罗汉果桂圆茶

第十八章

# 陈皮

本章全面介绍陈皮的相关常识，包括陈皮的成分与功效、食用原则与禁忌等内容。下面让我们通过图文来认识一下健脾佳品——陈皮。

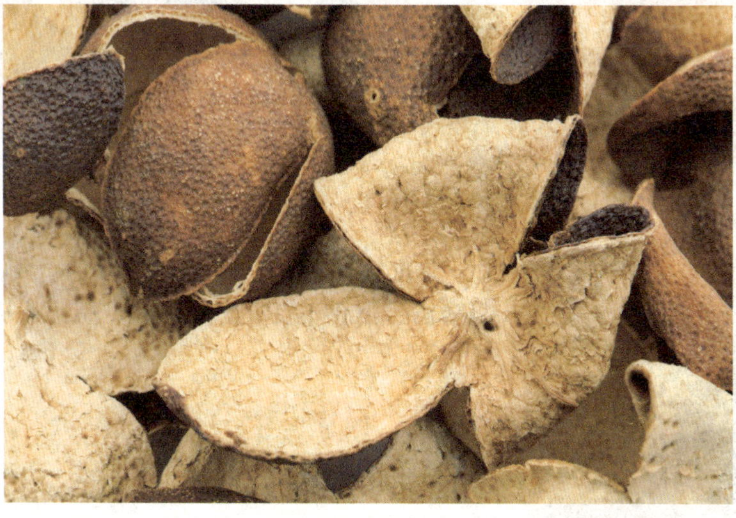

# 陈皮

【别名】橘皮、柑皮等。

【生长分布】主产于广东、福建、四川、浙江、江西等地。

【药用部位】干燥成熟果皮。

【性味归经】性温，味辛、苦。归脾、肺经。

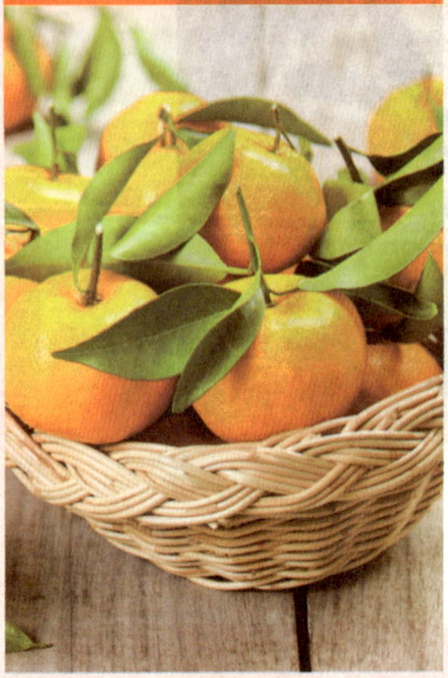

## 形态特征

橘树常绿小乔木或灌木；叶片披针形或椭圆形，先端渐尖；花单生或数朵生于枝端和叶腋，白色或带淡红色；花瓣长椭圆形，向外反卷。

## 采收加工

秋末冬初果实成熟时采收，剥取果皮，晒干或低温干燥后即为陈皮。

## 性状鉴别

陈皮呈橙红色或棕红色；有细皱纹和点状油室；气香浓郁。

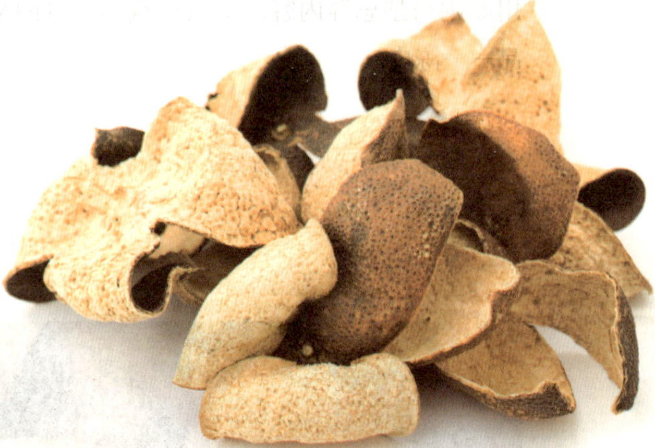

## 功能主治

陈皮具有理气健脾、燥湿化痰的功效。可主治胸膈痞满、消化不良、恶心呕吐、脘腹胀满、咳嗽、咳痰等。

## 用法用量

陈皮宜煎汤，3~9克。

## 使用注意

内有实热者忌服陈皮。

# 陈皮的营养成分

陈皮是用柑橘的皮制成的，可作为中药材，也可用于日常食疗中。如果掌握了陈皮中含有的具体成分，以及这些成分分别起到怎样的功效，就更有助于增强我们对陈皮的认识，将陈皮的营养价值最大化。

陈皮尝起来带有一丝苦味，这是由于类柠檬苦素在发挥作用。这类类柠檬苦素包括柠檬苷、苦味素等，易溶解于水，能起到促进消化和吸收、开胃的作用。因此，陈皮可以用于菜肴的烹制，且其特有的苦味与其他味道相调和，风味独特。

陈皮中的挥发油含量虽不及鲜橘皮的多，但也能起到重要作用。挥发油能起到刺激性祛痰和扩张支气管的作用，对胃肠道平滑肌有温和刺激作用，可促进消化液的分泌，帮助消除肠道内积气，从而增进食欲。

陈皮中含有的橙皮苷能有效降低胆固醇，还能降低毛细血管的通透性，有很强的保护心脏的作用。

陈皮中含有的甲基橙皮苷有助于冠状动脉流量的增加，冠状动脉阻力减小，继而起到降低血压的作用，适用于调理心脏疾病。

陈皮中含有的B族维生素能促进新陈代谢，缓解因脂肪代谢不良而引起的脂溢性皮炎、痤疮等皮肤病，还能起到解酒、止呕、驱蚊、健脑、助消化等多种功效。

陈皮中含有的果胶成分有助于预防由高脂饮食而引起的动脉硬化症状，还能起到促进伤口愈合的作用，老年人、儿童、心脏病患者皆可食用。

陈皮之所以能起到败火、降火的作用，主要就是因为其含有大量维生素C，这些物质能帮助清火气，还具有独特的提神、通气作用。

| 陈皮的营养成分（每100克） | |
|---|---|
| 碳水化合物 | 12.8克 |
| 粗纤维 | 0.4克 |
| 钙 | 56毫克 |
| 磷 | 15毫克 |
| 铁 | 0.2毫克 |
| 维生素$B_2$ | 0.3毫克 |
| 维生素$B_1$ | 0.08毫克 |
| 维生素C | 34毫克 |
| 蛋白质 | 0.9克 |
| 胡萝卜素 | 0.55毫克 |

# 如何科学食用陈皮

了解陈皮的用法、用量，对掌握陈皮的使用量很有帮助，也有助于我们加深对陈皮的认识，更有利于科学食用陈皮，也能避免因不了解陈皮而错误食用。

## 陈皮的用法用量

陈皮的治疗用量一般在3～10克之间，而调养身体用量可增加到25克左右，但也要量力而行。因为陈皮过多食用，易损耗元气，所以应以适度为宜，且不适合长期使用。

### 药用

陈皮药用，多将陈皮6～10克入锅，加水煎煮至熟后，去渣取药汁服用，也可以制成丸、散，以水、酒送服，可起到多种调理功效。

### 食用

陈皮可以与多种食物进行搭配来煲汤、做菜、煮粥、泡茶、制酒等，其用量最好不超过25克，且不要长时间食用，以免耗损元气。

## 常见的配伍及功效

### 牛肉

牛肉中含有丰富的蛋白质、B族维生素、氨基酸，以及钙、磷、铁等矿物质，能提高人体免疫力，在补充失血、修复组织等方面颇有疗效，具有补中益气、祛湿消肿、健脾养胃、强健筋骨、化痰息风的作用。

牛肉与陈皮配伍同食，能起到化痰、健脾、理气的作用，对痰积、脾虚畏寒等症有一定的缓解作用。

### 鸡蛋

鸡蛋中含有维生素A、B族维生素、维生素C、维生素E及高生物价值的蛋白质，还含有钙、铁、磷等多种矿物质，具有滋阴补虚、增智健脑、延缓衰老等多种功效。

鸡蛋与陈皮配伍同食，能起到补脑、补虚、补脾的作用。

### 梨

梨中含有蛋白质、B族维生素、葡萄糖、果糖、苹果酸、胡萝卜素等成分，以及钙、磷、铁等多种矿物质，能起到润燥散风、醒酒解毒、止痒化痰、利尿消肿等多种作用。

梨与陈皮配伍同食，能起到润燥化痰、健胃消食的作用，有助于缓解积食、痰饮、关节疼痛等症。

# 食用陈皮的注意事项

陈皮的功效颇多，能辅助治疗多种病症，但也有一些群体不适合食用陈皮，或者不应经常食用陈皮，以免引起反效果。

## 哪些人不宜食用陈皮

以下几种人群不适宜食用陈皮。

### 胃热者

陈皮具有健胃的作用，而且其功效主要针对胃寒症状，有助于缓解胃痛喜按、爱吃热食、舌苔薄白等症状，如果是热性的胃肠不适，如胃痛拒按、爱吃冷食、舌苔黄腻等症，则不适宜服食，以免影响病情。

### 燥热、尿黄者

陈皮的功效颇多，但过多食用也容易加重燥热症状，因此，有燥热症状的患者不宜食用；陈皮过多食用后容易加重尿黄症状，因此，有尿黄症状的患者也不宜过多食用陈皮。

### 阴虚体质者

体质阴虚或气虚的人，容易出现失眠多梦、咽喉干涩等症状，需要通过消除燥热来缓解症状。陈皮味辛，偏燥，带有阴虚体质的人食用之后，容易使燥热加重，这样一来，患者就更难入睡或多梦，严重者会导致不能沉睡。

### 热性咳嗽者

陈皮的确具有止咳化痰的作用，但当患者的痰显现为黄白色时，即为热盛型咳嗽。如果出现这种情况，则不宜吃陈皮，因为食用陈皮不但不能缓解病情，反而会使病情加重。

## 哪些食物不宜与陈皮同食

陈皮的功效虽然很多，也能治疗多种疾病，但也不是与所有的食物都能相互调和的。在食用陈皮之前，一定要弄清楚，以免吃错食物。以下食物不宜与陈皮同食。

### 薯片

薯片属于膨化食品，含有高热量、高脂肪，营养成分较少，过多食用，容易使人体内积蓄不必要的垃圾，还容易导致上火、咳嗽等，反而影响了健康。

陈皮属于理气药，过多食用也很容易导致上火，如果吃了薯片再吃陈皮，更容易加重上火症状，对健康不利，因此两者不宜同食。

### 开心果

开心果含有丰富的营养，且具有低脂肪、高纤维的特点，但因为是干果，在制作过程中经过炒制，过多食用还是容易引起上火症状，而陈皮多食也容易引起上火，这两者同食，容易加重上火症状。

## 常见的陈皮佳肴

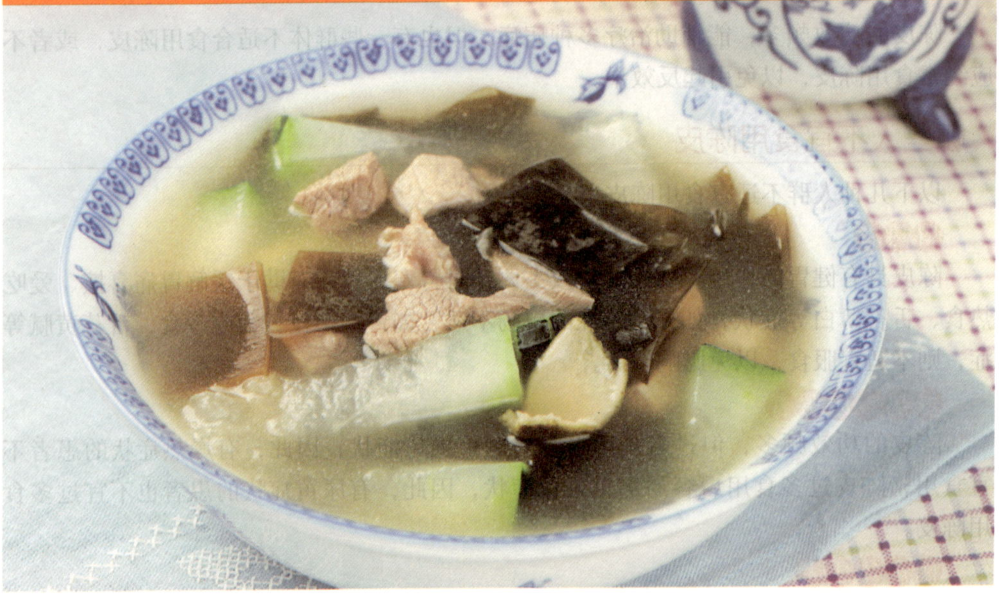

# 冬瓜陈皮海带汤

**材料** 冬瓜100克，海带50克，猪瘦肉100克，陈皮5克，姜片、盐、料酒各适量。

**做法**

1. 将猪瘦肉放入清水中洗净，切成条，再改切成丁。
2. 向锅中加适量清水，煮沸，再放入洗净的陈皮、姜片。
3. 先向锅中放入处理好的瘦肉，再倒入切成块的海带，再加入料酒，仔细搅拌均匀，用大火烧开后，改用小火炖20分钟，至食材熟软。
4. 倒入切成小块的冬瓜，仔细搅拌均匀，用小火炖15分钟，至全部食材熟透，再加盐调味即可。

**重点提示**

孕妇不宜食用海带。

**营养功效**

冬瓜可调节人体的代谢平衡，还有良好的清热解暑功效，也能养胃生津、清降胃火。

海带中含有丰富的矿物质，如钙、钠、镁、钾、磷、硫、铁、锌等，以及维生素$B_1$、维生素$B_2$、硒等人体不可缺少的营养成分，具有清热、降血压、维持甲状腺正常功能的作用。

陈皮中含有丰富的维生素，具有调理脾胃和理气健脾的功效。

适当食用本品，能起到理气健脾、抗衰老和保持形体健美等多种功效，是肥胖者的理想佳肴。

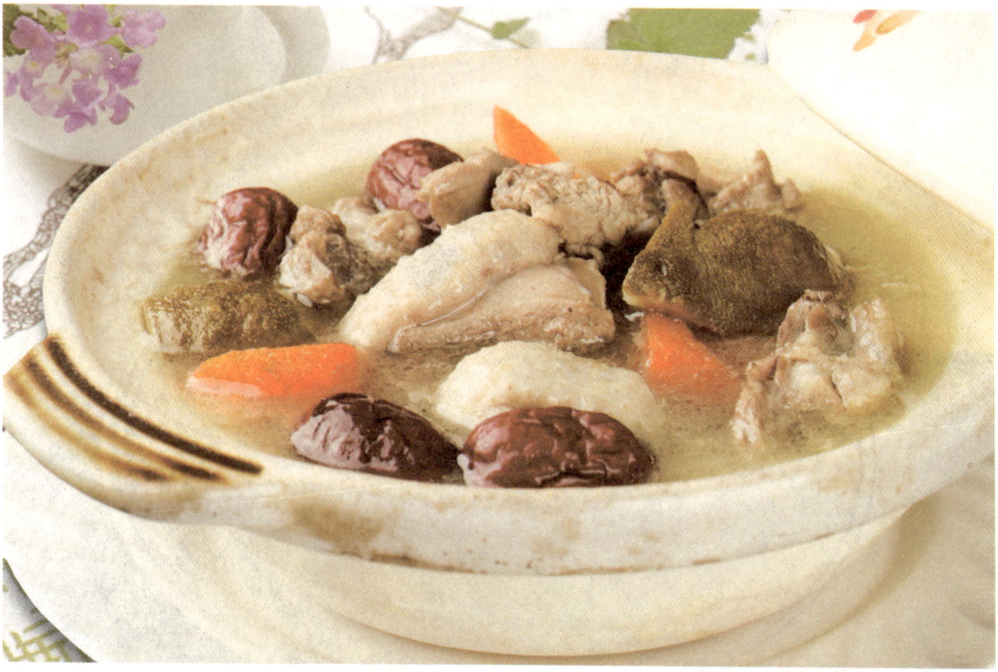

# 陈皮老鸭汤

**材料** 鸭肉200克，胡萝卜80克，大枣3克，水发陈皮6克，姜片5克，高汤、盐、料酒各适量。

**做法**

1. 向砂锅中注入适量清水，大火烧开后，再倒入已经斩件的鸭肉，汆去血水，煮熟，再捞出沥干。
2. 将处理好的鸭肉倒入油锅中，再淋入料酒，大火炒香。
3. 向锅中放入姜片，翻炒均匀，再放入高汤、陈皮、大枣、胡萝卜块，仔细搅拌均匀，稍煮片刻。
4. 将锅中所有的材料转至砂煲中，再置于火上，大火烧开后转小火炖30分钟，再加盐调味即可。

**重点提示**

大便秘结者忌食大枣。

**营养功效**

胡萝卜营养丰富，含较多的胡萝卜素、糖、钙等营养物质，对人体具有多方面的功效，能健脾、化滞，可治消化不良、久痢、咳嗽、眼疾，还有降血糖的作用。

鸭肉中含有丰富的蛋白质，以及铁、铜、锌等微量元素，具有滋五脏之阴、清虚劳之热、补血行水、养胃生津、止咳息惊等功效。

大枣具有健脾、益气、和中的功效，脾虚、久泻、体弱的人食用均有益处。

陈皮具有健脾理气、增进食欲、促进消化的作用。

适当食用本品，能起到促消化、调脾胃的功效，经常食用对改善营养不良也有一定的作用。

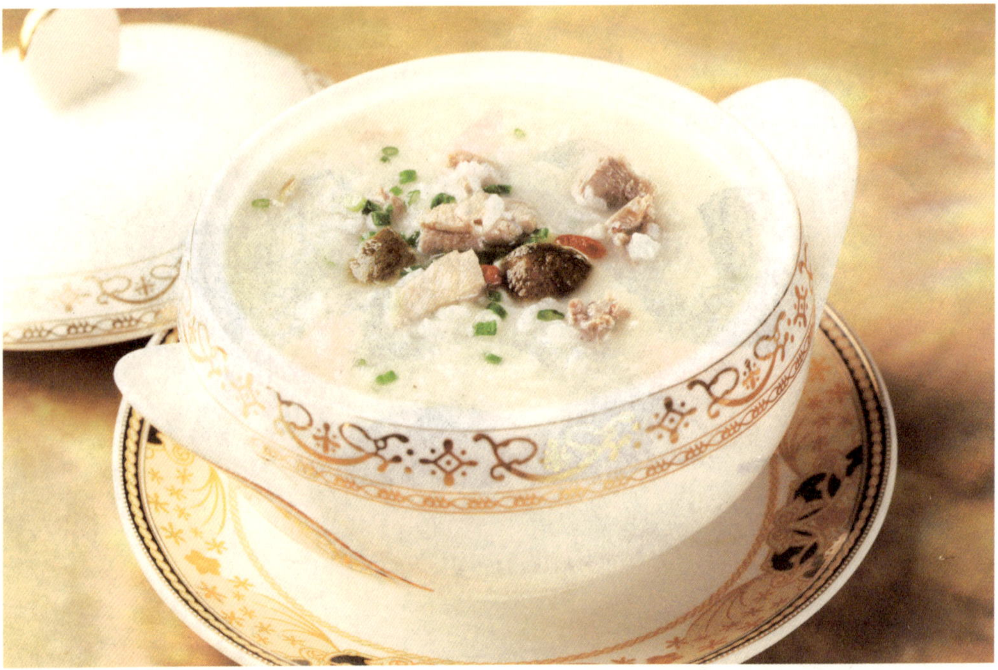

# 陈皮鸭肉粥

**材料** 鸭肉200克，陈皮3克，水发大米150克，姜片、葱花、盐、料酒、香油、食用油各适量。

**做法**

1. 将鸭肉去杂质，收拾干净，再用刀切成块，装入碗中，加盐、料酒、食用油拌匀，腌渍10分钟至入味。
2. 向锅中加水，用大火煮沸，放入洗净的陈皮、大米搅拌均匀。
3. 倒入准备好的鸭肉，煮至转色，再放入姜片，搅拌均匀，用大火煮沸后，转用小火续煮30分钟。
4. 加入盐、香油调味，再撒上葱花，即可出锅食用。

## 营养功效

鸭肉含有丰富的蛋白质、不饱和脂肪酸和低碳饱和脂肪酸，易于消化，具有滋五脏之阴、清虚劳之热、补血行水、养胃生津、止咳等多种功效。

陈皮中含有丰富的碳水化合物、蛋白质、维生素等，具有缓解消化不良和食欲缺乏症状的功效，特别适合脾胃虚弱和消化不良的人食用。

大米含蛋白质、糖类、钙、磷、铁、葡萄糖、果糖、麦芽糖、维生素$B_1$、维生素$B_2$等，有健脾和胃、补中益气、除烦渴的功效，而且能刺激胃液分泌，有助于消化。

本品具有促进食欲、增强吸收和理气养胃的功效。

## 重点提示

便泻、肠风患者不宜食用鸭肉。

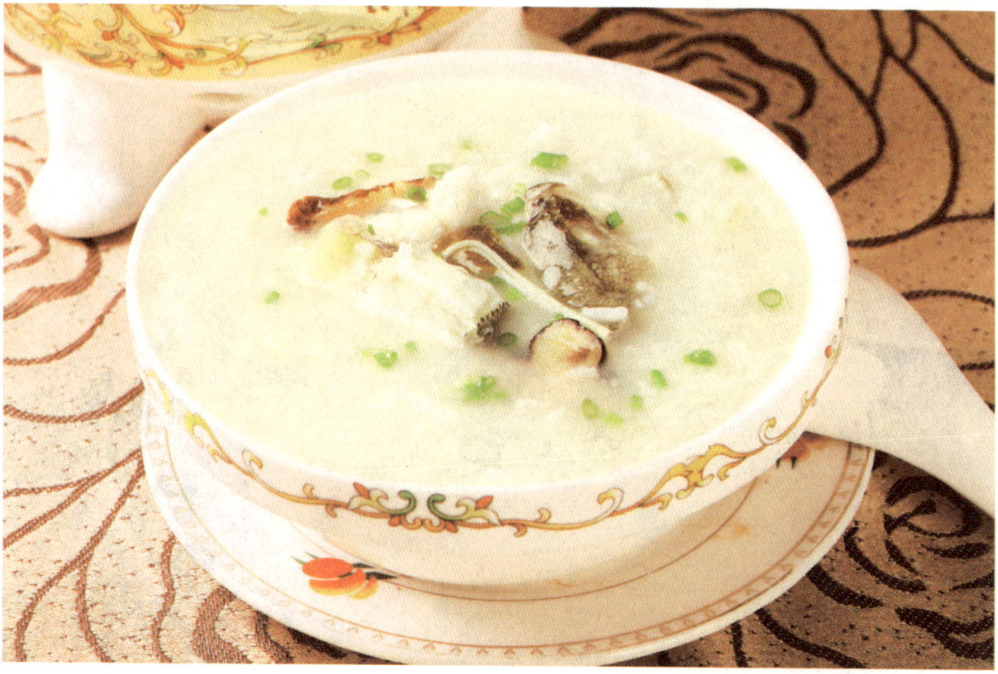

# 白术陈皮鲈鱼粥

**材料** 白术8克，陈皮4克，鲈鱼1条，水发大米180克，姜丝、葱花各少许，盐3克，胡椒粉少许。

**做法**

1. 将鲈鱼去掉内脏，去杂质，仔细处理干净，再用清水洗净，用刀切成小块，加姜丝、盐腌渍15分钟至入味。
2. 将锅置于火上，再向锅中注入清水，烧开，放入洗好的陈皮、白术、大米搅拌均匀，小火煮30分钟至大米熟软。
3. 倒入腌渍好的鱼块，搅拌均匀，小火煮8分钟至食材熟透。
4. 向锅中加入盐、胡椒粉进行调味，再撒葱花即可。

**重点提示**

阴虚燥渴者不宜服用白术。

**营养功效**

白术气味清香，具有健脾益气、燥湿利水的功效，适用于脾虚食少、腹胀泄泻、自汗等症。此外，白术能帮助调理脾胃，对改善小儿厌食有一定的作用。

鲈鱼中含丰富的蛋白质，对儿童的骨骼组织有益，还能改善小儿由厌食所致的营养不良症状，对小儿厌食症患者来说是健脾益气的佳品。

陈皮中含有挥发油，其有效成分为柠檬烯，对胃肠道有温和刺激的作用，可促进消化液的分泌，排出肠管内积气，增进食欲。

本品有改善小儿厌食、促进食欲、补充营养等多重功效，是适合小儿厌食症患者的一道美味粥品。

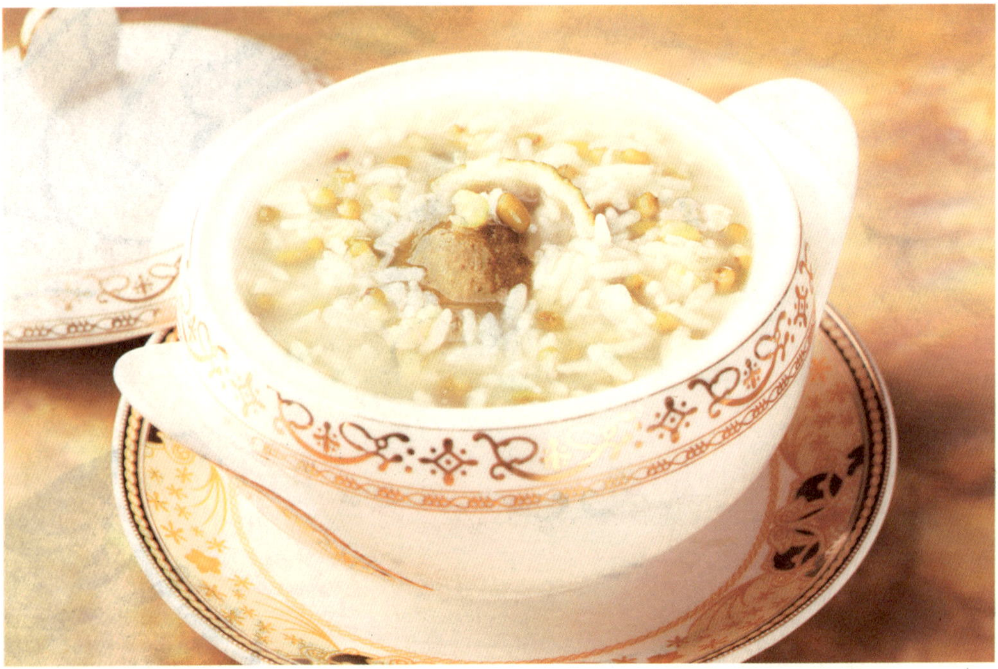

# 陈皮绿豆粥

**材料** 陈皮10克，绿豆100克，大米150克，白糖35克。

**做法**

1. 将陈皮用清水洗净，再放入清水中浸泡至软，切成小块。将绿豆洗净，浸泡30分钟。将大米淘净，浸泡30分钟。
2. 向锅中注入清水，烧热，放入陈皮，大火煮约3分钟，至汤汁微微呈淡绿色。
3. 再向锅中放入准备好的大米、绿豆，搅拌均匀，先用大火煮沸后用小火续煮30分钟，至食材熟透。
4. 最后向煮熟的食材中撒适量的白糖，煮至白糖溶化即成。

**重点提示**

服用补药时忌食绿豆。

## 营养功效

陈皮味道酸甜可口，且含有丰富的营养素，包括蛋白质、有机酸、维生素，以及钙、磷、镁、钠等人体必需的元素，而且陈皮中还含有挥发油、橙皮苷、维生素等成分，陈皮的挥发油有祛痰的作用，对于咽炎、咳嗽带痰能起到一定的食疗作用。

此外，陈皮还有理气健脾、燥湿的功效，可有效缓咳止痛，舒缓咽部因炎症引起的不适。

绿豆清热解毒的效果较好，可清心安神、治虚烦、润喉止痛、改善失眠多梦等现象，能缓解咽炎的多种不适。

本品具有清热、理气和消炎的功效，适合咽炎患者经常食用，对健康有益。

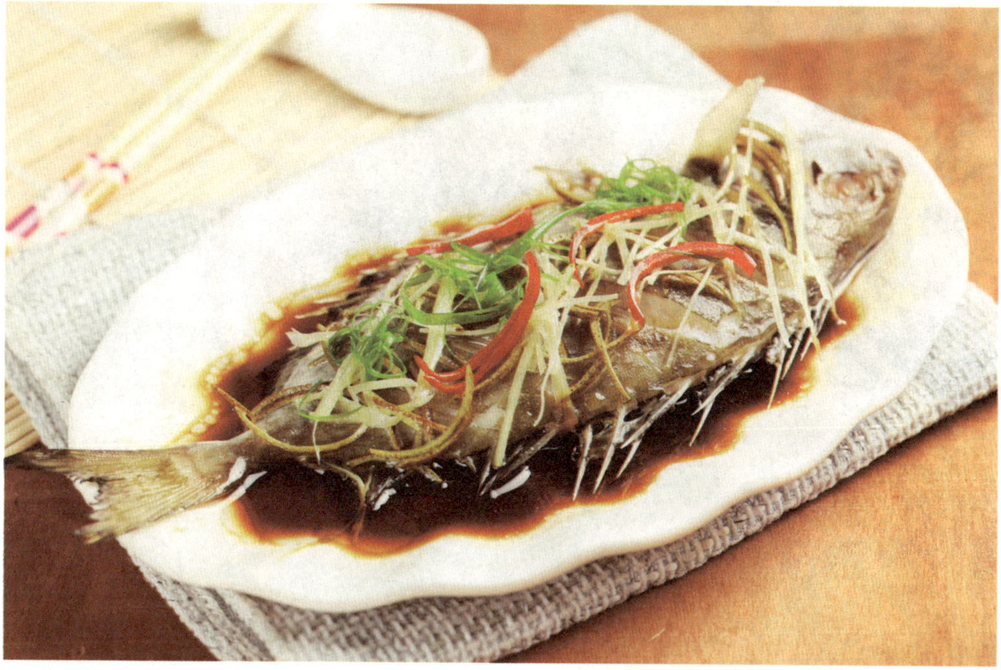

# 陈皮蒸泥猛

**材料** 泥猛鱼1条，水发陈皮12克，红椒丝15克，盐2克，姜丝、葱丝、豉油、食用油各适量。

**做法**

1. 将泥猛鱼宰杀后，处理干净，并在鱼身划一字花刀。
2. 将陈皮泡发，用清水洗净，再去除白瓤，切成丝。
3. 将泥猛鱼装入盘中，均匀地撒上盐、陈皮、姜丝，再放入蒸锅中，大火蒸7分钟至熟后取出。
4. 在鱼身上放葱丝、红椒丝，再淋入豉油，浇上热油即成。

**重点提示**

有溃疡、咯血、上火症状者不宜食用本品。

**营养功效**

泥猛鱼的肉质鲜美、风味独特，且营养极其丰富，含有蛋白质等多种营养成分，适当食用，具有滋阴补虚、强身健体、增强免疫力的作用。

陈皮中含有挥发油、B族维生素、维生素C等多种成分，能起到温胃散寒、清热解毒、理气健脾等多种良好的功效，非常适用于脾胃气滞、食欲减退、咳嗽多痰等多种症状，适当食用对身体有益。

红椒的营养丰富，有助于促进新陈代谢，能起到保护心血管、对抗衰老的作用。

本品能起到强健体魄、健脾养胃、滋阴清热的作用。

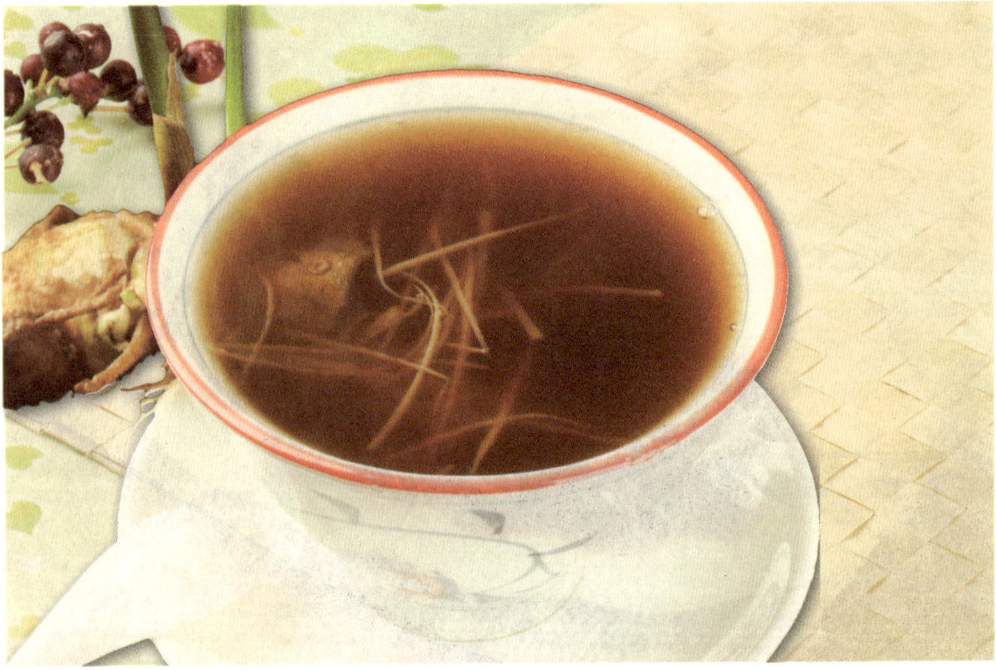

# 陈皮姜丝茶

**材料** 生姜60克，陈皮6克，红糖20克。

**做法**

1. 将陈皮用清水洗净，泡发至软，再切成小块，装入盘中，备用。
2. 向锅中注入适量清水，放入陈皮，用大火煮沸后，用小火煮5分钟。
3. 放入洗净的姜丝，然后改用小火，再煮4分钟。
4. 向锅中放入红糖，用锅勺搅拌均匀，煮至红糖溶化即可。

**重点提示**

阴虚内热及邪热亢盛者不宜食用生姜。

**营养功效**

姜含有姜醇、姜烯、柠檬醛、姜辣素等成分，有排汗降温、提神等作用，也可缓解疲劳、呕吐、失眠等症状。尤其适合感冒患者食欲缺乏、畏寒时食用。

陈皮中含有多种有效成分，具有理气健脾、缓咳止痛等功效，对于感冒引起的咳嗽、头痛、头胀等症状具备一定的缓解作用。

此外，陈皮对胃肠道有温和的刺激作用，所以能促进消化，帮助增进食欲，这对于感冒经常出现的口淡无味和不思饮食具有很好的食疗作用。

此茶具有理气健脾、促进食欲和缓解多种感冒症状的功效，适合感冒患者在感冒期间适量饮用。

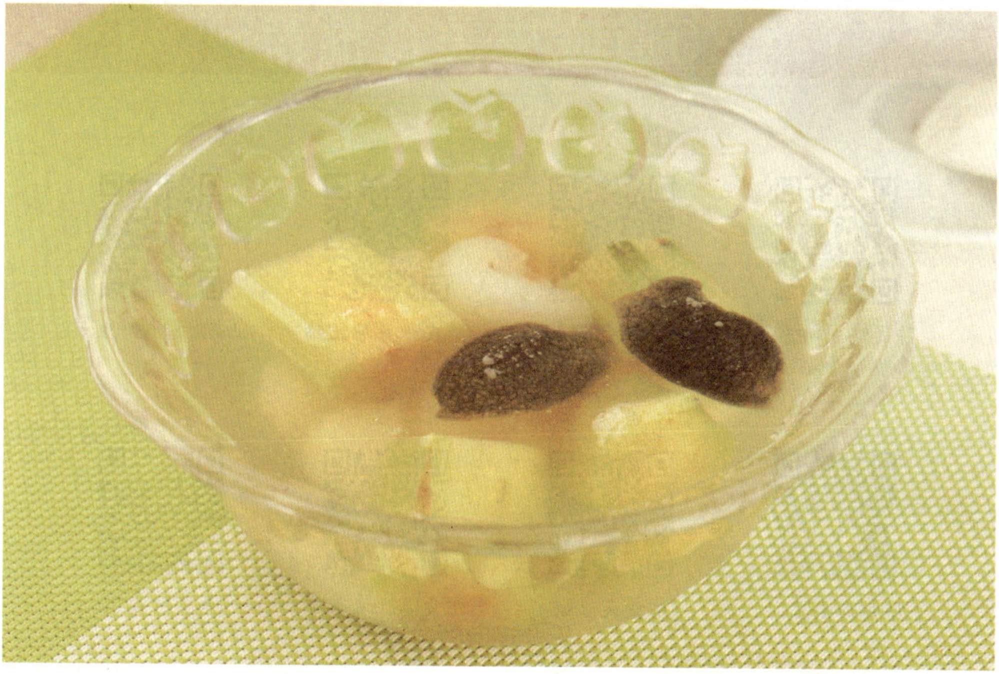

# 甘蔗马蹄陈皮饮

**材料** 甘蔗100克，马蹄100克，陈皮6克，冰糖15克。

**做法**

1. 将马蹄用清水洗净，去皮，再对半切开，备用。
2. 将甘蔗用清水洗净，去皮，去掉节眼，再切成段。
3. 将锅置于火上，向锅中倒入适量清水，用大火烧开，再放入洗净的陈皮、甘蔗、马蹄，待大火烧开后，改用小火炖煮20分钟，至食材熟软。
4. 向锅中放入冰糖，煮至溶化，再盛出装碗即可。

**重点提示**

孕妇、糖尿病患者不宜过多食用本品。

**营养功效**

甘蔗中含有蛋白质、糖类、氨基酸、有机酸、维生素A、B族维生素，以及钙、磷、铁等多种营养成分，能起到清热解毒、生津止渴、养胃止呕、滋阴润燥的作用。

马蹄中含有蛋白质、膳食纤维、B族维生素等多种营养成分，能起到利尿消肿、解毒止痛等多种作用。

陈皮的营养价值丰富，含有B族维生素、维生素C、果胶、挥发油、类柠檬苦素等多种有效成分，具有健脾养胃、消食导滞的作用，适当食用对调理身体有益。

适当食用本品，能起到滋润五脏、滋阴润燥、清热导滞的良好作用，有助于缓解上火、咽喉不适等症。

# 20道陈皮美食推荐

| | | | |
|---|---|---|---|
| 陈皮暖胃肉骨汤 | 陈皮赤小豆鲤鱼汤 | 陈皮银耳炖乳鸽 | 山药陈皮枸杞甲鱼汤 |
| 陈皮赤小豆粥 | 陈皮大米粥 | 陈皮姜汁玉米粥 | 木瓜陈皮粥 |
| 陈皮瘦肉粥 | 陈皮卤墨鱼 | 蒜子陈皮鸡 | 陈皮炒鸡蛋 |
| 柠香陈皮糖醋小排 | 香烤特色陈皮排骨 | 陈皮牛肉 | 竹茹党参陈皮饮 |
| 金银花玫瑰陈皮茶 | 丹参红花陈皮饮 | 陈皮蜜茶 | 陈皮薏米豆浆 |

## 第十九章

# 甘草

本章全面介绍甘草的相关常识，包括甘草的成分与功效、食用原则与禁忌等内容。下面就让我们来认识一下补气益气、祛痰止咳的甘草吧。

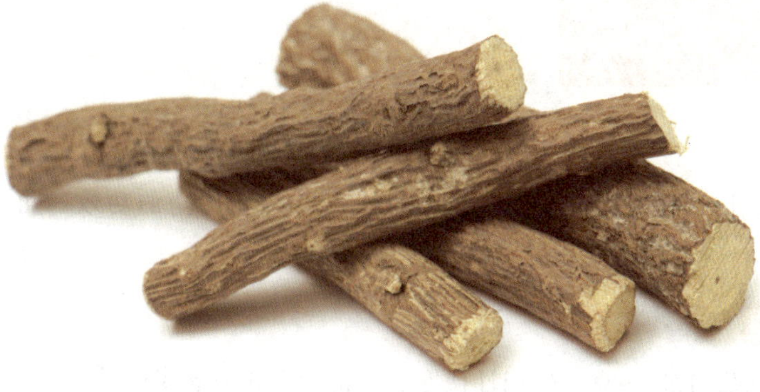

# 甘草

## 形态特征

甘草茎直立，多分枝；托叶披针形，两面密被白色短茸毛；花萼钟状，基部偏斜并膨大呈囊状；花冠紫色、白色或黄色。

## 采收加工

春、秋两季均可采挖甘草，应趁鲜切去茎基、幼芽、支根及须根，切段后晒干。

## 性状鉴别

甘草表面呈灰棕色或红棕色；横切面形成层呈棕色环状；断面中心有髓。

【别名】蜜甘、国老、灵通、甜草等。

【生长分布】主产于中国北方，以内蒙古、甘肃等地所产者为佳。

【药用部位】干燥根及根茎。

【性味归经】性平，味甘。归心、肺、脾、胃经。

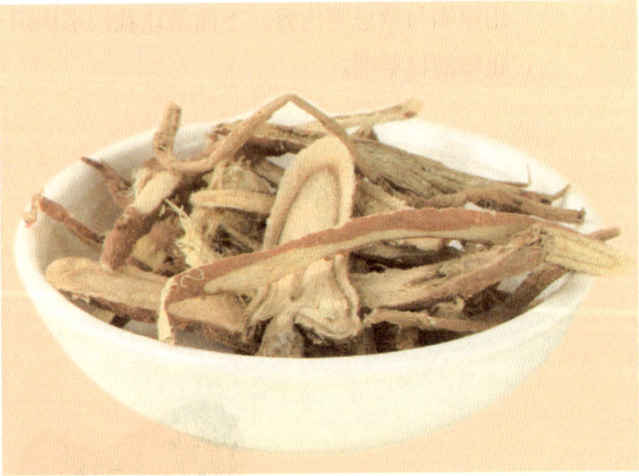

## 功能主治

甘草具有补脾益气、祛痰止咳、缓急止痛、调和诸药的功效。可主治脾胃虚弱、倦怠无力、大便溏薄、乏力发热等。

## 用法用量

甘草宜煎服，1.5～9克。生用性微寒，可清热解毒；蜜炙药性微温，可补益心脾之气、润肺止咳。

## 使用注意

甘草反京大戟、芫花、甘遂；有助湿壅气之弊，湿盛胀满、水肿者不宜使用；大剂量久服可导致水钠潴留，引起水肿。

# 甘草的营养成分

甘草是一种补脾益气常用的中药食材。你知道甘草的营养成分有哪些吗？那么，下面介绍一下甘草的营养成分，以及市面上常见的甘草和如何选购。

| 甘草的营养成分（每100克） | | | |
|---|---|---|---|
| 蛋白质 | 4.9克 | 膳食纤维 | 38.7克 |
| 碳水化合物 | 36.3克 | 维生素$B_2$ | 0.43毫克 |
| 胡萝卜素 | 6微克 | 维生素C | 1毫克 |
| 维生素$B_1$ | 0.07毫克 | 钾 | 28毫克 |
| 烟酸 | 1毫克 | 钙 | 832毫克 |
| 维生素E | 2.32毫克 | 铁 | 21.2毫克 |
| 钠 | 154.7毫克 | 锌 | 5.88毫克 |
| 镁 | 337毫克 | 磷 | 38毫克 |
| 锰 | 1.51毫克 | 铜 | 1.14毫克 |

## 甘草及选购

甘草是一味常用的药物，它具有补中益气、泻火解毒、缓和药性等功能。那么如何挑选甘草呢?

目前市面上的中药甘草主要分为甘草、胀果甘草、光果甘草3种。甘草的根呈圆柱形，长25～200厘米，直径0.6～3.5厘米，外皮的松紧不一，表面呈现红棕或灰棕色，有明显的纵沟纹及细根痕，质坚实，断面略显纤维性，黄白色，具粉性。胀果甘草的根及根茎木质粗壮，多有分支，呈现灰色或灰褐色，质坚硬，木质纤维多，粉性小。而光果甘草的根及根茎质地相对较坚实，有分支，外皮不粗糙，大多为灰棕色。在挑选甘草的时候，可根据以下特点：身干、皮细而紧，外皮颜色微红棕色，横断面黄白色，质地坚硬，体重，粉性足。

# 如何科学食用甘草

甘草的药用价值高，但在食用时应该注意掌握甘草的使用量。生活中，甘草常常与其他食材、药材配伍同食，具有更多有益于人体的功效。接下来，我们将为大家介绍如何科学服用甘草，以及几种常见的甘草配伍。

## 掌握甘草用量及禁忌

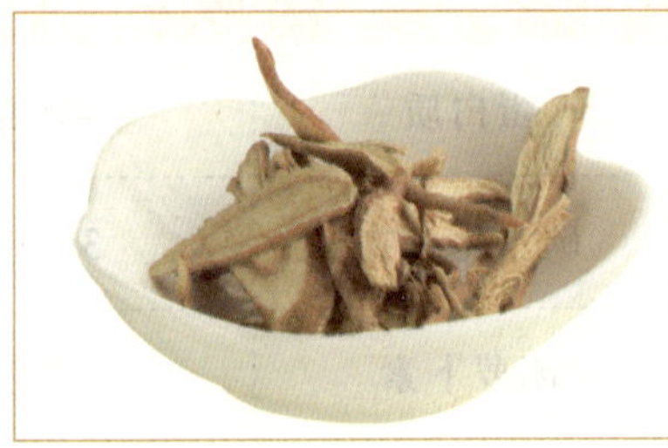

一般情况下，甘草单味煎服的每日用量为1.5～9克。生甘草可以清热解毒，炙甘草可以补益心脾、止咳润肺。

如果长期大剂量服用甘草制剂会引起假性醛固酮增多症，出现高血压、低血钾，以及因此出现头痛、水肿、心肌损伤、四肢无力等症状；直接服用甘草酸也会有以上现象。还有少部分群体会对甘草出现过敏反应，如气喘、胸闷。所以应该适量服用甘草，不能过量。

甘草忌与大戟、芫花、甘遂、海藻等同用，不可与鲤鱼同食。湿盛腹胀者不宜食用；患有水肿、肾病、高血压、低血钾、充血性心力衰竭者不宜食用甘草。

## 常见的配伍及功效

### 白芍

白芍具有养血调经、敛阴止汗、平抑肝阳的功效，可主治血虚所致的面色萎黄或苍白，肝阳上亢所致的眩晕、耳鸣等。

甘草与白芍配伍，能增强缓急止痛之效，对脘腹或四肢拘急疼痛有缓解作用。

### 五味子

五味子具有收敛固涩、益气生津、补肾宁心的功效，可主治咳喘不止、气短乏力、畏寒怕冷、心烦心悸、失眠多梦等。

甘草与五味子配伍，可以润肺祛痰，增强止咳定喘之效。

### 人参

人参具有大补元气、复脉固脱、生津养血、安神益智的功效，可主治四肢逆冷、少气懒言、神疲体倦、失眠、健忘等。

甘草与人参配伍，可以补气生津、健脾养心，适用于气虚脾弱所致的食少乏力、腹泻便溏等症状。

# 哪些人适宜食用甘草

关于甘草，《神农本草经》曾记载：“味甘平。主五脏六腑寒热邪气，坚筋骨，长肌肉，倍气力，金疮肿，解毒。”可见甘草的药用价值非同一般，但我们不能一味追求其营养功效而滥用，首先要了解它的适用人群。

## 支气管哮喘患者

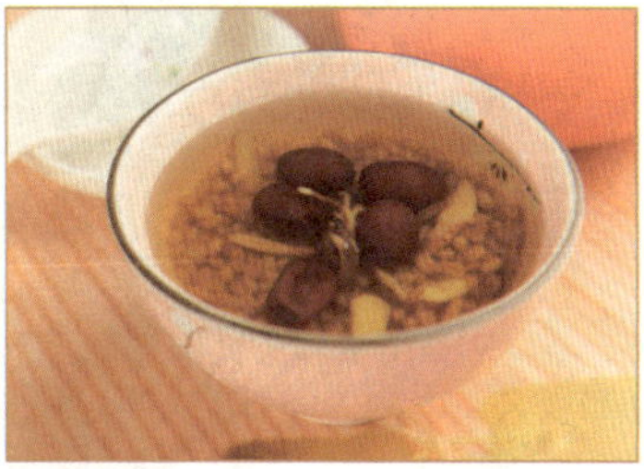

甘草中含有甘草黄酮等物质，具有明显的镇咳、祛痰的作用，还可以扩张支气管，以达到平喘的作用。因为甘草的镇咳作用是中枢性的，所以其对支气管哮喘患者具有很大的帮助。经常食用甘草，可以有效减轻支气管神经的刺激，以达到缓解哮喘发作的作用。因此，支气管哮喘患者可以经常饮用甘草茶。

## 胃溃疡患者

甘草可以抑制胃液及胃酸的分泌，胃溃疡患者食用甘草，可以降低体内胃液的酸度，增加胃黏膜细胞中己糖胺的成分，最终能够保护胃黏膜。另外，甘草还能促生对胃黏膜有保护作用的物质，对胃平滑肌有解痉的作用。所以胃溃疡患者可以经常食用甘草粥。当胃痉挛疼痛的时候，也可以通过饮用温热的甘草茶来缓解病情。

## 高血脂、动脉硬化患者

甘草中的成分能够抑制血脂增高，降低血清胆固醇的含量，减轻动脉粥样硬化的程度。经常食用甘草，可以有效抑制大动脉以及冠状动脉粥样硬化的发展。高血脂患者可以使用甘草泡水来替代茶饮，经常饮用，能有效辅助治疗高脂血症。因此，甘草常被用于治疗高血脂、动脉硬化等疾病，日常适量食用也有功效，目前没有发现副作用。

## 轻度中毒患者

甘草中蕴含的甘草酸可以吸附毒物，减少身体对毒物的吸收，改善肾上腺皮质激素样作用来提高机体对毒物的耐受作用，以达到增强肝脏解毒功能等效果。甘草具有明显的解毒作用，对误食毒物和药物中的毒素都可发挥作用，可缓解患者的中毒症状。然而，甘草仅限于治疗表现为呕吐、腹泻的轻度中毒，如果出现昏厥、痉挛等重度症状，需要立即送往医院就医。

## 常见的甘草佳肴

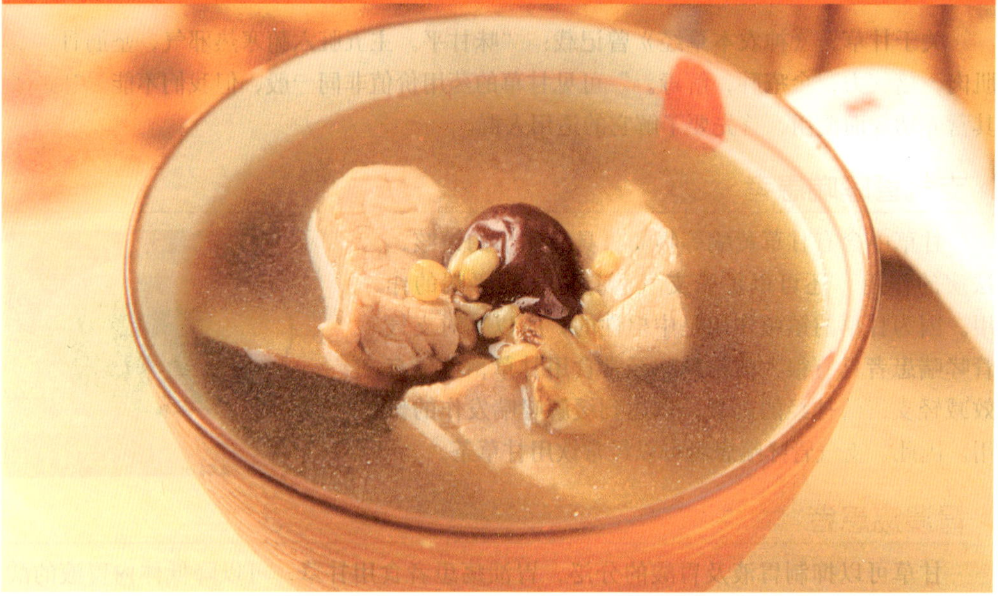

# 甘草麦枣瘦肉汤

**材料** 水发小麦35克，瘦肉块150克，大枣15克，甘草5克，姜片少许，盐、鸡精、料酒各适量。

**做法**

1. 向锅中注入适量清水，煮沸，倒入瘦肉块，淋入料酒，略煮片刻，汆去血水。捞出汆煮好的瘦肉，装入盘中，备用。
2. 向砂锅中注入适量清水，煮沸，倒入备好的小麦、甘草、瘦肉、大枣、姜片，淋入料酒。
3. 用大火煮开后转小火煮1小时至食材熟透。加入盐、鸡精，拌匀调味即可。

**重点提示**

低钾血症者、低钙血症者、对甘草过敏者不宜食用本品。

**营养功效**

甘草含有较多的黄酮类化合物，有利尿的功效，可加速人体的代谢，从而起到降血糖的作用。

大枣含有蛋白质、糖类、有机酸、胡萝卜素、钙、磷、铁等营养成分，具有补中益气、养血安神、缓解疲劳、养颜美容等功效。

猪瘦肉含有蛋白质、钙、磷、铁，可提供血红素和促进铁吸收的半胱氨酸，能改善缺铁性贫血。

本品具有补中益气、补血养血、改善缺铁性贫血、美容养颜的功效。

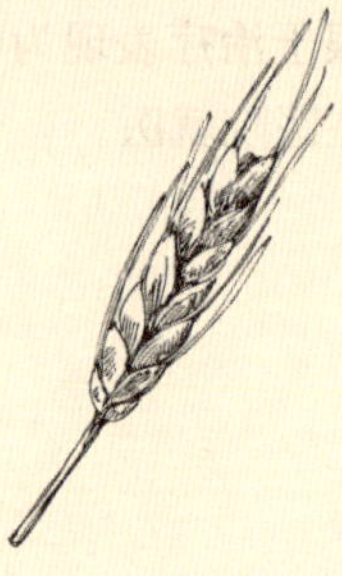

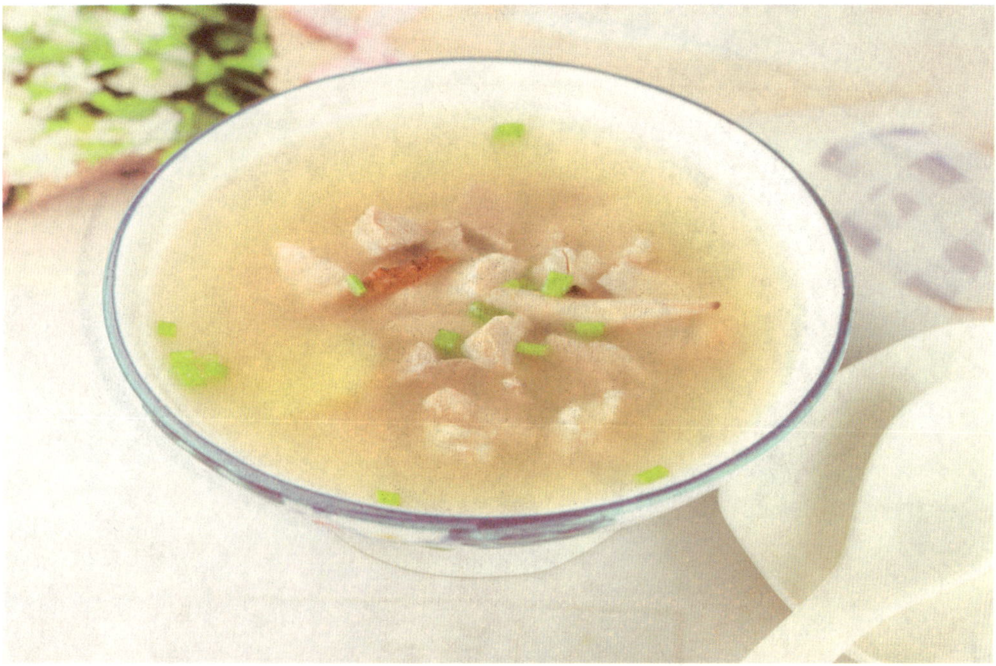

# 白芍甘草瘦肉汤

**材料** 瘦肉300克，白芍10克，甘草10克，姜片、葱花各少许，料酒、盐、鸡精各适量。

**做法**

1. 将处理干净的瘦肉切条，改切成丁。
2. 向砂锅中注入适量清水，煮沸，放入白芍、甘草和姜片。
3. 倒入瘦肉丁，搅散，淋入适量料酒，拌匀。
4. 烧开后小火炖30分钟至药材的药性释放，放入盐、鸡精，用锅勺拌匀调味。
5. 将煮好的汤料盛入汤碗中，撒上葱花即可。

**重点提示**

体内湿重、脾胃虚弱者不宜食用本品。

## 营养功效

甘草所含的甘草酸和甘草次酸有促进人体代谢、利尿消炎的作用，有利于体内多余糖分的排放，有一定平衡体内血糖的作用。

白芍含有芍药苷、牡丹酚、芍药花苷等成分，有抗菌、解热、抗炎、调节血糖的作用。

猪瘦肉含有蛋白质、钙、磷、铁，可提供血红素和促进铁吸收的半胱氨酸，能改善缺铁性贫血。

本品具有调节血糖、改善缺铁性贫血、补充营养的功效。

食疗讲堂 体质辨识 食养指南 药食珍味

扫码查看

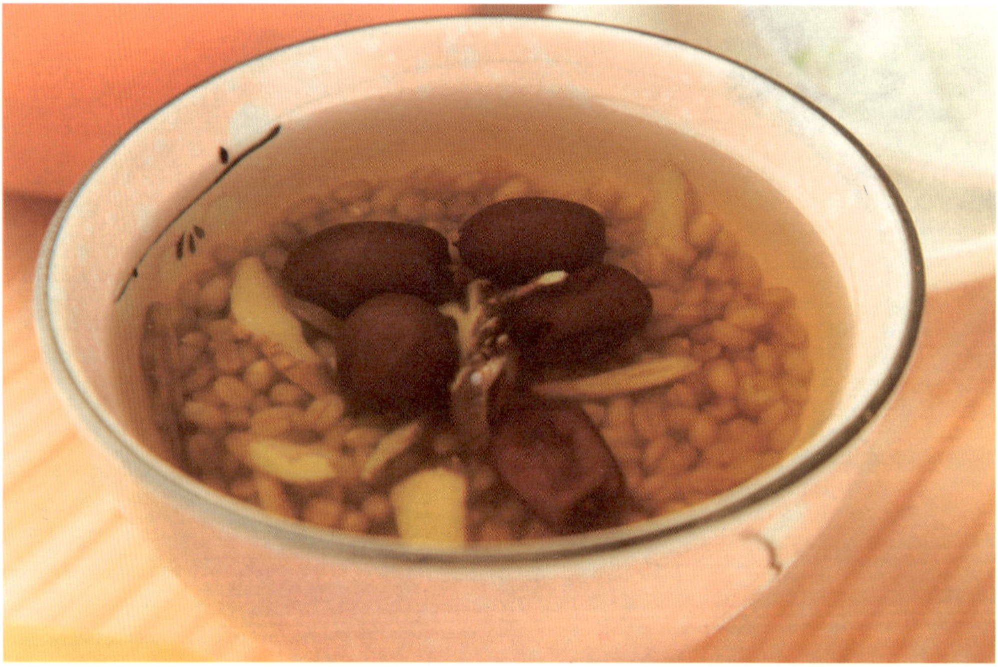

# 甘草大枣汤

**材料** 水发小麦75克，甘草、大枣各少许，白糖3克。

**做法**

1. 向砂锅中注入适量清水，烧热，倒入洗好的大枣、甘草，用大火煮沸。
2. 倒入洗净的小麦，拌匀，用中小火煮1小时至熟。
3. 放入适量白糖，搅拌均匀，至白糖溶化。关火后盛出煮好的汤料即可。

**重点提示**

体内湿热、低钾血症患者不宜食用本品。

## 营养功效

甘草含有甘草酸、树脂等成分，具有补脾益气、清热解毒、祛痰止咳、清咽利嗓等功效。

小麦含有碳水化合物、蛋白质、粗纤维、维生素$B_1$、维生素$B_2$、钙、磷、钾等营养成分，具有养肠胃、养心益肾、和血健脾等功效。

大枣含有较多的蛋白质、氨基酸、糖类、有机酸，以及多种维生素和微量元素，能养血安神、滋补脾胃、养颜补血，女性经常食用大枣，可增强体质、美容护肤。

本品具有健脾益气、养颜补血、增强体质的功效。

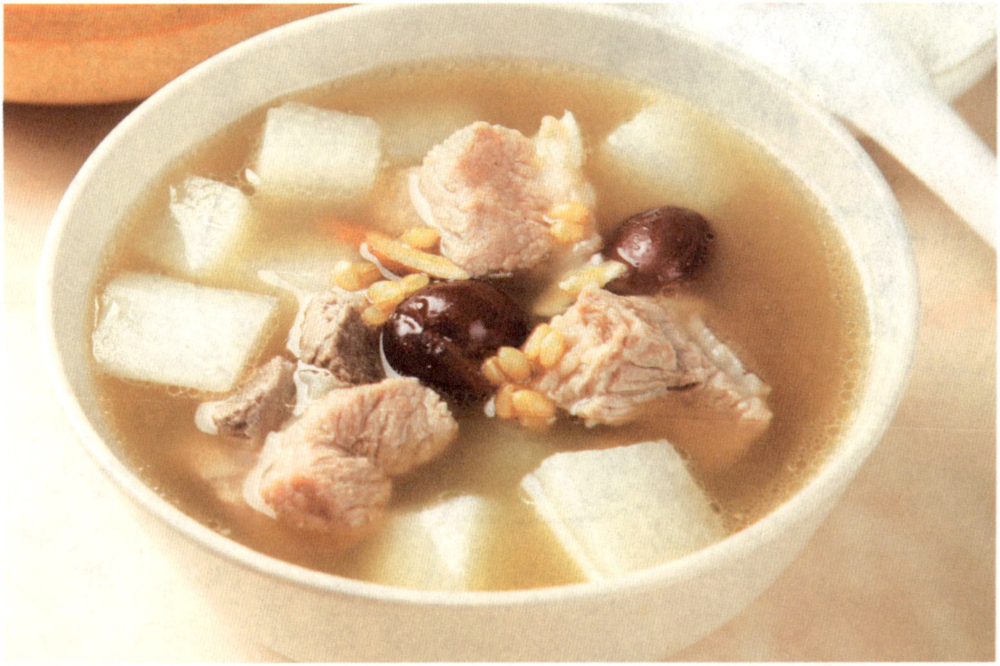

# 甘草白萝卜汤

**材料** 水发小麦80克，排骨200克，甘草5克，大枣10克，白萝卜50克，盐、鸡精、料酒各适量。

**做法**

1. 将洗净去皮的白萝卜切条，再切成块，备用。
2. 向锅中注入适量清水，烧开，放入排骨，淋入料酒，氽去血水，捞出备用。
3. 向砂锅中注入适量清水，烧开，倒入备好的排骨、甘草、小麦。用大火煮开后转小火煮1小时至食材熟软。
4. 放入白萝卜、大枣，淋入少许料酒。续煮10分钟至食材熟透，加入盐、鸡精，拌匀调味即可。

**重点提示**

湿热、低钾血症、脾胃虚寒者不宜食用本品。

**营养功效**

甘草含有甘草酸、树脂等成分，具有补脾益气、清热解毒、祛痰止咳、清咽利嗓等功效。

白萝卜含有蛋白质、膳食纤维、胡萝卜素、铁、钙、磷等营养成分，具有清热生津、凉血止血、消食化滞等功效。

本品具有补脾益气、清热生津、消食化滞的功效。

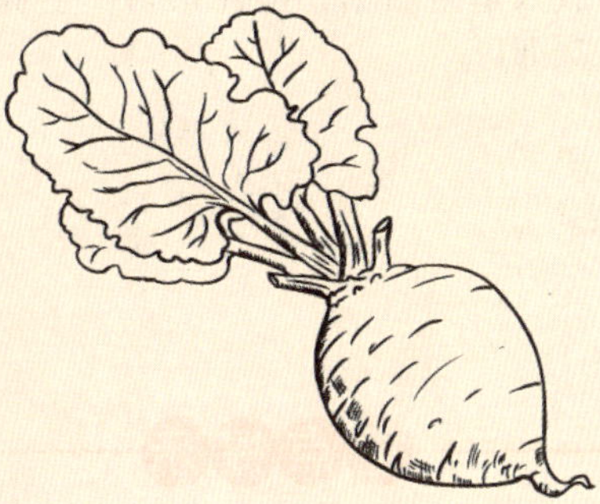

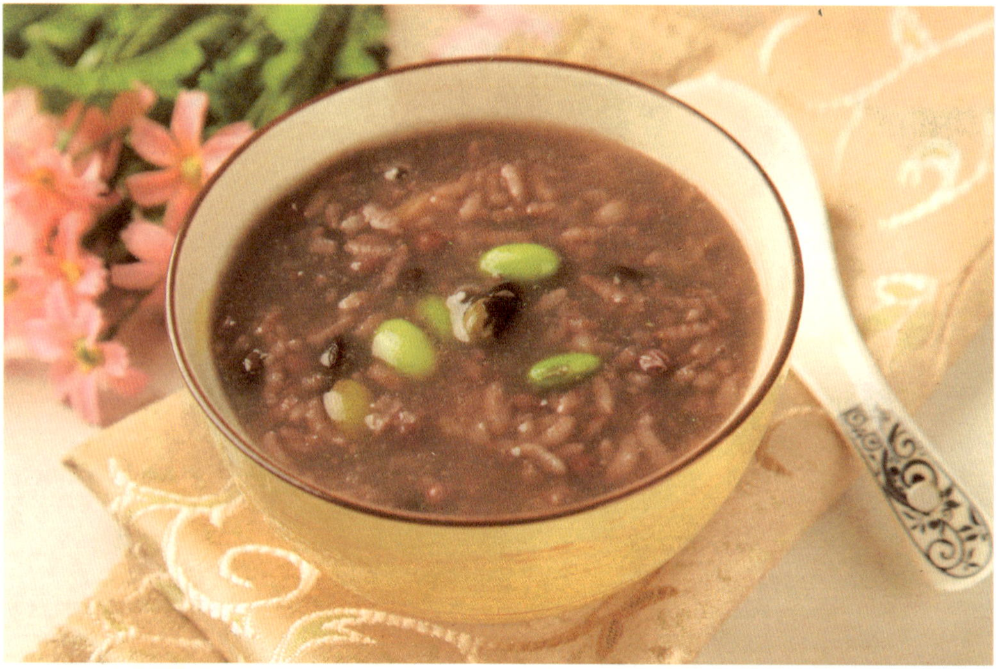

# 三豆甘草粥

**材料** 水发赤小豆80克，水发黑豆100克，水发大米150克，青豆15克，甘草5克，白糖适量。

**做法**

1. 向砂锅中注入适量清水，用大火烧热，倒入备好的甘草、赤小豆、黑豆。
2. 烧开后转小火煮30分钟，倒入洗好的大米、青豆，用小火煮50分钟至食材熟透。
3. 放入适量白糖，搅拌均匀，至食材入味即可。

**重点提示**

湿热、低钾血症者不宜食用本品。

## 营养功效

甘草含有甘草酸、树脂等成分，具有补脾益气、清热解毒、祛痰止咳等功效。

赤小豆营养价值较高，含有蛋白质、维生素$B_1$、维生素$B_2$，以及铁、硒、铜等多种矿物质，具有补血、利尿、健脾益胃、利尿消肿、通气除烦等功效。

黑豆含有蛋白质、胡萝卜素、维生素$B_1$、维生素$B_2$、烟酸、钙、磷、铁、钾等营养成分，具有补血安神、明目健脾、乌发黑发等功效。

青豆富含B族维生素、铜、锌等营养元素，还富含不饱和脂肪酸和大豆磷脂，有保持血管弹性、健脑和防止脂肪肝形成的作用。

本品具有健脾益胃、补血安神、利尿消肿的功效。

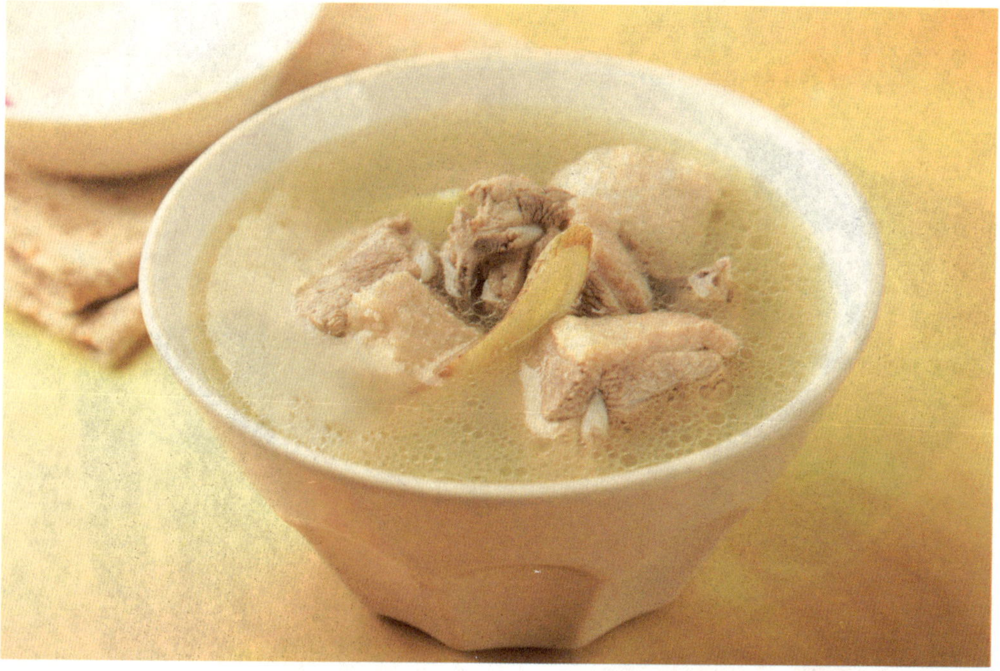

# 甘草绿豆炖鸭

**材料** 鸭肉块300克，水发绿豆120克，甘草、姜片各少许，盐、鸡精、料酒各适量。

**做法**

1. 向锅中注入适量清水烧开，倒入洗好的鸭肉块，淋入料酒，拌匀，汆去血水，待用。
2. 向砂锅中注入适量清水烧热，倒入备好的甘草、姜片，放入洗好的绿豆。
3. 倒入鸭肉，淋入少许料酒，烧开后用小火煮约1小时至食材熟透。
4. 加入盐、鸡精，拌匀调味。关火后盛出炖煮好的菜肴即可。

## 营养功效

鸭肉含有蛋白质、B族维生素、维生素E、钙、磷、铁等营养成分，具有补血行水、养胃生津、清热健脾、解毒等功效。

绿豆富含蛋白质、糖类、膳食纤维、钙、铁、维生素$B_1$、维生素$B_2$等，有清热消暑、利尿消肿、润喉止咳及明目降压的功效。

甘草含有甘草酸、树脂等成分，具有补脾益气、清热解毒、祛痰止咳等功效。

本品具有养胃生津、补血益气、清热消暑、利尿消肿的功效。

## 重点提示

体质虚弱、寒凉体质、内有湿热者不宜食用本品。

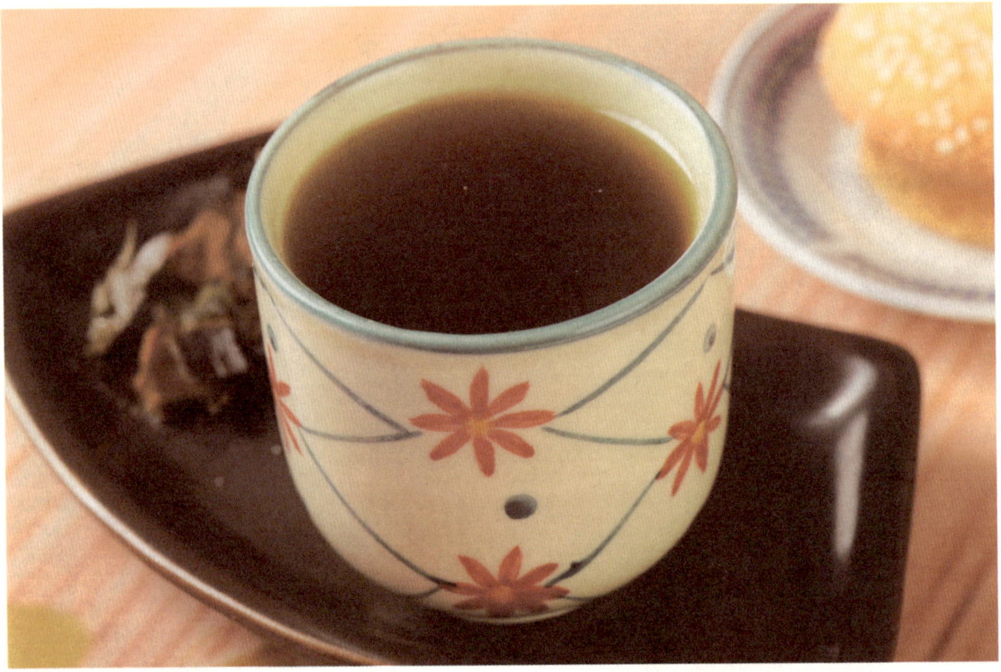

# 青蒿荷叶甘草茶

**材料** 青蒿15克，甘草、荷叶各少许。

**做法**

1. 向砂锅中注入适量清水，烧开，倒入备好的青蒿、甘草、荷叶。
2. 用大火烧开后转小火煮约10分钟至其析出有效成分。
3. 关火后盛出煮好的茶水，滤入杯中，趁热饮用药茶即可。

**营养功效**

青蒿含有苦味质、挥发油、青蒿碱、维生素A等成分，具有凉血止血、清热去火、解暑等功效。

荷叶含有生物碱、黄酮苷、有机酸等营养成分，有清热解暑、散瘀止血的功效。高血压病患者饮用荷叶茶，有保护心脏、促进血液循环及稳定血压的作用。

甘草含有甘草甜素、甘草酸、树脂等成分，具有补脾益气、清热解毒、祛痰止咳等功效。

本品具有清热解暑、凉血止血、补脾益气的功效。

**重点提示**

脾胃虚寒、湿热者不宜食用本品。

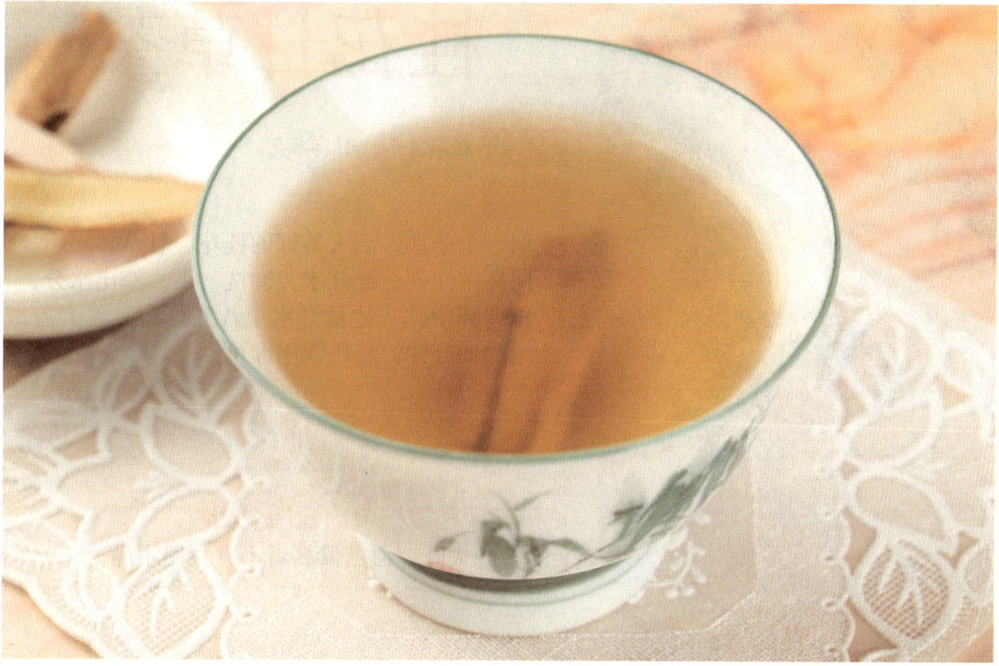

# 白芍甘草茶

**材料** 白芍10克，甘草5克。

**做法**

1. 向砂锅中注入适量清水烧开，放入洗好的白芍、甘草。
2. 用小火煮20分钟，至药材析出有效成分，略微搅动片刻。
3. 将煮好的白芍甘草茶盛出，装入杯中即可。

**重点提示**

体内湿重、脾胃虚寒者不宜食用本品。

**营养功效**

甘草含有较多的黄酮类化合物，有利尿的功效，可以加速人体的代谢，从而起到降血糖的作用。

白芍含有芍药苷、牡丹酚、芍药花苷等成分，有抗菌、解热、抗炎、调节血糖的作用。

本品具有调节血糖、清热抗炎、利尿消肿的功效。

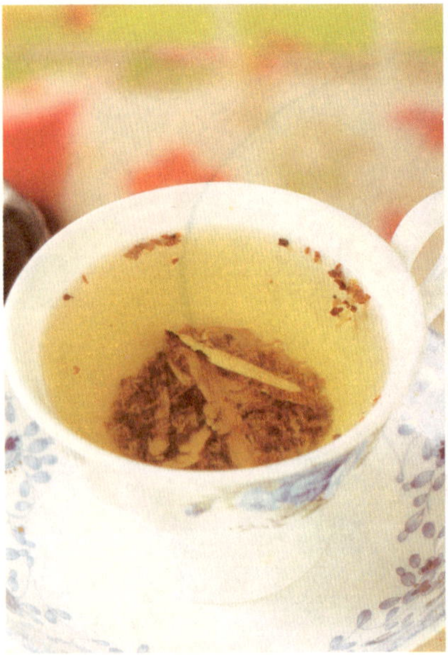

# 桂花甘草茶

**材料** 桂花4克，甘草3克。

**做法**

1. 取一个茶杯，倒入备好的桂花、甘草。
2. 向杯中注入适量开水，冲洗一下，滤出水分。
3. 再向杯中注入适量开水至八九分满，盖上盖，泡约10分钟，趁热饮用即可。

**重点提示**

肝火旺、血糖偏高者不宜食用本品。

**营养功效**

甘草有补脾益气、清热解毒、祛痰止咳等功效；桂花具有止咳化痰、止痛散寒的功效，两者搭配食用具有补脾益气、祛痰止咳的功效。

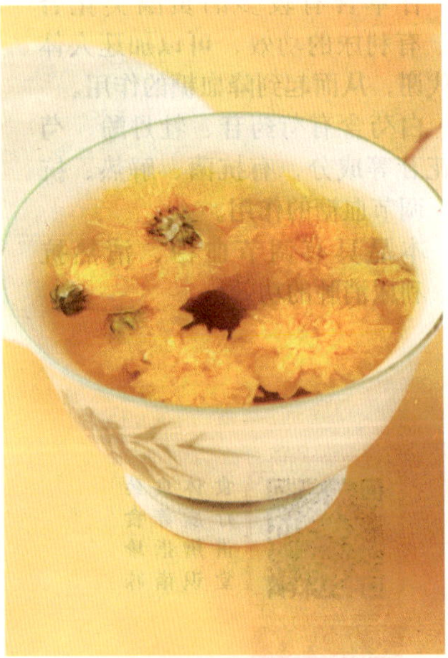

# 山菊甘草茶

**材料** 干山楂15克，甘草8克，菊花4克。

**做法**

1. 向砂锅中注入适量清水，烧开，放入洗净的干山楂、甘草。
2. 用小火煮约20分钟，至药材析出有效成分，搅拌匀，转中火保温，待用。
3. 取一个干净的茶杯，倒入洗净的菊花。再盛入砂锅中的药汁，至八九分满。泡约5分钟，至散出花香味，趁热饮用即可。

**重点提示**

脾胃虚弱者、妊娠女性不宜食用本品。

**营养功效**

山楂开胃，菊花清热解毒，甘草补脾润肺，这款茶饮具有清热解毒的作用。

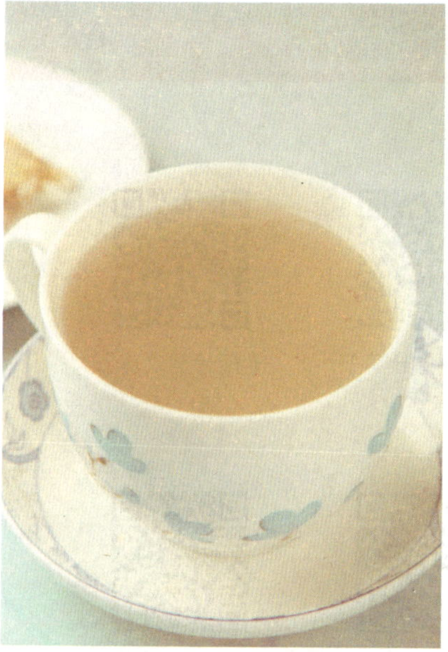

# 甘草藕饮汁

**材料** 莲藕250克，甘草少许。

**做法**

1. 将洗净、去皮的莲藕切片，再切成粗丝，备用。
2. 向砂锅中注入适量清水，烧热，放入备好的莲藕、甘草。
3. 烧开后，用小火煮约30分钟至食材熟透，搅拌均匀。
4. 关火后盛出煮好的汤料，滤入杯中即可。

**重点提示**

糖尿病、脾胃虚寒、湿热者不宜食用本品。

**营养功效**

甘草具有补脾益气、清热解毒、祛痰止咳、清咽利嗓等功效；莲藕具有健脾止泻、开胃健脾的功效，且富含铁、钙等微量元素。

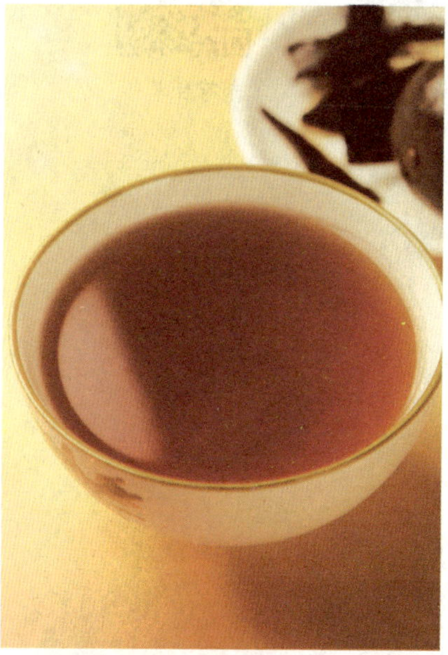

# 罗汉果灵芝甘草糖水

**材料** 罗汉果6克，灵芝、甘草各少许，冰糖20克。

**做法**

1. 向砂锅中注入适量清水，烧热，倒入备好的罗汉果、灵芝、甘草。
2. 烧开后，用小火煮约1小时，至食材析出有效成分，放入冰糖，拌匀。
3. 用小火煮至冰糖溶化，关火后盛出糖水，滤入碗中即可。

**重点提示**

体寒、腹泻者及婴幼儿不宜食用本品。

**营养功效**

罗汉果具有润肺止咳、生津止渴、润肠通便等功效；甘草具有补脾益气、清热解毒功效，搭配灵芝食用营养更加丰富。

# 14道甘草美食推荐

| | | | |
|---|---|---|---|
| 山楂黑豆甘草汤 | 白芍二冬甘草茶 | 山楂乌梅甘草茶 | 薄荷甘草玫瑰茶 |
| 陈皮生姜甘草茶 | 大麦甘草茶 | 薄荷甘草太子参茶 | 桂花甘草姜茶 |
| 乌梅甘草姜茶 | 甘草桂枝茶 | 鸡骨草甘草茶 | 赤芍甘草茶 |
| 甘草玉米须茶 | 夏枯草香附甘草茶 | | |

第二十章

# 何首乌

本章全面介绍何首乌的相关常识，包括何首乌的成分与功效、食用原则与禁忌等内容。下面让我们来认识一下补肝益肾佳品——何首乌。

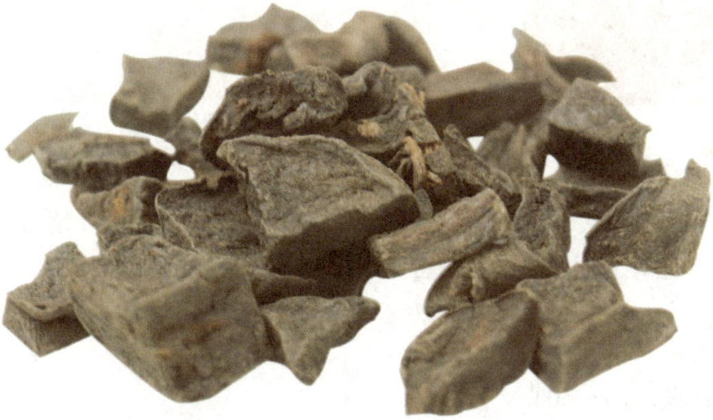

# 何首乌

## 形态特征

何首乌茎分多枝，具纵条纹，中空；叶具长柄，卵状心形，两面较光滑，无毛；托叶鞘状，膜质，常早落；花序圆锥状，顶生或腋生。

## 采收加工

何首乌常于秋、冬两季叶枯萎时采挖，削去两端，洗净，切片晒干，称生首乌；若以黑豆煮汁拌蒸，晒后变为黑色，称制首乌。

## 性状鉴别

何首乌表面呈红棕色或红褐色；横断面如同散列的云锦状花纹，并具色彩。

**【别名】**首乌、夜合等。

**【生长分布】**主产于河南、湖南、湖北、江苏、浙江等地，野生或栽培。

**【药用部位】**干燥块根。

**【性味归经】**性微温，味苦、甘、涩。归肝、肾经。

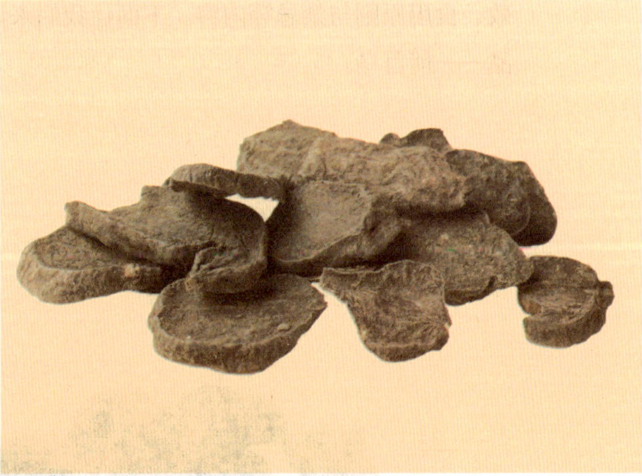

## 功能主治

制首乌具有补肝肾、益精血、强筋骨的功效，可主治肝肾精亏所致的眩晕耳鸣、腰膝酸软、遗精、须发早白等。生首乌则多用于润肠通便。

## 用法用量

何首乌宜煎服，10～30克。

## 使用注意

大便溏泄及湿痰较重者忌用何首乌。

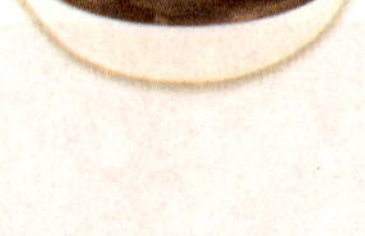

# 何首乌的营养成分

何首乌具有补肝益肾、乌发强筋的功效，可是你知道何首乌的营养成分有哪些吗?下面就让我们一起来了解一下何首乌的营养成分，以及市面上常见的何首乌品级及选购方法。

| 何首乌的营养成分（每100克） | |
|---|---|
| 水分 | 84.1克 |
| 粗蛋白 | 4.67克 |
| 膳食纤维 | 1.92克 |
| 总糖 | 0.65克 |
| 总酸 | 0.53克 |
| 还原糖 | 0.54克 |
| 碳水化合物 | 6.99克 |
| 总黄酮 | 296毫克 |
| 单宁 | 42.96毫克 |

## 市面上常见的何首乌品级及选购方法

何首乌是一种常见的补气血的药材，平时在选购何首乌的时候，我们需要了解哪些知识呢?

按照传统的分类方法，何首乌根据大小可分为3个品级：200克以上的是一等品，被称为“首乌王”，次之又分为二等品“提首乌”和三等品“统首乌”。市面上售卖的何首乌，大部分都为统装。

选购何首乌也很有讲究，以个头大，质坚实而重，里红褐外黑，断面淡黄棕色、云锦纹明显、粉性足，味道苦且干涩者为最佳。

# 如何科学食用何首乌

何首乌含有丰富的营养，可是在食用何首乌的过程中，要注意方法，才能达到强身健体的作用。下面向大家介绍食用何首乌的注意事项。

## 掌握何首乌的用量

一般情况下，何首乌的每日用量为10～30克，煎服。在常规用量下短期服用何首乌是安全的。如果过量服用何首乌，特别是生首乌，会出现腹泻、腹痛、肠鸣、恶心、呕吐等症状，严重的还会出现痉挛、抽搐、躁动、呼吸麻痹等症状，还有人会出现药物性皮疹、发炎。所以在服用何首乌的过程中，一定要控制在合理的范围内，出现不适情况，需要立即就医。

大便溏泄、湿痰较重、有肝病史者禁用何首乌，另外何首乌忌用铁器煮食。

## 区别生首乌与制首乌

生首乌有解毒、润肠通便的功效，常用于治疗瘰疬疮痈、风疹瘙痒、肠燥便秘等症。相对于制首乌而言，其药用价值较小。

制首乌由生首乌炮制加工而成，其制作方法为：用生首乌片或者丁，以黑豆汁拌匀，放置于容器内隔水炖至汁液被吸净；或者用黑豆拌匀、闷透后，放在蒸笼内蒸至棕黑色，取出干燥而形成。

制何首乌具有补肝肾、益精血、强筋骨的功效，常用于治疗血虚萎黄、眩晕耳鸣、须发早白、腰膝酸软、肢体麻木、崩漏带下、久疟体虚等症状。

## 常见的配伍及功效

### 熟地黄

熟地黄具有补血养阴、益精填髓的功效，可用于治疗血虚萎黄、眩晕、心悸、失眠、月经失调、肝肾阴虚、腰膝酸软等症。

何首乌与熟地黄配伍，可滋阴养血，适用于治疗肝肾不足、血虚气衰及各种贫血。

### 连翘

连翘具有清热解毒、消肿散结、疏散风热的功效。可主治丹毒、风热感冒、温病初起、温热入营、高热烦渴、神昏发斑、热淋尿闭等症。

何首乌与连翘配伍，可解毒散结，多用于瘰疬疮痈等症。

### 人参

人参具有大补元气、复脉固脱、生津养血、安神益智的功效。可主治四肢逆冷、少言懒行、神疲体倦、失眠、健忘等症。

何首乌与人参配伍，可补肝养血、益气健脾，适用于气血两虚等症。

# 哪些人适宜食用何首乌

李时珍曰："何首乌，足厥阴、少阴药也。白者入气分，赤者入血分。肾主闭藏，肝主疏泄。此物气温，味苦涩。苦补肾，温补肝，能收敛精气。所以能养血益肝，固精益肾，健筋骨，乌髭发，为滋补良药。"哪些人适宜食用何首乌？接下来就为大家揭晓答案。

## 中老年人

随着年龄增长，中老年人会出现免疫力下降、器官衰退等现象，而常服何首乌有利于对抗这些问题，因此中老年人可以多吃何首乌。何首乌不仅可以明显提高巨噬细胞的吞噬功能，增加人体的免疫力，还可提高中枢神经系统功能，提高机体活力，清除自由基。此外，何首乌还可有效对抗骨质疏松，防治阿尔茨海默病。

## 学生

学生经常用脑，可使用何首乌炖煮一些药膳进补。这是因为何首乌中的何首乌多糖能明显提高学习记忆能力，降低脑内脂褐质含量，提高脑内抗氧化酶的活性。何首乌能修复脑神经的损伤，保护脑神经，有效缓解脑疲劳。对于学生来说，进补何首乌对缓解学习压力、改善睡眠质量、提高学习效率等也有帮助。

## 经常性便秘的人群

生首乌具有润肠通便的作用，非常适合便秘人士食用。由于不合理的饮食、肠胃功能受损或年老导致便秘的人，可经常食用何首乌及含有何首乌的药膳。何首乌中含有大黄酚，大黄酚可有效促进肠管运动，增强胃肠功能，从而达到通便的功效。不过需要注意，制首乌成分发生改变，因此并不具备这一作用。

## "少白头"人群

"少白头"是少年白发的简称，它是指青少年头发过早变白。中医上认为"少白头"是由降气虚则、气血衰弱等导致的。经常进补何首乌，可有效缓解"少白头"的症状。何首乌含有蒽醌类物质，可促进头发中黑色素的形成。而且何首乌中含有的卵磷脂也具备加强黑色素形成的功效，这些都使何首乌具备了乌发养发的能力。因为制首乌是用黑豆汁泡制而成，所以其乌发作用更强，建议"少白头"人群将制首乌作为食疗的首选药材。

# 常见的何首乌佳肴

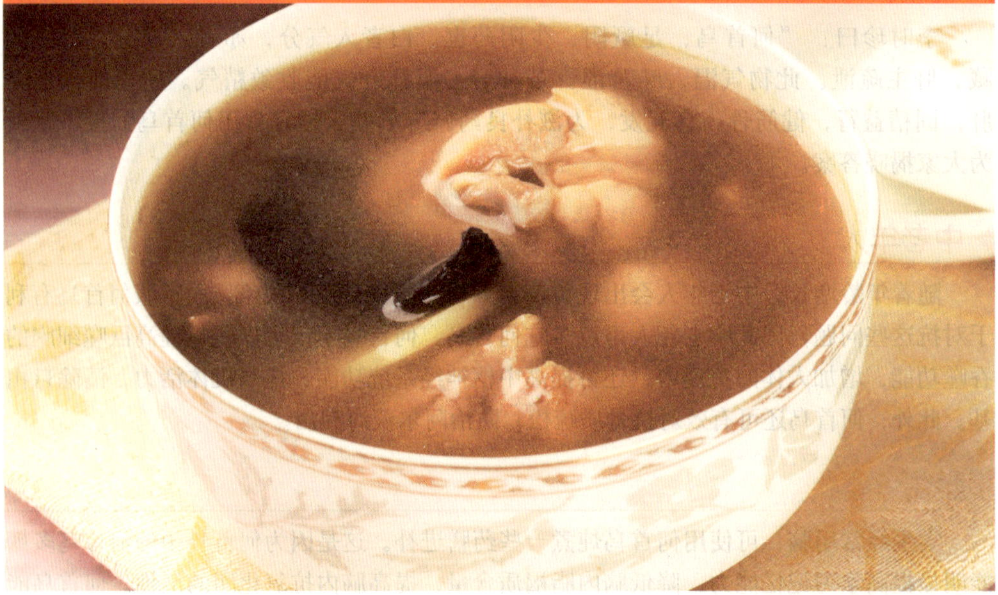

## 淡菜何首乌鸡汤

**材料** 淡菜50克，何首乌10克，陈皮7克，鸡腿180克，姜片少许，料酒、鸡精各适量。

**做法**

1. 向锅中注入适量清水，烧开，倒入洗净的鸡腿，煮至沸腾，汆去血水，捞出待用。
2. 向砂锅中倒入适量清水，烧开，放入汆过水的鸡腿。加入洗净的淡菜，放入备好的何首乌、陈皮，撒入姜片，淋入适量料酒。
3. 煮沸后，用小火续煮30分钟，至食材熟透。放入少许盐、鸡精，搅拌片刻，至食材入味。关火后盛出煮好的汤料，装入碗中即可。

**重点提示**

妊娠女性、肝功能不全者、海鲜过敏人群、高尿酸血症患者不宜食用本品。

**营养功效**

何首乌含有大黄酚、大黄素、大黄酸、脂肪油、土大黄苷、卵磷脂等有效成分，可使骨髓造血干细胞明显增加，并使骨髓红细胞值明显升高，有补血的功效。

淡菜含有蛋白质、钙、磷、铁、锌等营养成分，具有补五脏、益肾脏、通肠胃等功效。

鸡肉含有丰富的蛋白质，对人体生长发育有重要作用，有增强体力、强壮身体的作用，对营养不良、畏寒怕冷、贫血等症有良好的食疗作用。

本品具有益气养血、补虚益肾、调理肠胃、强身健体的功效。

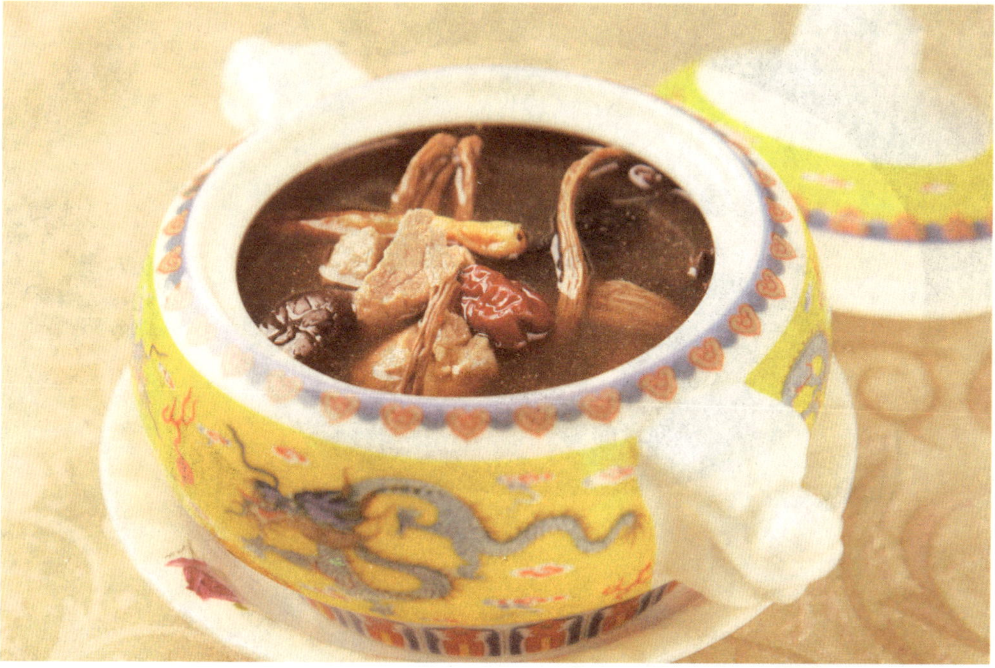

# 茶树菇何首乌瘦肉汤

**材料** 茶树菇200克，枸杞8克，何首乌20克，大枣20克，党参15克，瘦肉250克，高汤、盐各适量。

**做法**

1. 向锅中注入适量清水，烧开，倒入洗净切好的瘦肉，搅拌均匀，煮约2分钟，捞出过冷水备用。
2. 向砂锅中注入适量高汤，烧开，倒入汆煮好的肉。放入洗净的茶树菇、枸杞、何首乌、大枣、党参，搅拌均匀。
3. 用大火煮15分钟，随后转小火炖约3小时至食材完全熟透。放入盐，拌匀调味。
4. 关火后盛出煮好的汤料，装入碗中即可。

**重点提示**

孕妇、脾胃虚弱者不宜食用本品。

**营养功效**

茶树菇含有较多的谷氨酸、天门冬氨酸、异亮氨酸、甘氨酸、丙氨酸等成分，有健肾、清热、平肝、明目等功效，还可加速新陈代谢，有降血糖的作用。

何首乌含有大黄酚、大黄素、大黄酸、脂肪油、土大黄苷、卵磷脂等有效成分，可使骨髓造血干细胞明显增加，并使骨髓红细胞值明显升高，有补血的功效。

猪瘦肉含有蛋白质、钙、磷、铁，可提供血红素和促进铁吸收的半胱氨酸，能改善缺铁性贫血。

本品具有益气补血、健脾明目、降血糖的功效。

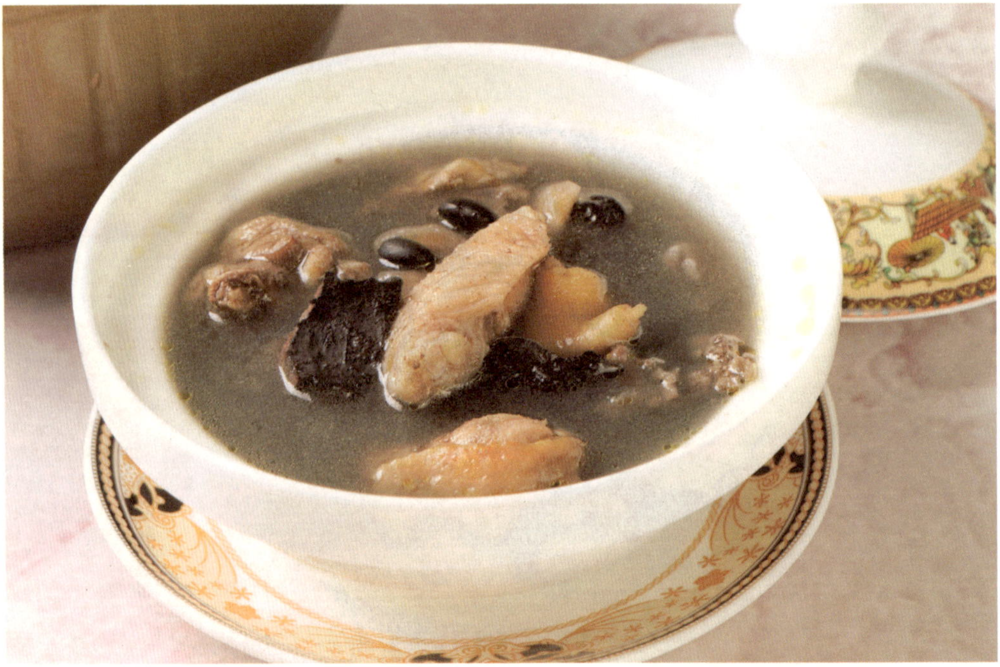

# 何首乌黑豆桂圆煲鸡

**材料** 鸡肉块300克，水发黑豆80克，何首乌15克，桂圆15克，高汤、盐各适量。

**做法**

1. 向锅中注入适量清水，烧开，倒入洗净的鸡肉块，煮约2分钟，氽去血水，捞出过冷水备用。
2. 向砂锅中注入适量高汤，煮沸，倒入氽过水的鸡肉块。放入洗净的何首乌、桂圆、黑豆，搅拌均匀。
3. 用大火烧开后，转小火炖1～3小时至食材熟透，加入盐拌匀。
4. 盛出炖煮好的汤料，装入碗中即可。

## 重点提示

孕妇、脾胃虚弱者、痛风患者不宜食用本品。

## 营养功效

何首乌含有大黄酚、大黄素、大黄酸、脂肪油、土大黄苷、卵磷脂等有效成分，可使骨髓造血干细胞明显增加，并使骨髓红细胞值明显升高，有补血的功效。

黑豆含有蛋白质、不饱和脂肪酸、胡萝卜素、磷脂、钙、钾等营养成分，具有益脾、补肾、补血、养颜等功效。

桂圆含有B族维生素、抗坏血酸、钙、磷、铁、钾、镁等成分，具有益气补血、安神定志、补脾益胃等功效。

鸡肉含有丰富的蛋白质，对人体生长发育有重要作用，有增强体力、强壮身体的作用，对营养不良、畏寒怕冷、贫血等症有良好的食疗作用。

本品有益气补血、补脾益胃、安神定志、增强免疫力的功效。

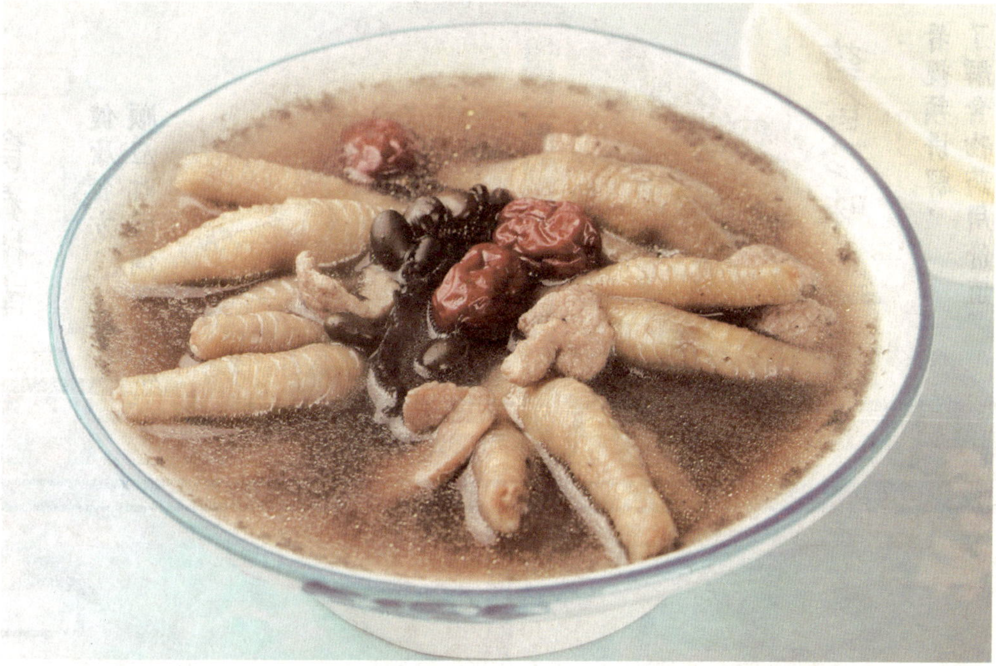

# 何首乌黑豆煲鸡爪

**材料** 何首乌10克，大枣10克，水发黑豆80克，鸡爪200克，猪瘦肉100克，料酒、盐、鸡精各适量。

**做法**

1. 将洗好的猪瘦肉切成片，将处理好的鸡爪切去爪尖。向锅中倒入适量清水烧开，放入处理好的猪瘦肉、鸡爪。
2. 淋入料酒，搅拌均匀，煮至沸腾，汆去血水，捞出待用。
3. 向砂锅中注入适量清水，煮沸，倒入洗净的何首乌、大枣、洗好的黑豆、汆过水的瘦肉、鸡爪。淋入少许料酒，搅拌均匀。
4. 烧开后，用小火炖40分钟，至食材熟透，加入少许盐、鸡精，搅拌片刻，至食材入味即可。

**重点提示**

脾胃虚弱、痛风患者不宜食用本品。

## 营养功效

何首乌含有大黄素、大黄酚、大黄素甲醚、大黄酸、淀粉、粗脂肪、卵磷脂，有补肝益肾、养血祛风的功效，对心脑血管疾病有一定的改善作用。

黑豆含有蛋白质、不饱和脂肪酸、胡萝卜素、磷脂、钙、钾等营养成分，具有益脾、补肾、补血、养颜等功效。

鸡爪含有蛋白质、膳食纤维、维生素、胡萝卜素、镁、铁、锌、铜等营养成分，具有开胃消食、软化血管、丰肌润肤等功效。

本品具有补肝益肾、养血祛风、开胃消食、排毒养颜的功效。

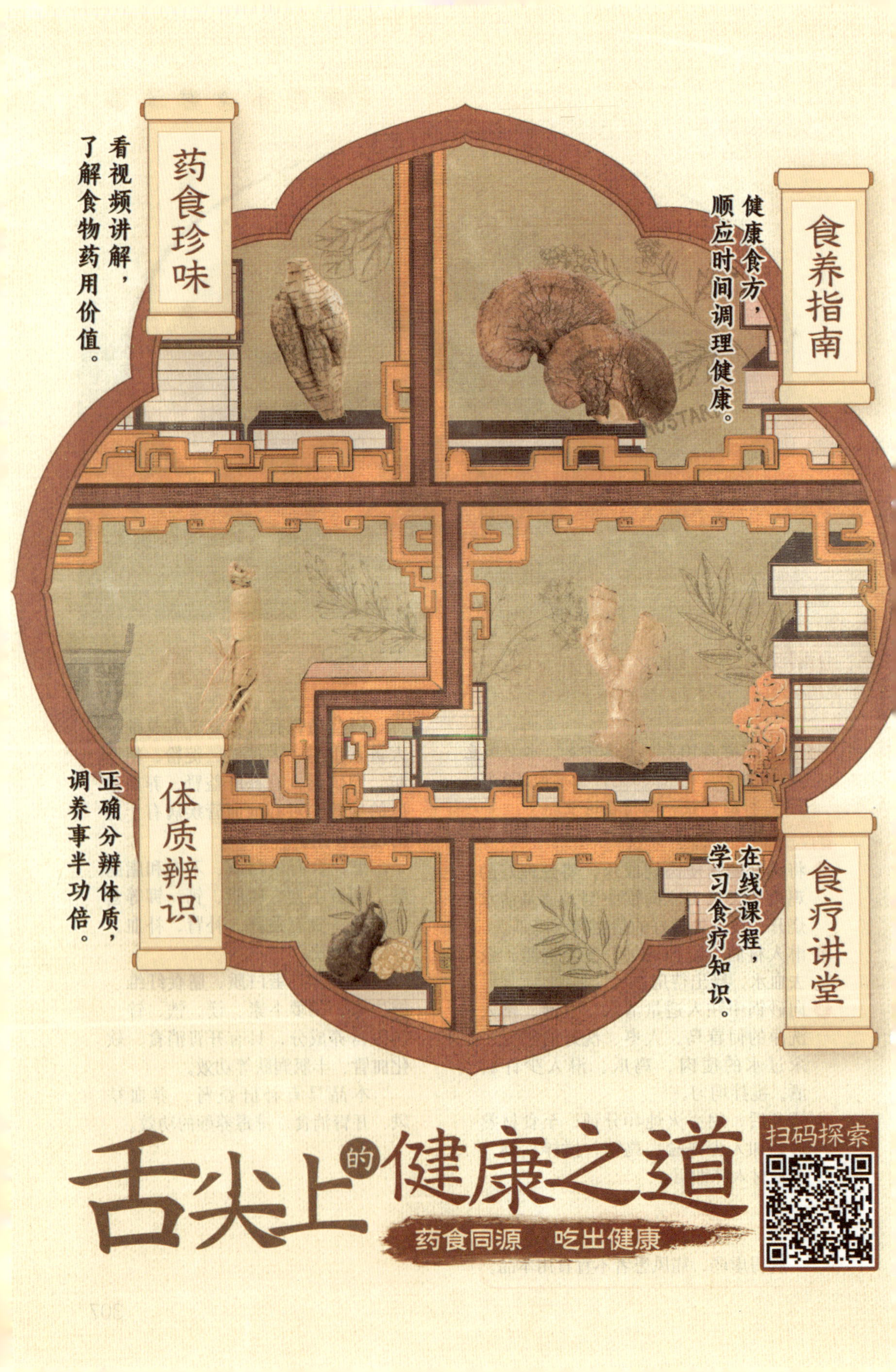
药食珍味
看视频讲解，了解食物药用价值。
食养指南
健康食方，顺应时间调理健康。
体质辨识
正确分辨体质，调养事半功倍。
食疗讲堂
在线课程，学习食疗知识。
舌尖上的健康之道
药食同源　吃出健康
扫码探索